술, 알고 마시면 건강이 보인다

고정삼 지음

yh 도서출판 유한문화사

머리말

인류의 시작과 더불어 이어온 술은 역사의 흐름 속에 사람들에게 많은 영향을 주어 왔으며, 지금도 우리의 일상생활 속에서 숫한 영향을 끼치고 있다. 고대의 제례의식에서부터 시작하여 조선시대에는 풍류의 세월 속에 술이 있었고, 일제시대와 군사정권에서는 술 속에 아픈 한을 담기도 하였다. 또한 술은 어려운 기후와 생활로부터 이겨낼 수 있도록 해주었다. 오늘날의 술은 복잡한 현실로부터의 심리적 탈출이나 쾌락 추구를 위한 수단으로 많은 변모를 하였다.

술은 스트레스를 해소하고, 슬픔을 달래고, 기쁨을 더하기도 한다. 사회생활 속에 서로의 정을 나눌 수 있는 약주이면서 지나치면 알코올 중독으로 삶을 깊은 수렁에 빠뜨리기도 하는 양면성을 가지고 있다. 술은 악마도 천사도 아니며, 단지 술일뿐이다. 술을 정복할 수 있는 민족만이 찬란한 문화를 꽃피웠으며, 또한 세계적인 술을 만들어냈다. 술을 알아야 우리의 삶을 기름지게 할 수 있으며, 이를 통하여 올바른 음주문화를 정착시킬 수 있는 계기가 될 것이다.

우리 조상들은 술을 음식이라고 여겨 지나치지 않도록 술을 마시는 법을 가르쳐 왔다. 그러나 어른의 상실과 함께 절제되지 않은 음주문화는 얻는 것보다는 잃은 것이 많은 술로 인식되기도 한다. 특히 술을 처음으로 마시기 시작하는 대학생활에서 술의 참된 이해를 통하여 건전한 음주문화를 이루어 나가기 위하여 참고가 될 수 있는 책 한 권이 소중함을 느꼈다.

술의 역사에서부터 각종 술의 종류, 제조방법과 특성, 건강과 술, 다양한 음주문화, 그리고 술에 관련된 여러 가지 상식들을 체계적으로 정리함으로써 일상생활에서의 궁금증을 풀어줄 수 있을 것으로 여겨진다.

2002년부터 3년간 과학기술부로부터 제주대학교에 '발효기술첨단화연구실'로 지정됨으로써 술에 대한 체계적인 연구와 더불어 술에 관련된 여러 가지 내용을 다시 정리할 수 있는 계기가 되었다. 제주의 술을 재조명하고, 양조산업기술 개발을 통하여 지역사회 발전에 기여할 수 있는 계기를 마련해준 과학기술부 KISTEP에 감사드린다.

저 자

차 례

제 1 장 우리나라 술의 역사 / 11

제 2 장 술의 종류 / 31

제 3 장 술의 유래와 특성 / 67

제 4 장 술의 제조 / 97

제 5 장 술의 대사과정 / 137

제 6 장 숙취와 숙취 해소 / 147

제 7 장 술을 잘 마시는 방법 / 167

제 8 장 음주수칙 / 187

제 9 장 체질과 술 / 207

제 10 장 여자와 술 / 217

제11장 술과 섹스 / 225

제12장 술과 건강 / 231

제13장 알코올 중독 / 249

제14장 우리 음주문화의 흐름 / 265

제 15 장 우리의 음주문화 / 275

제 16 장 세계의 음주문화 / 301

제 17 장 음주의 동기와 형태 / 313

제 18 장 술꾼의 유형 / 323

제 19 장 술의 상식 / 347

제 1 장

우리나라 술의 역사

술은 알코올(ethanol) 함량이 1% 이상의 음료를 말한다. 술은 기호식품으로서 대부분 알코올 외에 당분 · 단백질 · 무기질 등이 들어 있으나, 이는 매우 적은 양으로 영양이 될 정도는 아니다.

술은 인류의 역사와 함께 시작되었다. 그만큼 술은 인간생활과 밀접한 관계를 가지고 있었으며, 우리의 생활 속에 늘 함께 하고 있다. 과거의 술은 인간의 호연지기를 키워주고 어려운 기후와 생활로부터 이겨낼 수 있도록 해주었다. 그러나 오늘날에는 복잡한 현실로부터의 심리적 탈출, 또는 쾌락을 추구하기 위한 술의 소비가 늘고 있다는 점이 예전과 다르다.

성인이 되면서부터 많은 사람들이 술과의 인연을 맺으며, 또한 추억에 남을 만한 일들을 만들기도 한다. 주류산업은 국가적으로 중요한 산업으로서 안정된 세원(稅源)으로서의 역할을 하여 왔다.

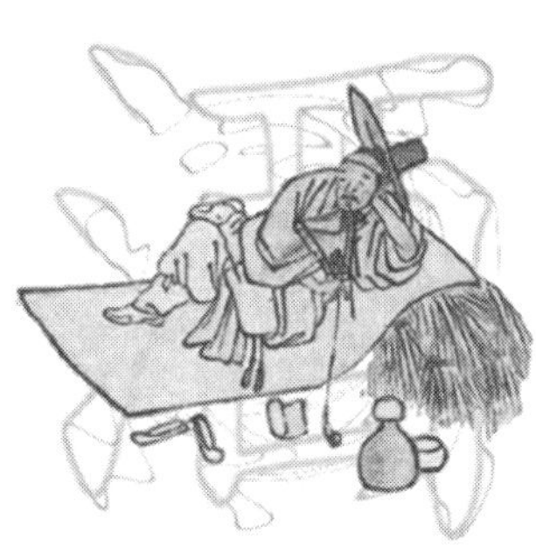

국내 주류산업은 출고량을 기준으로 맥주가 35억 병 정도로 55% 이상을 차지하며, 소주가 36% 정도이고, 이 외로 탁주·청주·위스키 순으로 시장 점유율을 차지하고 있다. 그러나 매출액에서는 맥주와 소주가 5조원을 넘고 있으며, 세계적으로 양주 소비가 상대적으로 많은 특이한 구조를 나타내고 있다.

우리들에게 늘 가까이 있어 왔던 술이 어떻게 시작되었으며, 또한 우리들의 생활 속에서 어떤 의미를 가지고 있는지 하나씩 알아보자.

1. 술의 기원

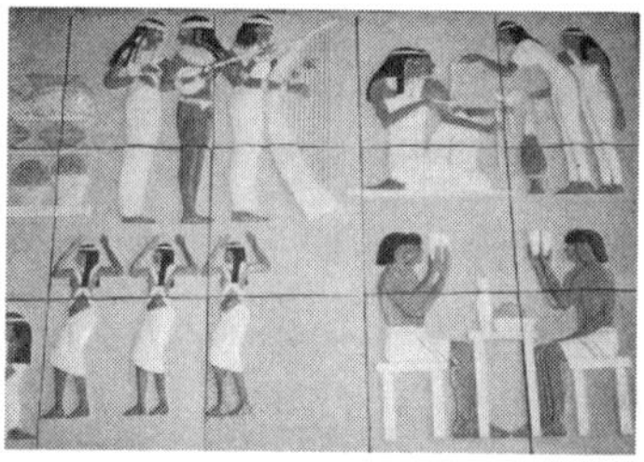

술이 언제부터 있었는지는 분명하지 않지만, 인류의 기원과 함께 자연적으로 발생된 술로부터 유래되었을 것이다. 술은 오랜 세월을 거쳐 인류문화의 발전에 직접 또는 간접적으로 영향을 준 것은 분명하다. 여러 지역·민족·기후·풍토에 따라 특색이 있는 각각의 술로 나름대로 발전하였다. 따라서 세계 각국에는 여러 형태의 술이 다양하게 분포되어 있다.

인류가 목축과 농경을 시작하기 이전인 수렵과 채취가 이루어지던 시대에는 과실주가 있었을 것이다. 과실이나 벌꿀과 같은 당분이 들어있는 액체에 토양이나 과실 등 자연에 널리 분포하는 야생효모(wild yeast)가 들어가면 자연적으로 발효가 일어나 알코올이 생성된다. 원시시대의 술은 어느 나라에서나 모두 이러한 형태의 술이었을 것이다.

가장 최초로 술을 빚은 생명체는 사람이 아닌 원숭이로 알려져 있다. 원숭이가 나무의 갈라진 틈이나 바위의 움푹 패인 곳에 저장해둔 과실이 우연히 발효된 것을 인간이 먹어 보고 맛이 좋아 계속 만들어 마셨다. 이 술을 원숭이술(猿酒)라고도 한다. 그러나 최초의 알코올성 음료는 석기시대에 동굴에서 살던 사람들이 마셨을 것으로 보이는 '벌꿀술'이라고 여겨지고 있다.

역사적인 기록으로 나타나는 것은 BC 5,000년경 메소포타미아에서 출토된 토제 분판(粉板)에서부터 곡류로 빚은 술을 즐겼음을 알 수 있다. 그들은 이 술을 '신의 선물'로 생각하였으며, 사원에서 여사제(女司祭)에 의하여 종교의식의 하나로 술을 빚었다. 이 외의 양조주는 인간이 농경을 시작한 직후부터 발달된 것으로 여겨지고 있다. 농경을 통하여 생산된 곡물로 빵을 만드는 중 빵효모에 의하여 발효된 것으로 술을 만들었다. 과거 인간은 주로 벌꿀술·곡주·포도주 등을 즐겨왔다.

시대별로 술의 변천을 살펴보면 수렵과 채취를 하던 시대의 술은 과실주이었다. 유목시대에는 가축의 젖으로 젖술(乳酒)이 만들어졌다. 청주나 맥주와 같은 곡류 양조주는 농경이 시작되어 녹말을 당화시키는 기술이 개발된 다음에 이루어졌다. 소주나 위스키와 같은 증류주는 가장 늦게 만들어진 술이다.

술의 원료는 그 나라의 주식과 밀접한 관계가 있다. 술로 만들 수 없는 어패류나 바다동물을 주식으로 하는 에스키모족에게는 술이 없었다. 또한 술을 빚을 원료가 있다고 하더라도 종교적으로 금주(禁酒)를 하는 나라에서의 양조주는 매우 뒤떨어져 있다.

음주의 관습도 종교와 밀접한 관련이 있다. 일반적으로 종교에서는 술을 빚어 마시는 일이 의식(儀式)의 중심이 되는 경우가 많았기 때문이다. 인도의 베다 시대에는 소마(soma) 술을 빚어 신에게 바치는 의식이 있었다. 가톨릭에서는 포도주가 '예수의 피'의 상징이라 하여 세례에 쓰이고, 주교가 미사 중에 마신다.

원시인들은 발효를 증식의 상징으로 받아들여 풍요와 연결시켰고, 여성의 생식작용을 의미한다고 보았다. 중동지역의 원시종교는 술에다 물을 섞어 신에게 바치는 것을 의식의 중심으로 이루어졌다. 여기에서 물은 남성을 상징하여 음양화합의 뜻을 나타낸 것이다. 농경시대에 들어와 곡물로 빚은 술이 생기면서 술은 농경신(農耕神)과 깊은 관계를 가지게 된다. 술의 원료가 되는 곡물은 그 땅에 사는 사람들의 주식이며, 농경에 의해서 얻어지기 때문이다.

2. 신화 속의 술

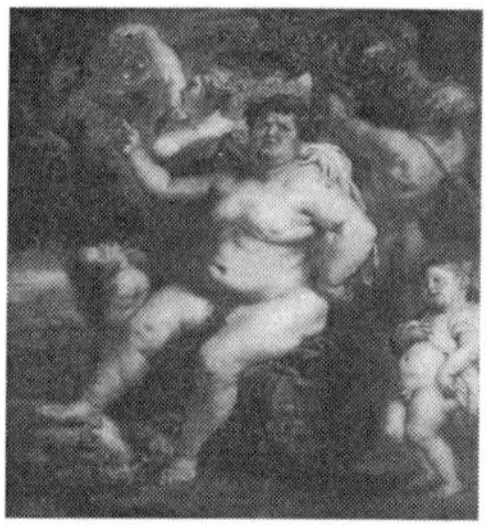

그리스 신화에서 디오니소스(Dionysos)라고 불리는 로마신화의 주신(酒神) '바커스(Bacchus)'는 제우스(Zeus)와 세멜레(Semele) 사이에서 태어났으며, 그 신앙은 발칸반도 남동쪽인 트라키아(Thracia) 지방에서 그리스로 들어온 것으로 보인다. 바커스는 대지의 풍작을 관장하는 신으로 아시아에 이르는 넓은 지역을 여행하며, 각 지역에 포도재배와 양조법을 전파하였다고 한다.

이집트 신화에서 오시리스(Osiris)는 누이인 이시스(Isis)와 결혼을 하고 이집트를 통치한 왕이었으나, 동생에게 살해되어 죽은 자(死者) 나라의 왕이 된다. 이 신은 농경의례와 결부되어 신앙의 대상이 되고 있으며, 보리로 술을 빚는 법을 가르쳤다고 한다.

『구약성서』의 '노아(Noah)의 방주'에 관한 이야기에서는 하나님이 노아에게 포도의 재배방법과 포도주의 제조방법을 전수하였다고 한다.

중국에서는 하(夏)나라의 시조 우왕 때 의적(儀狄)이 처음으로 곡류로 술을 빚어 왕에게 헌상(獻上)하였다는 전설이 있다. 이후에 의적은 주신(酒神)으로 숭배되었다. 또한 진(晉)나라의 강통(江統)은 『주고(酒誥)』는 책에서 '술이 만들어지기 시작한 시기는 천지개벽과 함께 태어난 사람으로 알려진 상황(上皇)때부터이고, 제녀(帝女)때 성숙되었다'라고 적혀 있어서 인류가 탄생하면서부터 술이 만들어졌음을 나타내었다.

그러나 구체적으로 중국에서 처음 술을 빚기 시작한 시기는 지금으로부터 8,000년 전인 황하문명 때부터인 것으로 추정된다. 특히, 이 시기의 유적지에서 발굴된 술을 발효시킬 때 사용하거나 술을 담아 두던 용기인 술그릇이 당시 용기 중에 26%나 되었을 정도였다. 술은 이 시기에 일상생활에서 큰 비중을 차지하고 있었다.

3. 우리나라 술의 역사

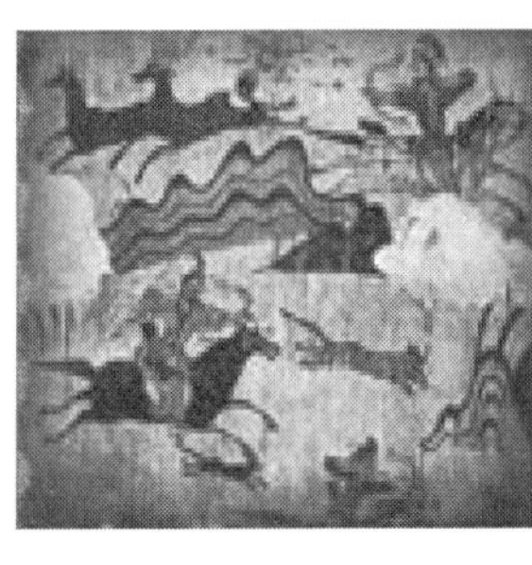

우리나라 술의 기원으로는 고구려 주몽(朱蒙)의 탄생 신화에 대한 전설이 있다. 그리고 『삼국사기』, 『삼국유사』, 『고려도경』, 『제민요술』 등의 문헌에 술에 대한 기록이 있어서 삼국시대부터 다양한 술이 있었음을 짐작하게 한다.

1) 술의 기원

술의 옛 글자인 유(酉) 자는 술이 익은 다음 침전물을 모으기 편리하도록 한 밑이 뾰쪽한 항아리에서 유래하였다고 한다. 술의 고유한 우리말은 '수불 / 수블'이었다고 한다. 수블 > 수울 > 수을 > 술로 변천하였을 것이다. 옛사람에게는 술이 발효되는 과정에서 탄산가스가 발생함으로써 물이 난데없이 부글부글 끓는 것이 신기하여 '물에 불이 붙는다'는 뜻으로 '수불'이라 하였을 것이다.

문헌에 나타나는 우리나라 술에 대한 이야기는 『제왕운기(帝王韻紀)』에 처음으로 나타난다. 하백의 딸 유화가 해모수의 꾀에 속아 술에 잔뜩 취한 후 해모수의 아이를 잉태하였는데, 그가 주몽이라는 이야기이다.

우리 문헌에 술에 관한 기록이 드물지라도 술이 중국에서 전래되었을 것으로 보지는 않는다. 고조선 이전부터 동아시아 대륙에 번성하였던 우리 민족은 발효기술을 발전시켰기 때문에 술의 역사도 우리 민족의 역사와 함께 시작되었을 것이다. 따라서 우리나라 술의 기원은 중국으로부터 전래되었기보다는 산동지역에 살던 동이족(東夷族)의 음주문화가 중국과 한반도에 동시에 영향을 주었으리라고 여겨진다.

2) 고구려의 술

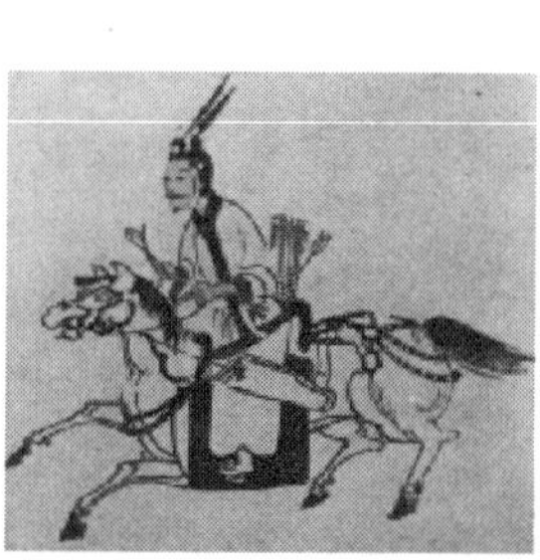

부여, 진한, 마한, 고구려의 무천, 영고, 동맹 등 제천(祭天) 행사에서 '밤낮으로 술을 마시며 노래하고 춤을 추었다(晝夜飮酒歌舞)'라는 『삼국지(三國

志)』, 『위지(魏誌)』, 『동이전(東夷傳)』의 기록에 의하면 고구려에는 좋은 술을 담그는 기술이 발달하였다. 이때에 이미 술을 빚기 위한 누룩(酒鞠)과 곡아(穀芽)로 술을 빚는 방법이 완성되었다고 할 수 있다.

AD 430년경 북위(北魏)의 산동 태수 가사협이 지은 『제민요술』은 고구려의 술을 빚는 기술을 구명하는 데 중요한 자료이다. 산동반도가 역사 이래로 우리 민족에 직접적이거나 간접적인 영향에 있었던 문화지역이었다. 북위와 고구려는 민족적・지리적・정치적으로 가까이 있어서 고구려 때에 술을 빚는 방법이 거의 『제민요술』에 전해오고 있다. 고구려의 술을 빚는 기술은 중국으로 건너가 '곡아주(穀芽酒)'라는 명주(名酒)를 낳았다. 고구려의 양조기술을 이어받은 낙랑에서의 술을 만드는 방법이 다시 신라에 전해져 뿌리를 내리게 되었다.

3) 백제의 술

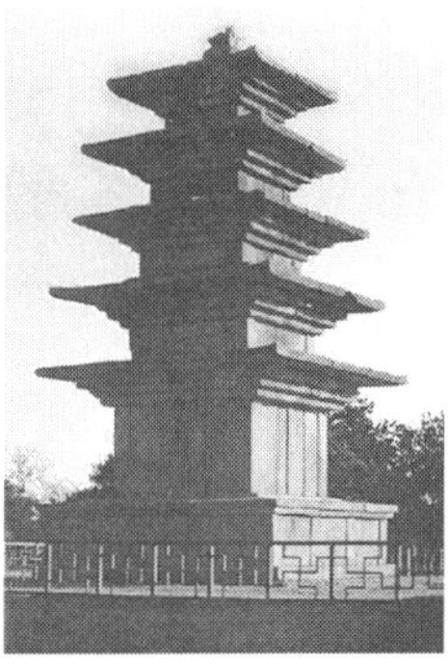

일본에서 주신(酒神)으로 모시는 백제 사람 인번(仁番, 贈保利)이 일본에 누룩과 술을 빚는 방법을 전함으로써 비로소 일본에 술다운 술이 생겼다고 한다. 일본 고사기(古史記)의 중권 『응신천왕조』에는 베를 짜는 기술자인 궁월군의 증손인 인번(仁番)이 일본에 가서 응신천황(應神天皇, 270~312년)에게 술을 빚어 바쳤더니 왕이 술을 마시고 기분이 좋아 다음과 같은 노래를 불렀다고 한다.

'보리가 빚은 술에
나도 취했네
태평 술, 즐거운 술
나도 취했네'

양조기술의 장인(匠人)인 보리라는 이름의 뜻은 '술을 거르는 이'로서, 이때에 이미 백제에서는 발전된 양조법으로 술을 빚었을 것이다. 그러나 백제의 술에 대하여 자세한 기록으로 전하는 것이 없어 확실하지는 않다. 그러나 일본에 남아 있는 기록과 술을 빚는 기술로 미루어 고구려의 술 빚기에 비하여 그리 떨어지지 않았을 것이다.

4) 신라와 통일신라의 술

그 당시에 시인들이 칭송하던 신라 술의 명성은 아마도 고구려로부터 전해진 듯하다. 삼국 중에서 비교적 늦은 시기에 국가체제를 형성한 신라는 술 빚기에서도 처음에는 가장 뒤떨어졌을 것이다. 그러나 다른 문화와 함께 고구려로부터 전해진 술을 빚는 기술은 국력의 성장과 함께 날로 발전하였다. 해동역사에 나오는 「고려술」이 바로 「신라술」이라고 하였다. 통일신라에 이르면 양조곡주들이 다양하게 개발되고, 상류사회에서는 청주를 마시는 일이 많게 되었다.

5) 고려시대의 술

고려시대에는 이전부터 내려오는 곡주류(穀酒類) 양조법이 완성되었다. 고려 전기에 청주·탁주·재제주·감주 등 술의 종류가 많았다. 고려시대에도 송나라와 빈번한 교류가 있었고, 절(寺院)에

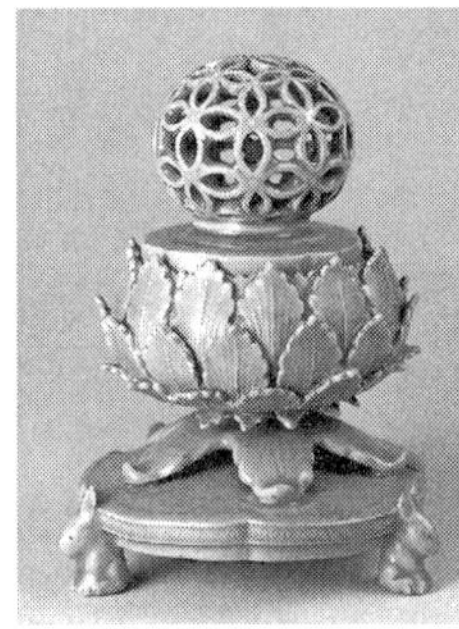

서는 여관업을 겸하여 술을 빚어 팔기도 하였다. 또한 궁중의 양온서[1])에서도 국가의 의식에 쓰일 술을 빚었다.

송나라 서긍의 『고려도경(高麗圖經)』에 의하면 '고려에는 찹쌀이 없어 멥쌀과 누룩으로 술을 빚는데, 맛이 독하여 쉽게 취하고 빨리 깬다. 일반적으로 고려 사람은 술을 즐긴다. 그러나 서민들은 양온서에서 빚는 좋은 술을 얻기 어려워 맛이 떨어지고 빛깔이 짙은 것을 마신다'라고 하였다.

양온서에서 빚는 술은 법도대로 빚는다고 하여 법주라고 하였다. 그러나 오늘날의 법주[2])와는 전혀 다른 술이 있었던 것 같다. 아마도 종묘제사에 관용으로 쓰였던 술이었을 것이다.

고려시대에 소주가 우리나라에 전래되었다. 『동의보감(東醫寶鑑)』과 『본초강목(本草綱目)』에 의하면 소주는 원나라 때 아라비아에서 원 → 만주 → 고려의 순으로 전해진 듯하다. 소주가 들어온 시기는 대체로 고려 충렬왕 3년(1277년)이며, 소주가 일반적으로 마시게 된 시기는 충숙왕에서 충혜왕(1314~1345) 사이로 보고 있다. 고려시대에는 다음과 같은 술들이 있었던 것으로 알려져 있다.

① 포도주: 쌀로 빚은 술에 포도를 넣어 만든 술

② 도소주: 원단(元旦)에 마시는 약주로서 백출·대황·질경 등 한약재를 넣어 빚은 청주

---

1) 궁중에서 술을 빚던 관청으로서 후에 장예서·사온서로 명칭이 바뀌었다.

2) ㈜경주법주에서 생산되는 한약재를 첨가하여 만든 약주

③ 계향어주(桂香御酒) : 계실을 넣은 계피향이 있는 향기로운 술로서 송나라로부터 전래됨.

④ 마유주(馬乳酒) : 고려 충렬왕의 왕비가 몽고 술인 마유주를 고려에 전했다고 함.

⑤ 감주(甘酒) : 감향주와 향감주가 있었으며, 발효원료를 한 번에 1단 사입한 단양주

⑥ 이화주 : 쌀누룩을 사용한 탁주의 일종

이처럼 고려시대는 우리나라 술의 3대 분류인 탁주・약주・소주의 기본 형태가 완성된 시대이었다.

6) 조선시대의 술

조선시대에서 술 빚기의 특징은 발효원료를 나누어서 술을 담그는 방법인 2단 사입에 의한 중양주류가 발달하였다. 양조 원료도 멥쌀만으로 빚다가 찹쌀이 점차 늘어난다는 점과 부본(腐本), 즉 술밑을 사용하여 효모를 증식시키는 기술이 발전하였다. 조선시대에 유명하였던 술은 무려 300여 가지에 이른다. 이 중에서도 백하주, 삼해주, 이화주, 청감주, 부의주, 향온주와 약산춘・호산춘・노산춘 등의 봄에 술을 빚는 춘주류(春酒類)들을 손꼽을 수 있다.

소주도 날로 소비가 늘었음을 알 수 있다. 정약용이 '전국의 소주고리를 거두어 들여 식량난을 예방하자'고 상소하기도 할 정도이었다. 유명한 소주로 감홍로・죽력고・이강고 등이 있었다. 조선 후기에는 합주류와 과하주류가 나타났으며, 탁주・약주・소주 외에 혼성주가 덧붙여지게 되었다. 조선시대의 대표적인 술들은 다음과 같다.

(1) 탁 주

① 이화주 : 쌀누룩으로 빚은 진하고 주정도수가 높은 탁주

② 사절주 : 막누룩으로 빚어 청주를 조금 얻고, 탁주로 대부분 걸러 마시는 술로서 맛은 이화주와 비슷함.

③ 혼돈주 : 연산군 때 정희량이 빚었다고 하는 술로서 사흘 만에 걸러 마신다. 탁주에 소주를 타서 마시는 술이라는 설도 있다.

④ 합주(合酒) : 약주를 뜨지 않고, 탁주로 한꺼번에 걸러 마시는 탁주

⑤ 모주(母酒) : 술지게미에 물을 타서 끓여 낸 탁주

(2) 홍주와 백주

① 천대홍주 : 홍국(紅麴)과 누룩, 찹쌀로 빚은 술

② 백 주 : 탁주에 속함.

(3) 감 주

① 감 주 : 누룩으로 빚은 술의 일종으로, 술과 식혜의 중간 형태이다.

② 청감주 : 물 대신 좋은 술로 빚어 단맛을 더한 주정도수가 낮은 술

③ 이양주, 청서주 : 여름철에 빚어 마시는 술로서, 큰 자배기에 찬물을 수시로 갈아주며, 술독을 그 속에 담가 저온에서 발효시킨다.

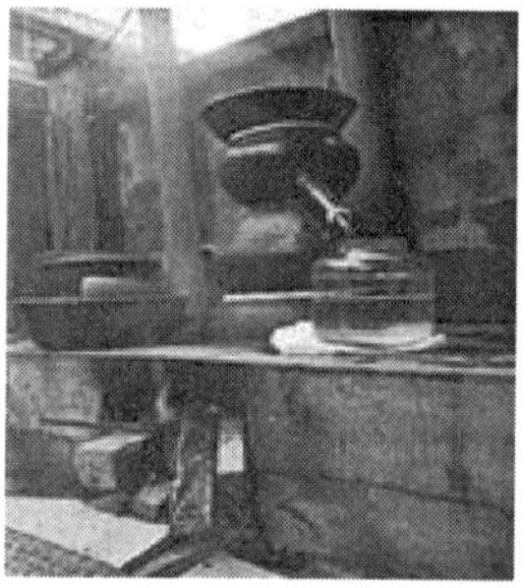

④ 와송주: 스스로 누운 생소나무의 둥치를 말구유 모양으로 파내고, 그 안에 술독을 넣고 술을 빚은 다음 진흙으로 봉하여 익힌 술

⑤ 죽통주: 생대나무의 마디 사이를 뚫고 술을 빚어 넣어 익힌 술

⑥ 가향주: 도화주·송화주·송순주·하엽청·연엽양·진달래술 등

⑦ 과실주: 포도주·송자주 등

(4) 소 주

① 공덕지소주: 서울 교외의 시골인 공덕리에서 만든 소주이며, 집에서 빚은 순곡소주로서 임진왜란 이후부터 시작됨.

② 안동소주 : 안동지방에서 빚어진 순곡 증류주

③ 찹쌀소주 : 찹쌀로 빚은 술밑을 증류한 소주

④ 삼해소주 : 삼해주의 술밑을 고아낸 소주

(5) 혼성주(재제주)

① 과하주(過夏酒): 여름을 넘기는 술로서 약주에 소주를 섞어 주정 도수를 높인 서울식 과하주, 그리고 달고 진하게 빚어 여름을 넘기는 김천식 과하주가 있다.

② 송순주: 찹쌀밥, 송순으로 빚은 술밑에 삼해소주를 부어 서늘한 곳에서 삭힌 술

(6) 약용 소주

① 관서 감홍주: 소주를 고을 때 지초와 꿀로 바쳐 내린 소주
② 이강고: 울금, 계피, 배, 생강, 물을 소주에 넣어 혼합한 술
③ 죽력고: 푸른 대나무를 쪼개어 불에 구워 스며 나오는 진액인 죽력과 물을 소주에 넣고 우려낸 술

(7) 약용 약주

① 자 주: 좋은 청주에 약재를 넣고 우려낸 약주
② 구기주: 구기자즙과 누룩, 쌀로 빚어낸 약주
③ 기 타: 오가피주·도소주·밀주·송절주 등

7) 일제시대의 술

일본이 우리나라에 들어와 가장 먼저 실시하였던 일이 토지조사와 주류조사였다. 식민지 수탈을 위한 가장 효과적인 방법이었기 때문이다. 1907년 이전까지는 우리나라에서 일곱 집에 한 집 꼴로 술을 빚어 마셨다고 하며, 조선시대에는 서민들에 대한 금주정책으로 술에 대한 과세나 전매제도가 없었다. 따라서 술은 산업적인 양조보다는 각 가정에서 가양주(家釀酒)로 빚어 마시는 가양주 문화가 그 특징이었다.

1907년 일제에 의해 조선 주세령이 발표되면서 가정에서 술을 빚는 것을 금지하는 대신 면허를 내주면서 주세를 부과하기 시작하였다. 이에 따라 가양주 문화는 끊기고, 친일적인 부유한 지주에게 부여된 양조면허를 받은 양조장에서 산업적인 술을 빚기 시작되었다.

이때부터 양조에 반드시 필요한 누룩제조도 기업화되었다. 조선곡자조합이 생기게 되었고, 식민지 조선에서 손꼽히는 산업으로 발전하였다. 이 시기의 특징은 다양한 술들이 사라지고 일본식 청주(正宗)·맥주·양주 등 외국 술이 많이 들어왔다. 이에 따라 상류계층에서는 일본식 청주 등 외국 술을 마셨으며, 우리 민속주는 일반 서민들 사이에서 밀주형태로 그 명맥을 유지하였다.

4. 국내 주류산업의 발전

해방 후에 바로 이어진 한국전쟁으로 경제적인 곤란과 더불어 일본식 제도를 그대로 유지함으로써 우리 민속주는 오히려 일제시대 때보다도 못하였다. 탁주가 1975년을 정점으로 하여 한때 양적인 팽창을 보였고, 희석식 소주가 큰 시장을 유지하였다. 일제와 해방 후에 계속된 정부의 보이지 않는 민속주에 대한 소외정책으로 우리의 참된 민속주는 거의 명맥이 끊어져 버렸다.

1980년대 이후부터 불합리한 규제와 제약이 조금씩 풀리면서 잊혀진 민속주 50여 종이 재현되었다. 그러나 대부분 생산업체가 영세하고 전문 양조기술과 영업능력이 떨어져 전통 가양주(家釀酒) 문화가 복원되기에는 부족한 실정이다. 뒤늦게 1995년부터 술을 개인이 빚어 마시는 것이 허용되어 90여 년 동안의 가양주 문화의 단절을 극복하는 기회를 맞게 되었다.

1) 청 주

청주는 1883년 후쿠다(福田)라는 일본인이 부산에 세운 공장을 시작으로, 1917년 ㈜조선주조의 설립으로 국내에서 청주의 생산이 본격화되었다.

1954년 백화양조에서 청주를 생산하기 시작하였으며, 1963년 특급 청주인 '수복(壽福)'이 시판되었다. 청주의 소비가 증가하였다가 사회변화로 감소하는 시기를 거쳤다.

1986년에는 냉청주 시대를 여는 '청하'가 등장하였다. 또한 여러 가지 약재를 사용한 '백세주'의 등장은 민속주 시장을 새롭게 만드는 계기가 되었다.

청주는 일본을 대표하는 술로 알려져 있고, 일본에서는 일본술(日本酒)로 유통되고 있다. 그러나 본래 청주의 제조법이 백제를 통하여 일본으로 전해졌기 때문에 그 본질과 근원은 우리나라에 있다. 일본은 술 빚는 방법을 과학화하여 당화력이 높은 한 가지 미생물을 사용하는 홑임누룩인 코오지(koji)를 개발하였다. 이 방법이 다시 국내에 들어와 산업적인 생산이 이루어졌다.

우리의 전통주 중에서 곡류를 주원료로 하는 발효주는 그의 품질과 맛이 뛰어나다. 그러나 제조방법에서 과학적인 근거를 토대로 산업화하기에는 비교적 까다로운 편이다. 특히 손맛이라 하여 경험을 바탕으로 제조하는 일이 대부분이며, 대규모로 생산할 경우 술맛이 일정하지 않는 어려움이 있다. 따라서 민속주의 제조에 알맞은 설비의 개발과 더불어 제조공정의 과학화가 필요하다.

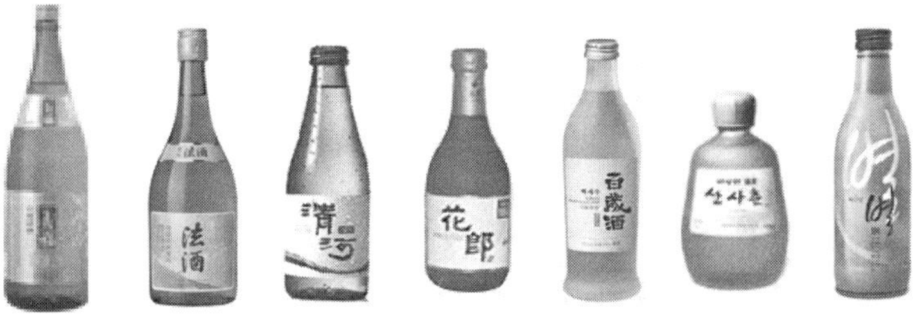

2) 소 주

소주에는 발효가 끝난 술밑을 단식 증류한 다음 숙성과정을 거쳐 제조하는 증류식 소주, 그리고 알코올 함량 85% 이상인 순도가 높은 발효주정을 희석하여 만든 희석식 소주로 크게 구분된다. 산업화 과정에서 대량 생산을 목표로 재래적인 수작업에서 벗어나 기계화된 희석식 소주공장이 1919년 평양에 설립되었다. 이를 계기로 인천·부산 등에 규모가 큰 공장이 설립되었다.

1930년대 주정의 발효원료로 곡류 대신 당밀을 사용하면서 주정공업은 전환기를 맞았다. 1941년 ㈜북선제지화학공업 등이 주정공장을 설립하여 우리나라에 본격적인 순수 주정공업이 시작되었다. 해방과 한국전쟁을 겪으며 서민의 애환을 달래 주는 소주의 수요는 크게 신장하였다.

이와 함께 주정생산 규모도 계속 증가하여 1960년대 20만 드럼, 1970년에 70만 드럼에 이르렀다. 사용되는 원료도 고구마, 타피오카, 보리쌀, 쌀 등으로 다양화되었다. 주정생산은 1979년에는 81만 드럼을, 그리고 1980년대의 성장기를 거쳐 1988년에는 100만 드럼을, 1997년에는 126만 드럼을 넘어섰다.

우리나라는 해방 이후 일정한 원료가 없이 곡류·서류 등을 사용하여 주정을 생산했으나, 한국전쟁 중 외국산 당밀의 수입이 정책적으로 이루어져 1950년대 전반에는 당밀을 주로 사용했다. 1960년대에 들어와 정부는 주정원료를 대체하려는 정책에 따라 고구마에 크게 의존하기도 하였다.

1960년대 말 이후에는 고구마와 당밀을 병용하였다. 1983년부터 폐당밀의 공해문제로 당밀을 사용하지 않고 타피오카(tapioca)

를 태국 등 동남아에서 수입하여 발효용 원료로 사용하고 있다.

국산 원료로는 생고구마와 절간고구마 외에도 정부 재고미의 소비를 위하여 쌀을 사용하고, 국산 원료의 대체 방안에 부응하여 보리(裸麥)를 사용하고 있다. 또한, 발효시설의 한계로 늘어나는 주정 수요를 감당하지 못하고, 1980년대부터는 조주정(粗酒精)을 수입하여 원료로 사용하고 있다.

국내의 주정공장으로는 두산, 무학주정, 보해산업, 보해주정, 서안주정, 서영주정, 유원산업, 일산실업, 진로발효, 풍국주정공업, 하이트주정, 한국알콜산업 등이 있다.

우리나라 희석식 소주의 소비에서 ㈜진로가 서울과 경인지역에서 시장을 독점하고 있어서 전국적으로 50% 이상의 시장을 차지하고 있다. 이 외로 지역별로 설립된 소주회사인 금복주, 무학, 대선, 두산, 보해, 선양, 한라산, 하이트주조, 하이트소주 순으로 시장 점유율을 차지하고 있다. 제주지역에는 한라산소주가 원료주정 구입실적과 출고량을 기준으로 1.3%를 차지하여 지역규모를 감안할 때 높은 시장 점유율을 나타내고 있다.

국내에 유통되는 희석식 소주 브랜드로는 ㈜진로의 진로 · 진로골드 · 진로 통소주 · 참나무 스페셜 · 참진이슬로, ㈜금복주의 금복주 · 그린 · 세계로, ㈜무학의 무학 · 화이트2002 · 빅소주, ㈜대선주조의 시원, ㈜두산의 그린 · 산(山) · 백화20, ㈜보해양조의 보해 · 잎새주 · 맑은 보해 · 보해골드 · 천년의 아침, ㈜선양주조의 피크닉 · 선양 · 새찬, ㈜한라산의 한일 · 한라산 · 한라산골드 · 한라산물 순한 소주 · 과실주용, ㈜하이트주조의 보배 · 보배골드 · 보배20 · 연소주 · 하이트21, 그리고 ㈜하이트소주의 하이트21 · 시원 등이다.

증류식 소주를 제조하는 회사로서는 선양주조에서 휘모리, 금복주에서 제비원과 안동소주, 진로에서 레전드, 하이트주조에서 옛향·천지·탑 등이 생산되고 있다.

3) 맥 주

맥주가 우리나라에 들어온 것은 구한말이었다. 1876년 개항한 이후 서울과 개항지에 일본인 거주자가 늘어나면서 일본맥주들이 흘러 들어왔다. 초기에 들어온 것이 '삿뽀로 맥주'이었다. 1900년을 전후하여 '에비스 맥주'와 '기린 맥주'가 들어왔다. 당시 맥주를 마실 수 있는 계층은 일부 부유층과 상류층에 한정되어 있었다.

1905년까지 우리나라 맥주의 소비량은 연간 1,570 kL에 불과하였다. 1910년을 고비로 일본 맥주회사들이 서울에 출장소를 내면서 소비량이 크게 늘어나기 시작하였다. 1920년대에는 수입한 주류 가운데서 맥주가 가장 큰 비중을 차지하게 되었다.

우리나라 맥주회사의 설립은 1933년에 대일본맥주주식회사가 조선맥주주식회사를 설립한 것이 그 시초이다. 뒤를 이어 같은 해 12월에는 기린맥주주식회사가 동양맥주의 전신인 소화기린맥주를 설립하였다. 이들 두 회사는 해방과 함께 적산관리 공장으로 지정되어 미국 군정에 의해 관리되어 오다 1951년에 이르러 민간에게

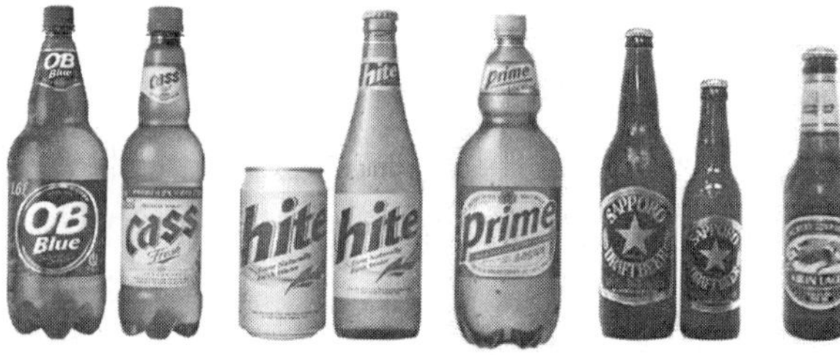

불하되었다. 이것이 현재의 하이트(조선맥주)맥주주식회사와 OB(Oriental Beer, 동양)맥주주식회사이다.

과거 국민소득이 높지 않았을 때 맥주는 일반 대중이 소비하기에는 경제적으로 부담스러운 술이었다. 1970년대 초반까지만 하더라도 전체 주류 중에 탁주의 비중이 50% 이상을 차지하였다. 이때에 맥주는 겨우 6% 수준에 지나지 않았다.

1980년대에 들어와 국민소득의 증대에 따라 주류에 대한 소비자의 성향이 점차 고급화하는 경향을 보였다. 1989년 5월에 들어서는 맥주의 비중이 전체 주류의 45%를 기록하는 등 맥주 소비는 대폭적인 증가세를 보였다. 특히 1987년을 기점으로 출고량에서도 탁주보다 앞서면서 맥주는 대중주(大衆酒)로서의 위치를 차지하게 되었다.

맥주의 소비가 급속히 늘어난 요인은 경제적인 측면만이 아니라 여성 음주인구의 확대, 식품산업의 발달에 따른 소비자의 생활양식과 음주패턴의 변화 등에서 찾아볼 수 있다. 즉, 개인의 건강에 대한 관심이 높아지자 소비자의 주류에 대한 소비성향도 양적인 만족보다는 질적인 만족을 추구하는 경향이 뚜렷해졌다. 이러한 요인의 복합적인 작용으로 맥주의 소비는 꾸준히 늘어나, 1993년에는 전체 주류 가운데 55.8%의 비중을 차지하기에 이르렀다. IMF 이후 경제위기는 맥주소비에 영향을 주기도 하였으나 맥주와 소주가 전체 주류 소비의 92% 정도를 차지하고 있다.

4) 과실주

과실주는 보통 가정에서 포도나 과실 등에 소주를 부어 우려내어 마시던 리큐르(liqueur) 형태의 과실주와 발효법을 이용한 양조주 형태로 나누어진다. 산업화된 과실주로는 발효에 의한 포도주가 주를 이루고 있다. 발효된 포도주를 이용하여 주정, 감미료로 강화한 포도주도 일부 시장을 형성하고 있다.

국내의 과실주로는 1969년에 '애플와인 파라다이스'라는 발효에 의한 사과주를 생산하기 시작하였다. 1974년에 해태는 포도주인 '노블와인'을 생산하였다. 과실주 생산을 통하여 농가소득의 증대와 국토이용 효율을 높이려는 정부의 시책에 맞추어 민간 주도로 양조용 포도 재배와 포도주 제조기술에 대한 연구가 활성화되었다.

1977년에 동양맥주주식회사에 의해 국내에서 재배된 양조용 포도로 제조된 '마주앙'이 생산되어 본격적인 포도주의 산업화를 이루어졌다. 그러나 포도주의 수입개방에 따라 국내 과실주 산업은 어려워지기 시작하였으며, 주문자 생산방식에 의해 '마주앙'이 전량 수입되고 있다.

포도주로 대표되는 과실주의 시장은 전체 주류와 비교할 때 소비량이 적은 편이다. 앞으로 식생활의 서구화 추세와 대응된 정책적 배려를 통하여 소비 증가와 산업규모의 확장도 가능할 것이다. 장래 건강을 염려하는 소비자 인식의 확산과 더불어 사회적 환경의 변화는 음주기회와 음주량이 점차 감소할 것으로 보인다. 그리고 소비되는 술의 종류도 고급화되며, 알코올 함량이 낮은 술을 선호하게 될 것이다. 따라서 출고량에서 맥주의 소비는 현재와 유사한 점유율을 차지하지만, 탁주와 희석식 소주는 감소하는 대신에 과실주를 비롯한 외국산 술로 대체될 것으로 예상할 수 있다. 이에 대처할 수 있는 연구개발과 더불어 한국을 대표할 수 있는 술을 육성하는 일은 중요한 과제라고 여겨진다.

제 2 장

술의 종류

1. 술의 종류

술은 그 제조방법에 따라 ① 양조주 또는 발효주, ② 증류주, ③ 혼성주 또는 재제주로 나누어진다. 보통 가정에서 담그는 과실주 또는 약용주는 원료 성분을 알코올 용액에 우려내어 만든 혼성주에 속한다.

1) 양조주

양조주는 과일이나 곡류, 기타 원료에 들어있는 당분이나 녹말을 곰팡이와 효모의 작용에 의해 당화 발효시켜 만든 술이다. 알코올 함량이 3~18%로 비교적 낮아 변질되기 쉬운 단점이 있으나, 원료 성분에서 나오는 특유의 향기와 부드러운 맛이 있다. 여기에는 포도주·맥주·막걸리(탁주)·약주·청주 등이 있다.

2) 증류주

증류주는 발효된 술 또는 술덧을 증류하여 얻는 술이다. 알코올 함량이 35~60%로 비교적 높으며, 증류방법에 따라 불순물의 일부 또는 대부분을 제거하는 일이 가능하다. 특히 우리나라에서 많이 마시는 희석식 소주는 활성탄 처리로 불순물을 거의 제거한 발효주정을 원료로 하여 만든다. 이밖에도 브랜디, 위스키, 진, 보드카, 럼, 데킬라(Tequila), 고량주 등이 여기에 속한다. 증류주는 인류가 만든 술 가운데에서 가장 늦게 나온 술로서 스코틀랜드나 아일랜드의 위스키, 북유럽 각지의 화주(火酒)는 16세기경부터 만들어졌다.

증류주를 오지항아리, 초자용기 또는 스테인리스 스틸용기 등에 저장하는 화이트 리큐르(white liqueur)와 위스키, 브랜디, 럼 등 참나무통에 저장하여 숙성시킨 브라운 리큐르(brown liqueur)로 구분된다.

3) 혼성주

혼성주는 양조주나 증류주에 과실·향료·약초·감미료 등을 첨가하고 당분을 더하여 침출하거나 증류하여 만든 술로서 리큐르(liqueur)라고도 불린다. 알코올 함유량은 20~68%로 다양하며, 주로 강장이나 약용으로 즐겨 마시며 칵테일에 많이 쓰인다. 여기에는 인삼주, 매실주, 오가피주, 진, 각종 칵테일주 등으로 그 종류가 매우 다양하다.

세계적으로 널리 애용되는 술로는 가장 대중화된 맥주를 비롯하여 포도주, 청주, 위스키, 브랜디, 럼, 보드카, 진, 데킬라, 바이지우(白酒) 등을 들 수 있다. 이 가운데에서 맥주는 탄산가스가 함유된 거품이 있는 알코올음료로서 청량감을 느끼게 해준다. 포도주는 프랑스를 연상하게 되며, 이 포도주를 증류한 술이 브랜디이다.

위스키는 12세기경에 만들어진 술로 세계 여러 나라에서 생산되고 있으나, 스코틀랜드산과 아일랜드산이 유명하다. 럼주는 중남미 특산의 증류주로서 특유한 향기가 일품이다. 알코올 함량이 40~60%인 보드카는 원래 12~13세기에 러시아에서 만들어진 술이지만, 지금은 미국에서 더 많이 생산되고 있다. 송진 향이 연상되는 진은 영국산과 네덜란드산이 유명하다. 또 다른 증류주로는 데킬라가 있다. 멕시코 용설란의 일종인 어가베테킬라나의 수액을 끓인 즙을 발효시켜 만든다.

이러한 술들이 서양의 술이라면 바이지우와 황주, 미림 등은 동양의 술이다. 중국의 술인 바이지우는 무색투명한 술이다. 또 다른 중국술인 황주는 노랑 또는 주황 색깔의 양조주이다. 일본술인 미림은 당분이 40%나 되는 단맛이 강한 술로서 주로 조미료용으로 사용된다.

2. 양조주

1) 맥 주

맥주는 맥아(麥芽) 또는 맥아와 녹말질 원료, 호프 등을 주원료로 하여 발효시켜 여과·제성한 것을 말한다. 맥아로 당화한 액을 발효시킨 다음에 호프로 독특한 향을 내며, 탄산가스가 들어 있는 알코올 함량이 낮은 술이다.

독일에서는 세계 맥주 종류의 1/3인 4,000여 종이 생산된다. 독일 못지않게 맥주로 유명한 나라가 체코이다. 미국의 버드와이저(Budweiser)는 원래 체코의 지명에서 유래한다. 이 외에 덴마크의 칼스버그, 네덜란드의 하이네켄, 일본의 기린, 뉴질랜드의 스타인

라거, 미국의 쿠어스와 밀러, 올드 밀워키 등이 세계적으로 명성을 얻고 있는 맥주이다. 미국 맥주시장의 80% 정도를 Anheuser-Busch · 밀러(Miller) · 쿠어스(Coors)의 3대 회사가 차지하고 있으며, 그의 대표적인 맥주는 Budweiser, Miller lite, Bud light, Coors light, Busch 순이다.

우리나라의 맥주시장은 1992년에 진로쿠어스 맥주주식회사가 설립되면서 기존의 하이트맥주 · OB맥주와 3사 체제를 이루었으나 서로 지나친 경쟁에 따른 경영난으로 외국 자본에 넘어가는 과정을 겪었다. 현재는 하이트맥주와 OB맥주로 나누어져 있으며, 일부 지역 맥주 생산이 이루어지고 있다. 맥주의 종류는 다음과 같이 나눈다.

(1) 사용 효모에 따른 분류

맥주는 발효의 형태, 효모의 종류 및 특성, 숙성기간 등에 따라 하면발효 맥주와 상면발효 맥주로 구분한다. 또한 맥주의 색깔과 알코올 함량에 따라 구분하기도 한다.

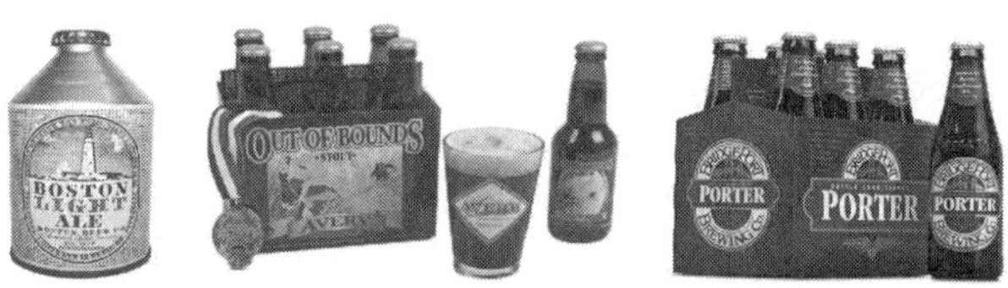

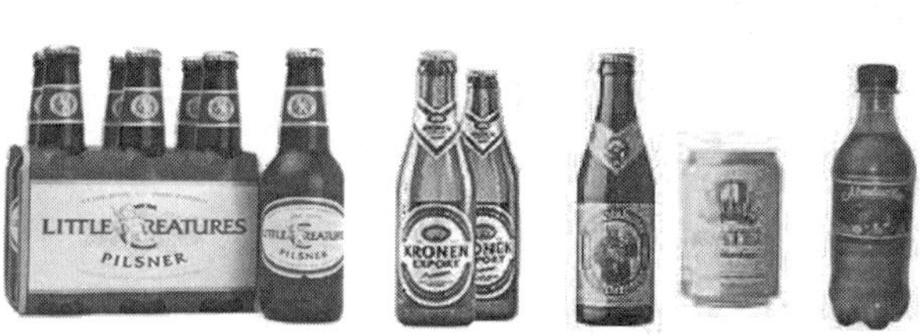

▶ **상면발효 맥주**

발효하는 도중에 생기는 거품과 함께 상면으로 떠오르는 성질을 가진 효모를 사용하여 만드는 맥주이다. 상면발효 맥주는 18~25℃의 비교적 고온에서 2주일 정도 발효시킨 후 15℃ 정도에서 약 1주일 동안의 숙성을 거쳐 만들어진다.

냉각설비가 개발되지 않았던 15세기 이전까지 주로 사용되던 양조방법으로, 현재에도 영국 등지에서는 이 방법으로 맥주를 만들고 있다. 각종 에스테르와 고급 알코올의 생성량이 많아 향미가 있는 맥주가 된다. 영국의 에일(Ale)맥주, 스타우트(Stout)맥주, 포터(Porter)맥주가 이에 해당된다.

▶ **하면발효 맥주**

발효가 끝나면서 가라앉는 성질의 효모를 사용하여 만드는 맥주로서 비교적 저온에서 발효시킨다. 일반적으로 라거맥주(Lager beer)라고 부른다. 라거맥주는 7~15℃에서 7~12일 정도 발효시킨 후, 다시 0℃ 이하에서 1~2개월 동안의 숙성기간을 거쳐 만들어진다.

라거맥주의 양조방법은 맥주의 품질을 안정시키기 위하여 개발된 보다 우수한 맥주를 양조하는 방법으로서, 영국을 제외한 세계 맥주시장을 주도하고 있다. 체코의 필센(Pilsner)맥주, 독일의 도르트문트(Dortmund)맥주와 뮌헨(Munchen)맥주, 미국의 맥주, 오스트리아의 빈(Wien)맥주가 이에 속한다. 우리나라의 맥주도 거의 이 방법에 의해 만들어진다.

(2) 색깔에 의한 분류

맥주 색깔의 진한 정도에 따라서 맥주의 종류를 나눈다. 맥주의 색깔은 대부분 사용하는 맥아의 색깔에 의하여 나타난다. 고온에서 오랜 시간 동안 건조시킨 맥아를 사용하면 색깔이 진해진다.

▸ **담색 맥주**

옅은 색깔의 맥아를 사용하여 양조한 맥주로서, 짙은 색깔의 맥주에 비하여 깨끗한 맛이 난다. 세계적으로 담색 맥주의 소비량이 농색 맥주에 비하여 많다.

▸ **농색 맥주**

짙은 색깔의 맥아 또는 특수한 맥아, 그리고 옅은 색깔의 맥아를 섞어 양조한 맥주이다. 담색 맥주에 비하여 색깔이 진하고, 깊고 풍부한 맛이 있고 진한 풍미를 갖는다.

(3) 알코올 농도에 의한 분류

▸ **라이트 맥주**

일반 맥주의 알코올 함량은 4～5%인데 비하여 칼로리가 적고 알코올 함량이 낮은 맥주를 라이트(light) 맥주라고 부르며, 맛이 담백하다.

▸ **비알코올성 맥아음료**

맛과 향, 겉보기는 맥주와 같지만 알코올이 1% 미만인 맥주이다. 이는 맥아·호프 등의 맥주 원료를 그대로 사용한다. 알코올 형성을 발효과정에서 억제하거나, 발효시킨 후 역삼투압법에 의해 알코올을 제거하는 과정을 거쳐 생산한다.

비알코올성 맥아음료는 술을 마시지 못하는 소비자나 운전자 등 맥주를 마실 수 없는 상황에서 혹은 사회적으로 음주를 허락하지 않는 이슬람권 등 일부 국가에서 마신다.

2) 과실주

과실주(果實酒, wine)는 과실즙을 포함한 과실 또는 과실을 주원료로 한 당질을 원료로 하여 발효시킨 술덧을 여과·제성한 술이다. 과즙을 원료로 하여 *Saccharomyces* 속에 해당하는 효모에 의해 발효시킨 다음 여과하여 얻어지는 과실주에는 포도주가 대부분이다. 이외로 지역 특성에 따라 주로 생산되는 과실을 이용한 발효주가 생산되고 있다. 사과, 딸기, 버찌(cherry), 자두(plum), 참다래, 감귤, 배 등을 이용한다. 일반적으로 포도주는 다음과 같이 분류한다.

(1) 색깔에 의한 분류

적포도주(red wine), 백포도주(white wine), 핑크색 포도주(rose wine), 황색 포도주(yellow wine)

(2) 맛에 의한 분류

단맛의 포도주(sweet wine), 신맛의 포도주(dry wine)

(3) 알코올 함량에 의한 분류

▸ **강화 포도주**

브랜디를 첨가한 알코올 16～20°의 포도주

▸ **비강화 포도주**

일반적인 테이블 와인(table wine)으로서 알코올 15° 이하의 포도주

(4) 탄산가스 함량에 따른 분류

▸ **발포성 포도주**

포도주에 탄산가스가 들어 있는 종류로서 샴페인이 대표적인 예이다.

▸ **비발포성 포도주**

가스가 제거된 일반적인 테이블 와인

(5) 식사와 관련된 분류

▸ **식사 전 포도주(aperitif wine)**

애피타이즈(appetizer)나 수프코스(soup course)에서 곁들일 수 있는 포도주

▸ **식사 중 포도주(table wine)**

식사와 함께 곁들일 수 있는 포도주를 말하며, 육류 안주에 어울리는 적포도주와 생선요리에 어울리는 백포도주가 있다.

▸ **식후 포도주(dessert wine)**

식후 후식과 함께 곁들이는 포도주로서 단맛이 나는 와인이나 발포성 포도주

(6) 생산국에 의한 분류

▶ **프랑스산 와인**

포도주의 본고장으로서 포도주의 생산과 판매가 법률에 의해 엄격히 규제됨으로써 품질이 세계적으로 우수하다.

▶ **독일산 와인**

세계 생산량의 대부분을 차지하며, 수확시기에 따라 맛이 서로 다르다.

▶ **스페인 와인**

대표적으로 백포도주의 일종인 셰리(Sherry wine)가 있으며, 스페인 포도주는 양적인 면에서 세계 3위의 생산국이다.

▶ **이태리 와인**

가격이 저렴한 것이 특징이며, 소비자를 보호하기 위하여 품질 향상을 위한 통제법이 시행되고 있다. 버무스(Vermouth)와 칸티(Chianti)는 세계적으로 유명하다.

▶ **포르투갈 와인**

도우로(Douro)가 대표적인 와인이다. 지방에서 생산되는 포트와인(Port wine)이 있으며, 이는 주정이 16.5～18.0° 정도로 브랜디(Brandy)를 첨가하여 변질을 방지한다.

▶ **미국 와인**

1840~1860년 캘리포니아대학에서 품종을 개량하여 많은 품질의 향상을 보았으며, 미국 포도주는 캘리포니아와 오하이오에서 미국 생산량의 80%를 차지한다.

3) 한국의 민속주

우리나라에서 전통적으로 빚어지는 술을 민속주라고 할 수 있다. 민속주는 다음과 같은 규정 중 하나에 의하여 면허한 주류를 말한다.

① 전통문화의 전수, 보존에 필요하다고 인정하여 문화재청장 또는 특별시장・광역시장・도지사가 추천한 주류로서 특별시, 광역시, 도지정문화재에 한한다.

② 농수산물가공산업육성법 제6조의 규정에 의하여 농림부 장관이 주류부문의 전통식품으로 지정하고, 국세청장에게 추천한 주류

③ '제주도개발특별법'에 의해 1999년 2월 5일 이전에 제주도지사가 국세청장과 협의하여 제조허가를 한 주류

④ 관광 진흥을 위하여 1991년 6월 30일 이전에 건설교통부장관이 추천하여 주류심의회 심의를 거친 주류

우리나라의 술은 대부분 쌀을 사용한 술로서 쌀과 누룩으로 발효시킨 술밑을 증류한 것을 소주, 발효가 끝나 위에 맑게 뜬 청주를 거르고 난 찌꺼기에 물을 섞어 거른 것을 탁주(濁酒)라고 한다. 인구 증가로 식량이 부족했던 조선시대에 거의 대부분은 금주령이 시행되었다. 다만 질병을 치유하는 데 사용하는 약용주는 예외로 허용했으므로 술을 만들어 마시기 위한 편법으로 청주를 약주(藥

酒)라고 하였다. 이때부터 전통청주 또는 모든 술을 약주라고 부르기 시작하였다.

일본의 청주는 우리나라에서 흔히 정종(正宗)이라고도 불린다. 일본청주는 쌀을 많이 도정하여 만든 쌀누룩인 입국으로 저온에서 발효시킨 후 여과한 알코올 함량 16% 정도의 곡주이다. 일본에서 가장 널리 마시는 청주는 95% 발효주정을 희석한 알코올과 청주 원액을 혼합한 형태이다. 국내에서 제조되고 있는 몇 가지 대표적인 민속주의 내용을 살펴보면 다음과 같다.

(1) 탁주류

▸ 명가(名家), 농주(農酒)

인천 탁주합동제조장(인천시 북구 효성동)에서 제조하는 약주와 탁주로서 100% 쌀로 빚은 술이다. 80℃ 정도에서 짧은 시간동안 살균공정을 거친 술로 tetra-pak 포장용기를 이용하여 보존성을 높였다. 농주는 저장성이 6개월로 길어짐에 따라 미국·일본 등에 수출하고 있다.

▸ 소백산(小白山) 동동주

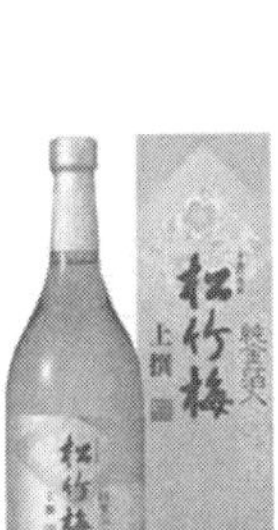

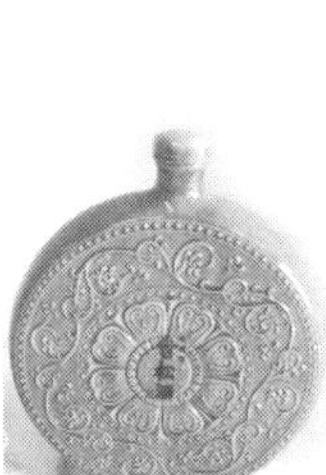
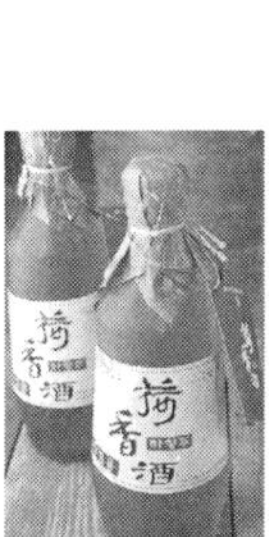
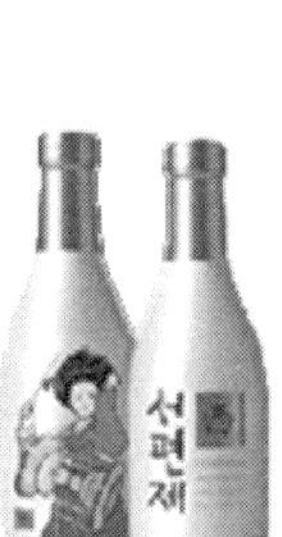

대강 양조장(충북 단양군 대강면 장림리)에서 제조하는 소백산 동동주, 쌀막걸리는 석회암층 깊은 곳에서 우러나오는 탄산과 각종 미네랄이 풍부한 물로 양조한다.

이 술은 톡 쏘면서 알싸한 맛이 올라오며, 물 자체가 미끄러운 감촉을 준다. 막걸리는 4～5일 발효시키지만 10일 이상은 자연 발효시킨 후에 상징 액을 취하고, 여기에 사과즙을 첨가하여 달콤한 맛을 내는 것이 특징이다. 혀로 느낄 수 있는 맛의 조화를 이루고 있으며, 술맛이 매끄러우며 달작지근하고 알싸하다. 쌀막걸리는 주정도수가 6～7° 정도이고, 동동주는 8～9° 정도이다.

▸ 이동막걸리

경기도 포천군 이동면 도평리에서 1957년부터 백운 계곡의 맑은 광천수로 술을 빚어 신맛・쓴맛・씁쌀한 맛이 잘 배합되어 깊고 텁텁한 맛이 나고, 상쾌한 뒷맛까지 더해진다. 특수 제국기(製麴機)를 사용하며, 우리나라 고유의 옹기를 사용한다.

▸ 좁쌀막걸리

제주지역의 토속 막걸리로서 좁쌀가루를 사용하며, 남제주군 표선면 성읍리 제주민속좁쌀주에서 제조되는 좁쌀막걸리와 ㈜제주합동양조장에서 제조되는 좁쌀막걸리가 시판되고 있다.

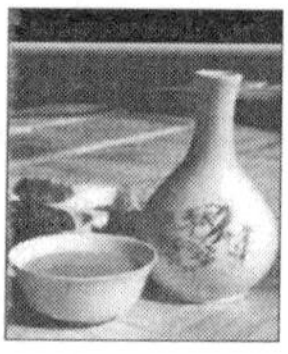
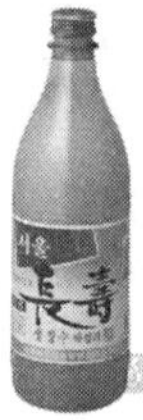
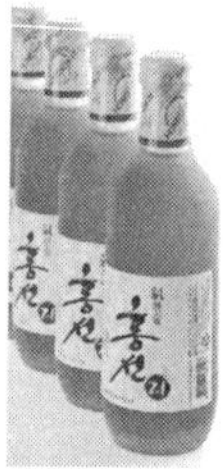
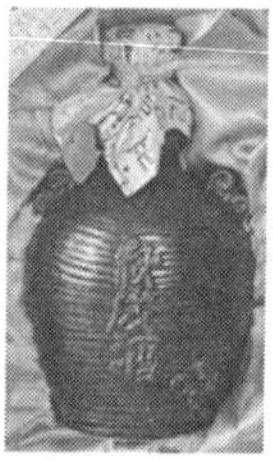

▶ **청(靑) 동동주**

서울 탁주제조협회(서울시 종로구 낙원동)에서 제조하는 탁주로서 백미 100%를 사용하여 주정도수는 7°로서 코오지균 외에 황국균을 접종하여 단맛을 강화시키기도 한다. 황국균의 사용은 향기가 좋지 않아 사용을 줄이고 있다. 순한 맛과 향이 있으며, 유색의 PET병으로 유통되고 있다.

▶ **팔야주**

내촌 양조장(경기도 포천군 내촌면 내리)에서 제조하는 탁주이다. 전주 이씨 시조가 도읍을 정하기 위하여 경기도 포천군 내촌면 팔야동에 여덟 밤을 머무르면서 쌀누룩으로 빚은 술을 즐겨 마셨다고 하여 팔야주(八夜酒)라고 하였다. 솔잎을 첨가하여 제성하며, 마시면 마실수록 기분이 좋고 편안한 것이 특징이다.

탁주는 시대 변화에 따라 소비가 점차 감소함으로써 양조업체는 경영난으로 어려움을 겪고 있다. 깨끗하고 순한 술을 선호하는 소비 변화에 따라 탁주회사는 구조조정이 불가피할 것으로 보이며, 이를 대체할 수 있는 지역특성을 살린 약주의 생산에 관심을 기울이고 있다.

(2) 청주 및 약주

▶ **경주법주(慶州法酒)**

금복주에서 생산하는 경주법주는 찹쌀과 한약재를 넣어 4단 사입을 거친 후 오랜 기간 동안 저온에서 발효시키며, 압착하여 여과한 후 숙성을 거쳐 만든 술로 깊은 맛과 그윽한 향이 일품이다.

▸ **경주 황금주**(黃金酒)

국화주와 같은 술이나 황금빛이 난다 하여 '황금주'라 불려진다. 교동법주를 왕가나 명문가문에 비주(秘酒)라고 한다면, 황금주는 중산층에 파급된 서민용 술이다. 밑술을 담가 3일 후에 덧술로 하며, 이때에 건조한 국화를 넣어 사입한다. 덧술을 하여 3일 후에 숙성시킨 다음 자루에 넣어 압착하고, 5~10일 지나면 황금주가 된다.

▸ **계룡 백일주**(鷄龍 百日酒)

충남 공주시 봉정동에서 빚는 술로 '신선주'라고도 하는 계룡 백일주는 색깔·향미가 독특하다. 주원료인 찹쌀 외에 솔잎, 국화꽃, 오미자, 홍화, 진달래꽃 등을 일년 내내 채취해야 하므로 대중화되지 못한 채 가문의 제사 때 상에 올려지는 귀한 술이 되었다. 고유한 비법으로 제조한 누룩은 계룡 백일주만의 독특한 향취를 내게 한다. 알코올 함량은 16%이다.

▸ **계명주**(鷄鳴酒)

경기도 수원시 팔달구 인계동에서 '이당주' 또는 '엿탁주'로 불려졌던 계명주는 평안남도 지방에서는 제사나 명절 때 담아 애용해 왔다고 한다. 이 계명주는 중국의 문헌에도 등장하며, 한국의

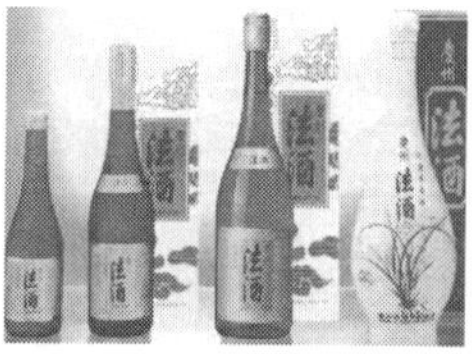

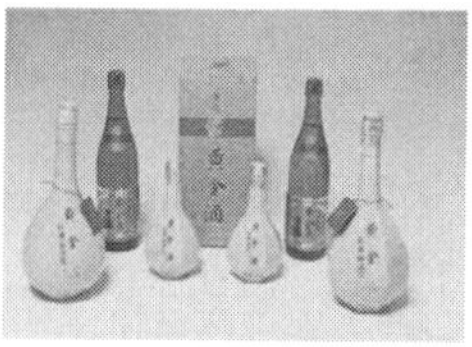

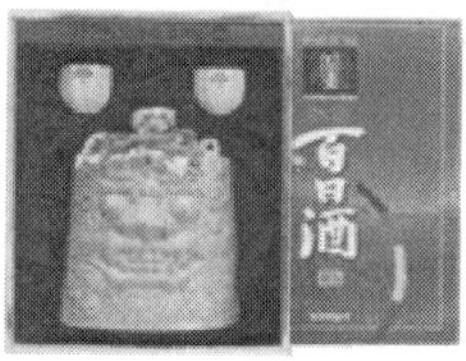

고문헌에도 자주 나오는 역사가 오래된 민속주이다. 계명주 제조의 특징은 멥쌀이나 찹쌀을 쓰지 않는 대신 옥수수와 수수, 조청, 엿기름을 쓴다. 계명주는 알코올 함량 11% 정도의 비교적 낮은 도수로 마시기에 부담이 없고 부드러워서 어느 사이 취하는 줄 모르고 자꾸 마시게 된다.

▶ **국향**(菊香)

두산백화양조(전북 군산시 소룡동)에서 100% 쌀을 이용하여 오랫동안 저온에서 숙성을 거친 고급술로서 부드러우며 끝 맛이 깨끗하다. 전통적인 제법을 만든 술이 아니라 코오지를 이용하여 발효시킨 술이다.

▶ **국화주**(菊花酒)

경남 함양군 함양읍 삼산리에서 빚는 계절주로서 대표적인 술이다. 국화주를 마시면 장수를 누리고 병에 걸리지 않는다는 말이 있다. 국화주는 2단 사입할 때에 국화꽃을 첨가하며, 이 외에도 생지황·구기자를 같이 첨가한다. 국화주의 색깔은 보통 담황색을 띠고 새콤하면서 달콤한 맛을 내는 특유의 맛과 국화와 다른 약재의 어우러진 향기를 가지고 있다.

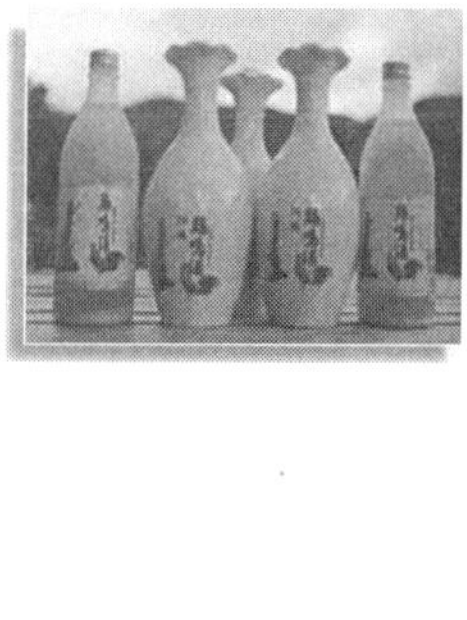
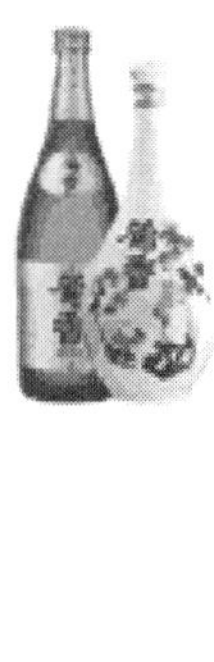
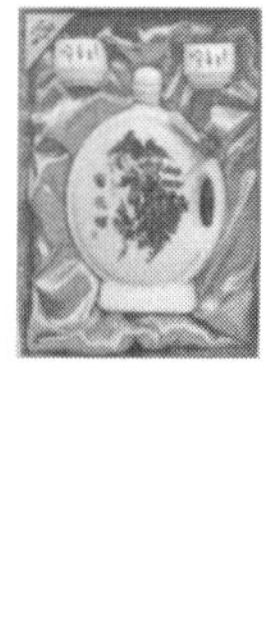
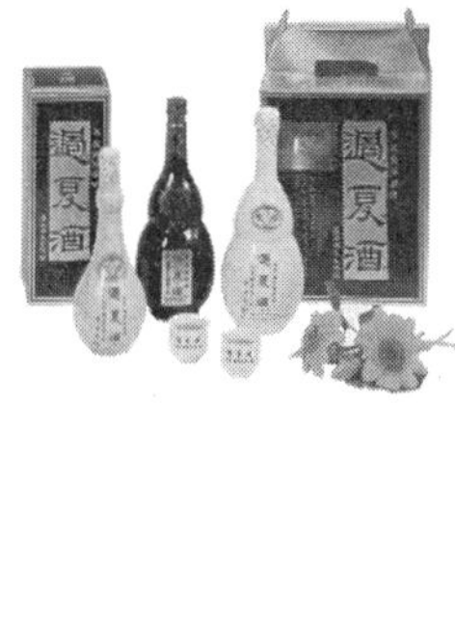

▶ **김천 과하주**(金川 過夏酒)

경북 금릉군 대항면 향천동에서 빚으며, 김천에는 다른 과하주와는 달리 소주를 넣지 않고 색다른 양조법으로 빚었다. 임진왜란 당시 명나라 장수 이여송이 김천에 ‘금천’ 또는 ‘주천’으로 불렸던 샘물의 물맛이 중국 과하천과 같다고 하여, 이때부터 과하천이라 하였다. 이 물로 빚은 술을 금천 과하주라 하였다. 담금 과정에 찹쌀 고두밥을 완전히 떡처럼 쳐서 누룩물로 반죽하여 독에 옮겨 담근다. 점도가 있어 끈적끈적하고 숙취가 없다고 한다. 독특한 단맛과 약간의 신맛을 갖는 부드러운 술이며, 주정도수는 16°이다.

▶ **남해 유자주**(南海 柚子酒)

경남 남해에서 생산된 유자를 사용하여 만든 독특한 술이다. 찹쌀과 멥쌀을 같은 비율로 증자하여 곡자・솔잎・물을 함께 사입하여 7일간 발효시킨다. 발효 후에 다시 찹쌀과 멥쌀 고두밥을 가한 뒤 곡자와 유자를 섞어 발효시켜 2개월 동안 숙성시킨 뒤 여과하여 이용한다.

▶ **면천 두견주**(沔川 杜鵑酒)

충남 당진군 면천면 성상리에서 빚는 술로서 찹쌀을 원료로 면천에 있는 우물물인 안샘물을 용수로 사용하며, 진달래꽃을 살짝

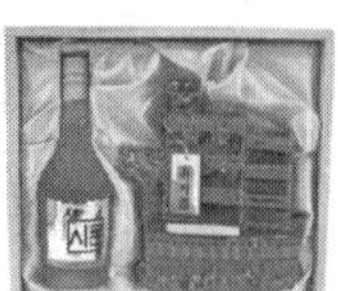

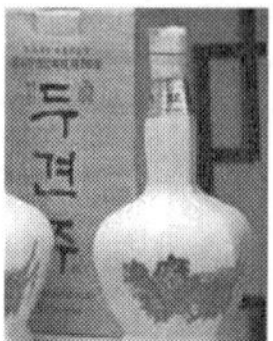

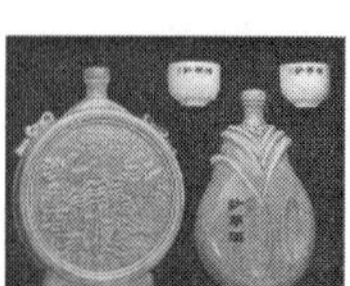

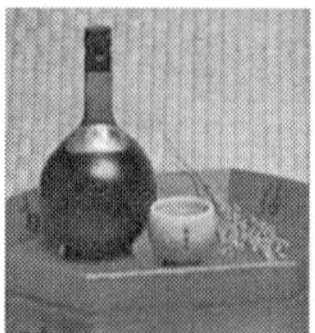

말린 뒤 찹쌀과 함께 빚는다. 담황갈색의 점성이 있는 주정도수 19°의 술로 두견화의 향미와 단맛, 기타 약용성분은 알코올이 생성되면서 용해되어 빛깔은 담황색이 되고, 녹말이 분해되면서 점성이 생기고 향취와 풍미가 있다.

▸ **사삼주**(沙蔘酒)

전남 승주군에서 말로 전해 오던 향토 민속주를 재현한 술이다. 재료는 찹쌀・곡자・더덕・물이며, 찹쌀 등을 사용하여 밑술과 덧술의 과정을 거쳐 제조한 술이다. 더덕의 사용 비율은 25% 정도로서 알코올 함량은 15%, 맛은 쌉쌀하고 달콤한 느낌을 준다.

▸ **삼해주**(三亥酒)

서울시 노원구 하계2동에서 정월 첫 해일(亥日, 십이지간의 돼지날)부터 다음 돼지날, 즉 12일 후, 그리고 다시 12일 후 돼지날만을 골라 3번 덧술을 하여 삼해주란 이름이 생겼다. 그리고 마시기까지 100일이 걸린다 하여 '백일주'라고도 한다. 저온에서 오랫동안 발효시켜 만들어지는 청주이다. 주정도수가 12°로서 보존기간이 6개월이 경과하여도 변질되지 않는다고 한다.

▸ **송죽 오곡주**(松竹 五穀酒)

전북 전주시 교동에서 빚는 술로서 찹쌀, 누룩, 각종 한약재(산수유・구기자・오미자・국화), 오곡(콩・팥・조・수수・보리), 솔잎, 대의를 원료로 한다. 발효원료를 모악산의 약수에 혼합하여 밀봉한 후 20℃ 정도의 온돌방에서 7일간 재웠다가 8일째 되는 날 땅 속에 묻어 숙성시킨다. 이 술의 특징은 약재의 효능과 향기가 어우러지고, 맛 역시 조화롭고 보신 효과가 좋아 300년 동안 곡차라 하였다.

▸ **연엽주**(蓮葉酒)

충남 아산군 송악면 외암리에서 빚는 연엽주는 『산림경제』와 『규합총서』에서 그 기록이 있는 오래된 역사를 가진 술이다. 연엽주의 재료는 찹쌀을 기본으로 하여, 여기에 연근이나 연잎을 넣고 솔잎과 감초를 첨가한다. 이 술의 특징은 연근과 솔잎이라 할 수 있으며, 알코올 함량 18% 정도로 마신 뒤에도 숙취가 없는 술이라고 한다.

▸ **오름의 샘**

1991년부터 수년간 저자 등의 연구결과를 토대로 하여 제주의 토속주인 오메기술의 제조방법을 개선함으로써 맑고 독특한 맛과 향을 살린 좁쌀약주가 우리농산물영농조합법인(북제주군 애월읍 상가리)에서 '오름의 샘'으로 생산하여 시판되고 있다.

나무의 산삼이라고 하는 탐라오갈피를 비롯하여 오미자 · 갈근 · 당귀 · 구기자 등 기능성 물질이 들어있는 제주산 약재를 첨가하여 발효를 시킨다. 청정제주의 좁쌀과 쌀을 찐 다음 깨끗하고 맑으며 발효성이 좋은 제주의 화산암반수를 이용하여 발효시켜 술의 품질

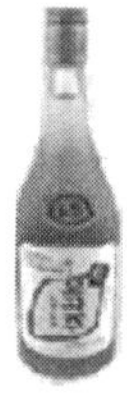
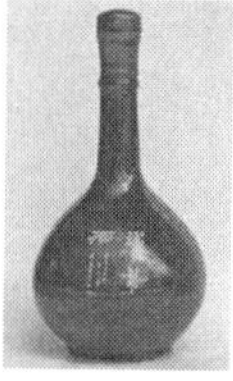
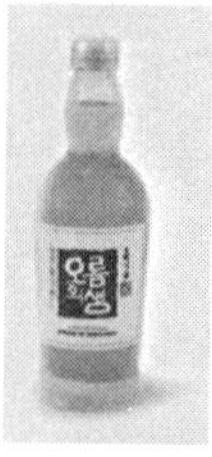
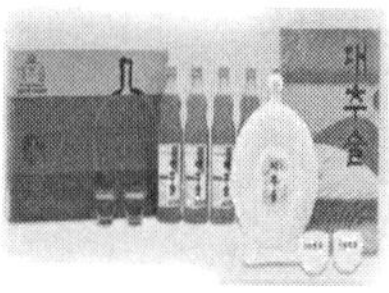

을 개선하였다. 좁쌀약주는 차좁쌀과 멥쌀을 쪄서 고두밥을 만들고, 당화력이 높은 누룩과 효소제, 그리고 발효력이 강한 효모를 사용하여 술을 빚는다. 발효가 끝나면 우선 가압여과기(filter press)를 사용하여 1차 여과시켜 저온에서 숙성시킨 다음, 출고 전에 2차에 걸친 막여과(micro-filtration)로 투명한 청주를 제조하고 있다.

좁쌀약주는 좁쌀로 빚은 술로서 쌀로만 빚은 청주와는 또 다른 부드럽고 독특한 향과 맛을 느낄 수 있다. 소비자의 취향에 맞도록 술의 품질을 개선한 제주민속주이다.

▶ 청주 대추술

청주시 동쪽에 있는 상당산성(上黨山城)은 삼국시대 토성으로 축조되었다가, 조선 숙종 42년(1716년)에 석성으로 개조된 성으로 이곳 사람들이 대대로 빚어온 토속 향토주이다.

대추술은 누룩·대추·솔잎을 넣고 찐 쌀밥을 버무려 만든다. 누룩을 빻아 맑은 청주를 섞어 넣는데, 지금은 청주 대신 효모를 섞는다. 술독에 물을 넣을 때에는 붓지 않고 독을 헹구는 정도의 물을 쓰도록 한다. 다 익은 술은 동동주처럼 색깔이 누러면서도 붉은빛이 돈다. 술맛은 조금 씁쌀하며 상큼하다.

▶ 칠선주(七仙酒)

인천시 북구 십정 2동에서 빚는 술로서 옛 문헌인 『규합총서』와 『임원십육지』, 『양주방』 등에서 그 기록을 찾을 수 있다.

칠선주는 밑술에 인삼·더덕·칡·구기자·당귀·모과·감초 등 여러 가지 약재가 들어가는 까닭에 칠선주라 부르며, 보주(補

酒)로서 마시는 약주이다.

2단 사입하여 72시간 후에 약재 2 kg을 물 18 L에 넣고 100℃에 3시간 정도를 달인다. 여기에서 얻은 추출액을 주발효가 끝난 주요에 혼합하여 3단 사입하고 여과하여 알코올 함량 16%의 칠선주를 얻는다. 칠선주는 주체·숙취 등이 적게 일어나며, 속쓰림과 갈증이 없고 뒤끝이 깨끗하다.

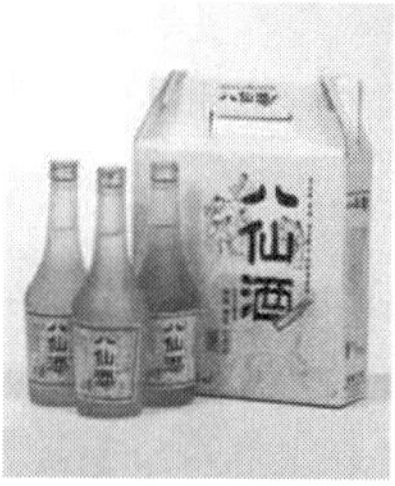

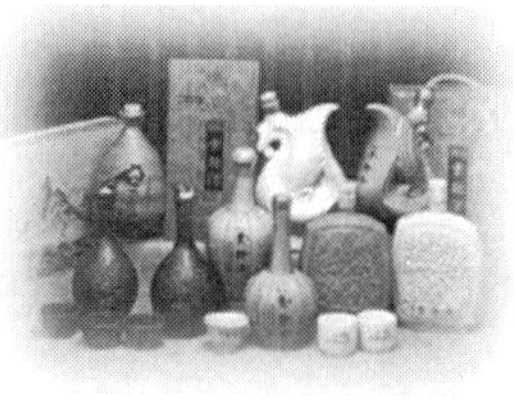

▸ **한산 소곡주(小麯酒)**

충남 서천군 한산면 호암리에서 빚어지는 술이다. 우리나라의 전통 향토주 중에 문헌으로는 가장 오래된 술로서 백제 때부터 빚어진 듯하다. 도둑이 남의 집에 들어갔다가 술독을 발견하고, 이 술을 퍼마시다가 술맛에 취해 주저앉았다는 이야기가 있다. 이와 같이 술맛이 좋고 주정도수가 높아 한번 마시고 취하면 일어설 줄 모른다 하여 '앉은뱅이 술'이라고도 하였다.

소곡주는 조선 초기부터 가장 많이 알려져 있으며, 제조과정의 특징으로 누룩을 다른 술에 비하여 조금만 쓰기 때문에 소곡주라 한다. 부드러운 맛과 향기가 일품이며 대나무 잎과 같은 빛깔이 좋다. 마시면 식욕이 증진되며, 혈액순환을 촉진시켜 피로회복에 효과 좋은 술로 알려져 있다.

▸ **흑주**(黑酒), **흑주순**(黑酒純), **백세주**(百歲酒)

국순당 술도가(경기도 화성군 봉담면 수영리)에서 빚은 술이다. '백세주'는 찹쌀과 구기자・백하수오・음양곽 등 10가지의 한약재를 넣어 진하게 빚은 약용주이다. 주정도수는 13%이다. '흑주'는 조선시대의 대표적인 전통약주 백하주를 되살린 술이다. 코오지균(*Aspergillus oryzae*)을 사용하지 않고 *Rhizopus* 균을 이용하여 무증자 제법으로 만든 독창적인 술이라 할 수 있다. 이를 '생술 빚기법'이라 하며, 주정도수는 13°로서 두통과 숙취가 없다.

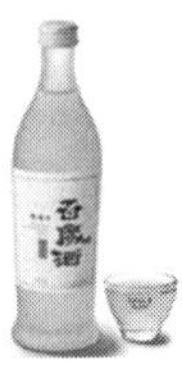
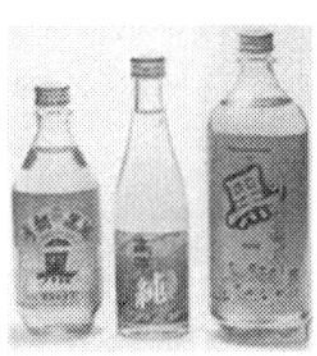
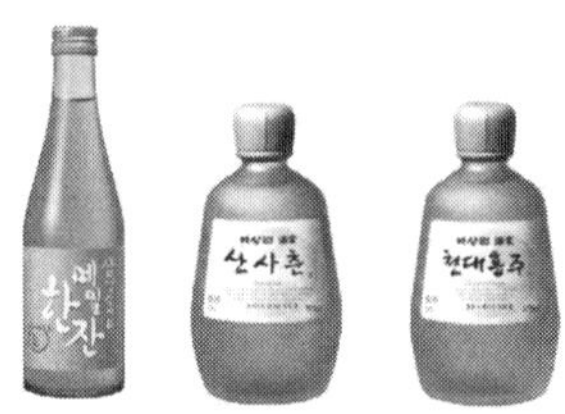

'흑주순'은 물 대신에 다 익은 술로 2번 이상 덧 담그는 덧술법을 쓴 고급 청주로서 전통 민속주를 재현한 술이다. 원료로는 찹쌀・감초를 사용하며, 주정도수는 13°이다. 삼겹살 전용 기능성 약주로 '삼겹살에 메밀한잔'이 출시되었다. 이와 더불어 배상면주가에서는 백하주・할인18품・산사춘・천대홍주・흑미주 등 다양한 민속주를 출시함으로써 민속주 시장의 활성화를 꾀하고 있다.

(3) 소주류

▸ **고소리술**

우리농산물영농조합법인(북제주군 애월읍 상가리)에서 차좁쌀과 쌀을 원료로 빚은 좁쌀약주(오메기술)를 단식 증류하여, 저온에서 장기간 숙성하여 만든 주정도수 30~40°의 제주민속주이다.

저자와 공동으로 개발하여 만든 제주특산 민속주로서 독한 느낌이 전혀 없어 마시기 쉽고 부드러운 느낌을 준다. 한번 마셔본 후에는 고소리술만을 고집할 정도로 품질이 우수한 증류식 소주이다.

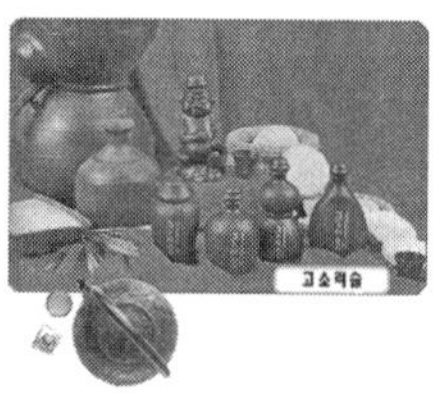

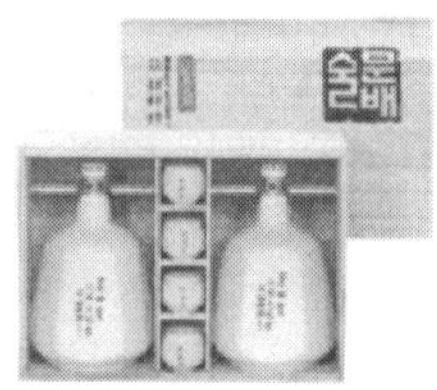

▸ **문배주**

서울시 서대문구 연희동에서 제조하는 문배주의 원래 고향은 평양지방이다. 배로 담근 술 이름 같으나, 배와는 관계가 없는 재래식 소주의 일종이다. 술이 익으면 배꽃이 활짝 피었을 때 술 향기가 난다고 하여 붙여진 이름으로, 좁쌀과 수수 누룩을 사용하여 만든다. 메조·찰수수·누룩으로 발효시킨 후 이를 가마솥에 넣고 불을 지피면 증류되어 흘러나오게 된다. 주정도가 높은 소주를 내리어 오랜 기간 동안 숙성시키는 것이 특징이다.

▸ **안동소주**(安東燒酒)

경북 안동시 신안동에서 제조하는 안동소주는 직접 제조한 누룩에 고두밥을 만들어 섞어 15일 동안 발효시킨 다음 소주고리에서 소주를 내린다. 안동의 맑고 깨끗한 물과 좋은 쌀을 원료로 빚으며, 45°의 높은 주정도수에도 그윽한 향취와 특유의 감칠맛이 있다. 뒤끝이 깨끗한 술로서 오랜 기간 동안 보존이 가능하며, 오래

지날수록 풍미가 더욱 좋아진다.

▸ **안동소주 제비원**

금복주에서 생산하는 안동소주 제비원은 '제비원'의 상표로 더욱 알려져 있다. 1975년 '소주제조업 1도 1사'의 조치에 따라 안동지역에 산재된 전통적인 소주 제조회사를 합병하여 안동소주 제비원의 이름으로 판매하기 시작하였다.

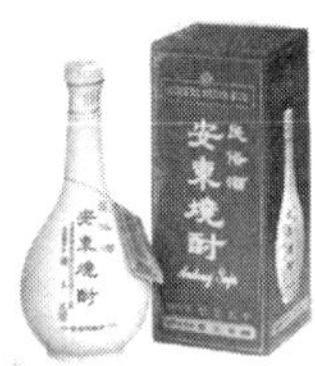

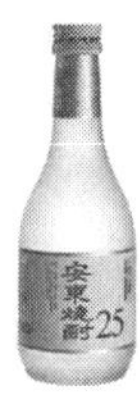

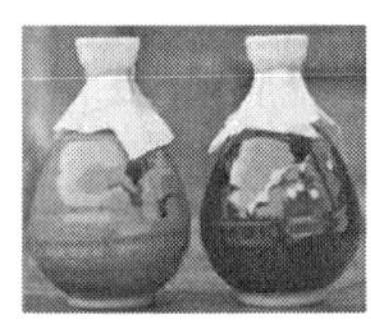

▸ **향온주**(香溫酒)

서울시 관악구 신림본동에서 제조하는 향온주는 조선시대에는 정통 궁중 술로서 법으로 제정하여 제조한 술이었다. 녹두로 만든 누룩을 사용하여 밑술을 제조할 때 용수를 석회수로 사용하는 것이 특징이다. 술의 도수가 높아도 입 안에서는 부드럽고 독한 느낌이 없다. 뒤끝이 깨끗하고 빨리 취하고 빨리 깬다. 술맛은 화한 느낌이며 단맛이 난다. 빛깔은 은은한 녹두 색깔이 나며, 향기는 순하고 은은하다.

(4) 혼성주

▸ **오가피주**(五加皮酒)

대선주조(부산시 동래구 사직동)에서 생산하는 술로서 오가피·

구기자・미삼・감초・진피・전초근・육계・황정・당귀 등 약리효과가 탁월한 9가지의 한약재 성분을 첨가한 제제주이다. 이 술은 95%의 주정을 희석하여 약재와 원료 고량주(60% 주정)를 섞고 30일 동안 침출한 후 여과하고, 이 여과 원액에 첨가물과 희석주정을 혼합하고 다시 여과하여 만드는 리큐르이다.

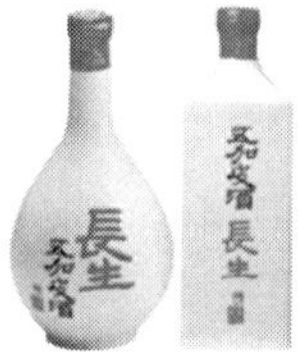

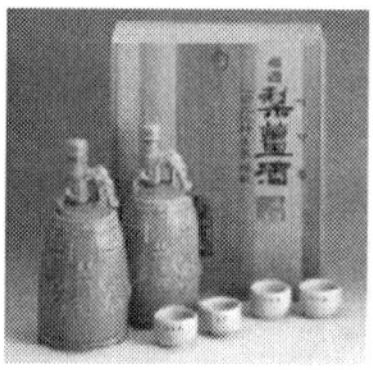

▸ **이강주**(梨薑酒)

전주시 덕진구 원동에서 제조하는 이강주는 조선 중엽부터 전라도와 황해도에서 제조되었던 우리나라 5대 명주의 하나로, 선조 때 즐겨 마셨던 고급 약소주(藥燒酒)이다. 이 술은 토종 소주에 배와 생강을 사용하기 때문에 '이강주'라고 한다.

종래의 토종 누룩을 만들어 백미를 원료로 하여 약주를 만든 후 이 술로 소주를 내리고, 여기에 배・생강・울금・계피・꿀을 넣어 오랜 기간 동안 숙성시켜 만든다. 호남의 술로 이강주・죽력고・호산춘은 조선시대 전국적으로 유명하였으며, 특히 이강주의 맛은 매콤하면서 건위(健胃)와 피로회복에 효험이 있다. 울금의 약효가 좋아 취해도 정신이 맑아지는 장점이 있으며, 알코올 함량은 25%이다.

3. 증류주

1) 위스키

위스키는 보리로 만든 맥아로 당화한 원액을 발효시킨 다음 발효액을 증류한 후 참나무(oak) 통 속에서 숙성시킨 증류주이다. 위스키는 세계 여러 나라에서 생산되고 있으나 원료, 제조방법, 풍토의 차이 등 생산지에 따라 각각 다른 특징을 가지고 있다.

이를 크게 나누어 스카치위스키(Scotch whisky)·아이리시 위스키(Irish whisky)·아메리칸 위스키·캐나디안 위스키(Canadian whisky)로 분류하며, 이를 세계 4대 위스키라고 한다.

영국의 스카치위스키는 맥아를 원료로 하며, 아이리시 위스키와 캐나디언 위스키는 호밀을 원료로, 그리고 미국 켄터키 지방에서 처음으로 만든 버어본 위스키(Bourbon whisky)는 옥수수를 주원료로 하여 제조한다. 각각 독특한 향미를 지닌 술로 유명하다. 이외로 일본의 산토리(Suntory)·니카(Nikka) 회사 등에서 생산하는 일본위스키(Japanese whisky)가 있다. 스카치위스키는 원료의 생산지가 어디든 반드시 스코틀랜드 지방에서 증류한 것이어야 한다.

스카치위스키를 종류별로 나누면 맥아를 원료로 한 몰트위스키(malt whisky), 곡류를 원료로 한 그레인위스키(grain whisky), 이를 조합한 혼합위스키(blended whisky)가 있다. 몰트위스키는 발아시킨 대맥아(大麥芽)만으로 제조한 위스키로 향미가 농후하다. 그레인위스키는 발아시키지 않은 보리, 호맥, 밀, 옥수수 등에 맥아를 첨가하여 당화시켜 만든 위스키이다. 따라서 곡물 외의 녹말 원료나 당질 원료의 사용이 허용되지 않으며, 몰트위스키와 달리 알코올 외의 휘발성분이 미량 들어있어 향미가 약하고 가볍다.

혼합위스키는 단식 증류기로 증류한 위스키와 연속 증류기로 증류한 위스키를 혼합하여 제품화한 것을 말한다. 일반적으로는 몰트위스키와 그레인위스키를 혼합하여 만든 제품이다. 아메리칸 위스키는 위스키 원주에 곡류를 원료로 한 중성 알코올을 혼합한 제품이다.

증류기 또는 증류방법에 의한 분류로는 단식증류 위스키(pot still whisky)와 연속식 증류 위스키로 구분된다. 단식증류 위스키는 증류식 소주의 증류와 마찬가지로 단식 증류기에 의하여 제조되는 위스키로서, 알코올 외의 휘발성 성분인 알데히드・퓨젤유・에스테르를 함유하는 것이 특징이다. 주로 아일랜드와 스코틀랜드의 몰트위스키가 여기에 해당된다.

연속식 증류 위스키는 연속식 증류방식에 의하여 제조되는 위스키로서, 스카치위스키 중에 그레인위스키・아메리칸 위스키・캐나

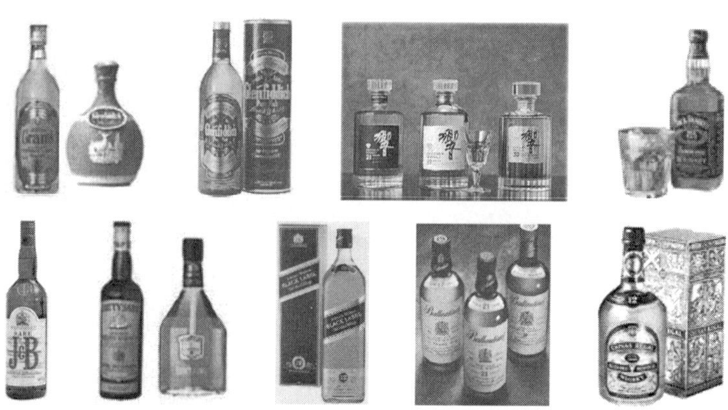

디언 위스키에서 사용하는 증류방식으로 단식 증류방식에 의한 위스키보다 향미가 엷은 것이 특징이다.

유명한 제품은 거의 몰트위스키에 많은 양의 그레인위스키를 혼합한 혼합위스키(blended whisky)이다. 스카치위스키의 특징은 배조(焙燥) 공정에서 피트(peat)라는 니탄(泥炭)을 태워 발생하는 연기로 훈연시킴으로써 독특한 향을 갖도록 한 것이다. 몰트위스키에는 Glen Grant, Glenfiddich 등이 유명하다. Blended whisky에서는 J&B, Cutty Sark, Johnnie Walker, Ballentine, Chivas Regal 등이 유명하다.

2) 브랜디

브랜디는 과실 또는 과실에 당질을 첨가한 후 발효시킨 술덧을 증류한 것이나, 또는 과실주를 증류한 것을 나무통에 넣어 저장한 것을 말하며, 엑스분이 2% 이상인 것을 제외한다. 과일을 원료로 한 증류주(brandy)에는 포도를 주로 사용하며, 프랑스에서 생산하는 코냑(Cognac), 아르마냑(Armanac), 프렌치 브랜디(French brandy) 등이 세계적으로 유명하다.

이 외의 과일을 원료로 한 브랜디에는 사과를 원료로 한 프랑스의 칼바도스(Calvados), 버찌(cherry)를 원료로 하여 독일·스위스에서 제조한 키르시벗서(Kirshwasser), 그리고 자두브랜디(plum brandy)가 알려져 있다. 코냑이란 불란서의 코냑 지방에서 생산되는 포도주를 '백조의 목'이라고 부르는 단식 증류기로 2번 증류한 것을 말한다.

브랜디의 상표는 제조회사에 따라 조금 차이가 있다. 코냑과 같이 원료품종·양조법·증류법·숙성법 등이 일정한 규격으로 만든 것에 한하여 허용하는 경우도 있으나, 제조회사에 따라서는 숙성한 연수를 표시하기도 한다. 그의 대표적인 예로서 ★★★(three star)는 3～5년, VSOP(very superior old pale)는 10～20년, 나폴레옹(Napoleon)은 30～40년, 엑스트라(Extra)는 40～50년을 각각 숙성한 것으로서 주류공업의 역사를 알 수 있듯이 오랜 기간을 통하여 꾸준한 기술개발을 필요로 한다.

3) 일반 증류주

일반 증류주에는 다음과 같은 술이 있다.

① 수수 또는 옥수수, 기타 녹말이 들어있는 물료(物料)와 국을 원료로 하여 물을 뿌려 섞은 것을 밀봉하여 발효시켜 증류한 술

② 사탕수수, 사탕무, 설탕 또는 당밀 중 하나 또는 그 이상의 것을 주원료로 하여 물과 함께 발효시킨 술덧을 증류한 술

③ 술덧, 기타 알코올 함유물을 증류한 주류에 노간주나무 열매 및 향미식물 원료를 첨가하여 증류한 것을 말하며, 엑스분(extracts) 2% 이상인 것을 제외한다.

일반 증류주는 스피리츠(spirits)에 해당하는 증류주 중에서 위스키, 브랜디, 소주 등을 제외한 증류주를 말한다. 고량주, 럼(Rum), 진(Gin), 보드카(Vodka), 데킬라(Tequila) 등이 이에 해당되며, 각각의 성질이나 제조방법이 다르다.

(1) 고량주

고량주는 수수를 원료로 한 중국 전통의 증류주로서 만주지방의

중요한 술이다. 예로부터 산동 · 천진 등 중국의 동북지방에서 제조되었으며, 알코올 함량이 높은 것이 특징이다.

제조법은 잘게 분쇄한 수수를 증자하고, 분쇄한 곡자와 혼합한 다음 알맞은 물을 넣어 반고형 상태로 만든다. 이를 반지하에 설치된 발효조에서 담금한 다음, 그 위를 왕겨와 진흙으로 발라 밀봉하고 외부와의 공기를 차단하여 9~12일간 발효시켜 증류한다. 제조는 연중 계속할 수 있으나 원료 확보가 쉽고 발효가 순조로운 겨울에 많이 제조하며, 여름철에는 제조를 중단할 때가 많다.

우리나라에서는 1960년대 동해 · 수성 · 동생 · 복천 · 풍년 · 만수 · 덕흥 등에서 생산하였으나, 현재는 그 수요가 많이 줄어들어 진로 · 수성에서 원액을 중국으로부터 수입하여 생산하고 있다.

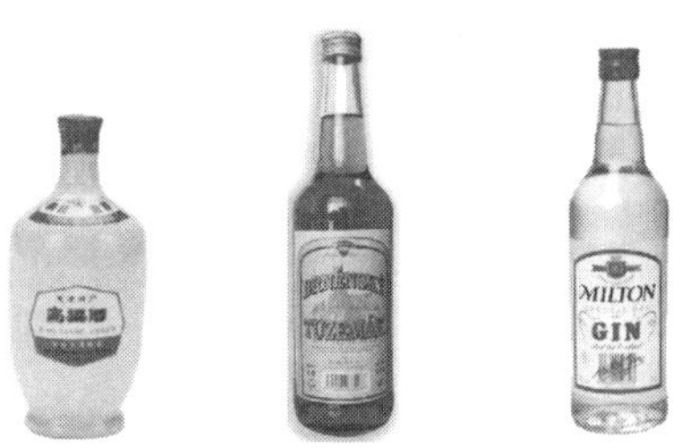

(2) 럼

럼(Rum)의 기원에 대하여 두 가지 설이 있다. 하나는 16세기에 서인도제도 푸에르토리코에 건너간 스페인의 '포세이 레온' 탐험대 대원 중 증류기술을 가진 사람이 사탕수수로 증류주를 만든 것이 최초라는 설이다. 다른 하나는 17세기 초에 카리브해의 발바도스 섬에 이주한 증류기술을 가진 영국인이 최초로 만들기 시작했다는 설이다.

럼은 사탕수수 착즙액 또는 당밀을 높은 온도에서 발효시켜 증류한다. 주로 서인도제도의 자메이카 · 쿠바 · 푸에르토리코 · 미국 등지에서 만들어지고 있으며, 마다가스카르의 퀸스랜드에서도 생산된다. 럼주는 세계적으로 80프루프[3](proof)가 가장 보편적이지만, 어떤 것은 75°나 되는 것도 있고, 35°인 것도 있는 등 다양하다. 자메이카, 쿠바 등이 유명한 생산지이다. 헤비(heavy) 럼, 라이트(light) 럼, 미디엄(medium) 럼으로 구분한다. 자메이카의 헤비 럼, 도미니카의 미디엄 럼, 라이트 럼 등이 유명하다.

(3) 진

1650년 네덜란드 라이덴대학의 프란시스쿠스(Franclscus de La Boe) 교수가 맥주 양조용으로 발효된 술덧을 증류하는 실험을 하다가 특수한 증류액을 얻게 되었다. 여기에 노간주나무 열매(juniper berry)인 두송실을 가미하여 새로운 술을 만들기 시작하였다. 이것이 영국으로 전파되면서 '진'이라고 불리게 되었다.

진은 두송실과 기타 약초, 한약재를 주정과 함께 증류하여 만든다. 이뇨, 건위에 효과가 있어 오랫동안 약방에서 판매되었다. 진은 스트레이트로 마시면 너무 강하기 때문에 영국에서 한때는 법으로 판매를 금지시킬 정도이었다. 그러나 값이 저렴하여 저소득층의 사랑을 받아 계속 음주인구가 확대되었다.

칵테일로 마시는 방법이 미국에서 개발된 다음에 진을 스트레이트로 마시는 일은 매우 드물다. 그 독특한 약효 때문에 마신 뒤 뒤끝이 깨끗한 것이 특징이다.

---

3) 2 proof는 알코올 함량 약 1%에 해당된다. 예를 들어 80프루프의 술은 주정도수 40°라고 할 수 있다.

진은 네덜란드 · 영국 · 캐나다 · 미국이 주산지이다. 드라이진(dry Gin)과 스위트진(sweet Gin)으로 구분된다. 원료는 라이맥과 옥수수가 이용되며, 당화용으로 맥아가 쓰인다. 발효가 끝난 후 95% 주정으로 증류한 술에 노간주나무 열매와 같은 향료식물을 증류액에 섞어 단식 증류기로 다시 한 번 증류하여 제품화하기 때문에 특유한 향기가 있다.

스위트진은 드라이진에 2～4%의 설탕과 0.2～1%의 글리세린을 첨가하여 만든다. 진은 칵테일용으로 이용된다. 런던드라이진이 유명하며, 진을 사용한 유명한 칵테일로 마티니가 있다. 우리나라에서는 진로, 오비씨그램, 금복주, 보해, 백화, 해태에서 생산하고 있다.

(4) 보드카

보드카는 러시아의 술로서 12세기경부터 농민들이 마셨다고 한다. 이때는 러시아어로 '지즈너야 워다(생명의 물)'라고 하였으며, 그 후에 '워다'라고 불렸다. 16세기경부터는 그 애칭으로 '워드카'라 불리게 되었으며, 영어식 발음으로 보드카가 되었다.

18세기 말에는 발효 후 증류한 다음 자작나무 활성탄으로 여과하는 제조방법이 생겼다. 무색 · 무미 · 무취의 특성은 이때부터 보드카의 특징으로 굳어졌다. 18세기까지는 호밀을 원료로 만들어졌으나 이후에 보리, 옥수수 등도 원료로 사용하였으며, 추운 지방에서는 감자도 사용하였다. 보드카는 칵테일용으로 많이 이용하며, 보드카와 어울리는 음식으로 캐비아(철갑상어알)가 유명하다.

세계적으로 유명한 보드카로는 미국산인 Glacier, Smirnoff, Fleischman's, Hiram Walker 등이 있다. 영국산으로 Gilbney's

Borzoi, 스웨덴산으로 Absolute, 핀란드산으로 Finlandia, 러시아산으로 Stolichnaya, Kremlyovskaya, Luksusowa 등이 알려져 있다.

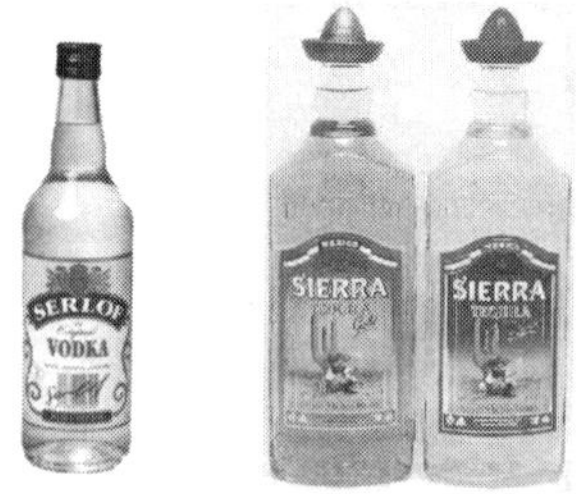

(5) 데킬라

멕시코의 토속주인 막걸리 같은 푸케를 증류한 술로 용설란을 원료로 한 것이다. 스페인이 멕시코를 정복한 후 아풀케를 증류하여 '메즈칸'이라고 하였으며, 이 중에 데킬라 마을에서 생산된 것을 '데킬라'라고 불렀다고 한다. 레몬즙이나 소금을 혀로 핥은 후 마시는 음주방법이 독특하다.

이 외로 위스키형 일반 증류주가 있다. 일반 증류주로서의 위스키는 주세법에 일반 증류주에 분류된 위스키로서 원액 함량 19.9% 이하이다.

4. 혼성주

주세법에 리큐르(liqueur)는 다음과 같이 규정된 것에 엑스분(extract) 2% 이상인 것으로 정의하고 있다.

① 녹말 원료 또는 당분이 들어 있는 물료를 주원료로 하여 발효시켜 증류한 주류에 인삼을 담가서 우려내거나 발효, 증류, 제성과정에 인삼의 추출물을 첨가한 것이다.

② 녹말 원료 또는 당분이 들어있는 물료를 주원료로 하여 발효시켜 증류한 주류에 포도·사과·배·딸기·머루 등 발효시킬 수 있는 과실을 제외한 과실을 담가서 우려내거나 발효, 증류, 제성과정에 과실추출액을 첨가한 것을 말한다.

리큐르는 사용하는 원료에 의하여 다음과 같이 분류된다.

1) 약초·향초

리큐르는 증류주를 만드는 과정에서 약초나 향초를 첨가하여 증류한 데에서 시작되었다. 초기에는 단맛이 적어 약에 가까운 술이었다. 이는 설탕이 매우 귀하여 사용하기 어려웠기 때문이었으며, 또한 증류방법도 지금과 많은 차이가 있었을 것으로 여겨진다. 여러 가지의 향초와 더불어 종자, 초근, 꽃 등을 주정에 우려낸 다음 섞어 만든다. 여기에는 압상(absinthe), 아니제뜨(anisette), 베네딕틴(benedictine), 샤르뜨르즈(chartreuse), 갈리아노(galliano), 캄파리(campari) 등이 있다.

2) 과실류

과실계통의 리큐르는 보통 식후에 마시는 종류로서 근대의 미식적(美食的) 요구에 따라 생겨난 술이다. 오렌지를 이용한 큐라소

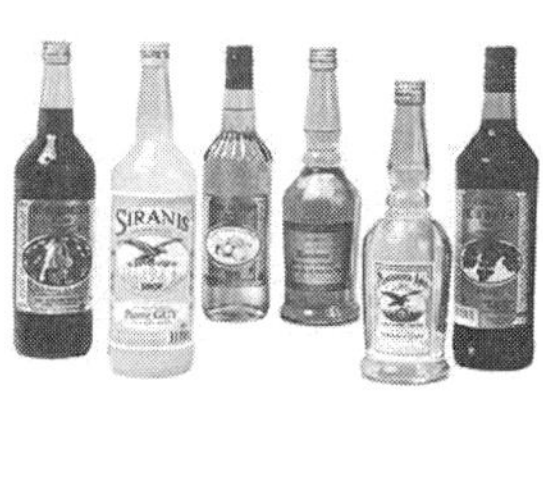

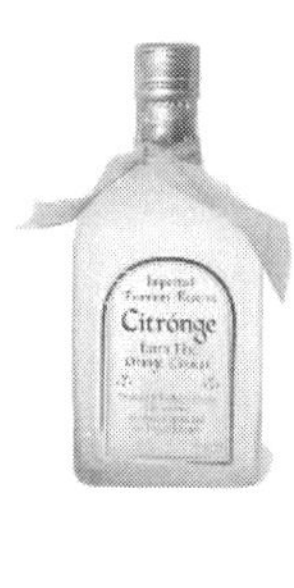

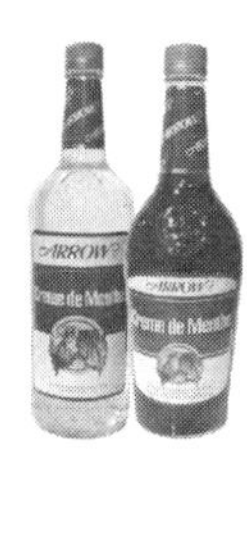

가 유명하며, 이밖에도 여러 가지 과실이 원료로 쓰인다. 한 종류의 원료보다는 각종 식물을 보조로 이용함으로써 단조로운 맛을 균형 있는 조화미로 변화시킨다. 제품으로 큐라소(curasao), 코앙트로(cointreau), 트리플섹(triplesec), 피터 하링(peter heering), 코디알 메독(cordial medoc), 마라스키노(maraschino), 슬로 진(sloe gin) 등이 있다.

3) 종자류

과실의 씨에 들어있는 방향성분이나 커피・카카오・바닐라 등의 두류(豆類)를 이용하여 만든 향기를 높인 리큐르로 주로 식후에 마신다. 단순히 씨만 이용하는 경우는 드물고, 몇 가지 향료를 혼합하는 것이 보통이다. 여기에는 크렘 드 카카오(creme de cacao), 크렘 드 모카(creme de moka), 티아 마리아(tia maria) 등이 있다.

4) 특수 종류

지금까지 리큐르에는 초근목피(草根木皮)나 과실류가 주를 이루어 왔으나, 식물계 외의 원료를 사용한 특이한 제품들의 인기가 높아지고 있다.

여기에는 아드보카트(advocaat), 드람비(drambuie), 아이리시 미스트(Irish mist), 록 앤 라이(rock & rye) 등이 있다. 국내에서 시판하고 있는 혼성주(제재주)에는 매실주, 오가피주, 인삼주 등이 있으며, 매실주로서 매취, 매화, 매심, 매향, 설중매 등이 있다.

5. 기타 주류

이 외에도 야자술(toddy)을 증류한 아라크(arrack)가 동남아시아에서 생산된다. 우리나라에서는 고구마·타피오카·보리쌀 등을 원료로 만든 알코올 함량이 85% 이상인 주정(酒精)을 희석하여 만든 희석식 소주를 널리 마신다. 소주류(燒酎類)는 녹말이 들어있는 물료, 국과 물을 원료로 하여 발효시켜 연속식 증류 외의 방법에 의하여 증류한 것을 말한다.

일본 오키나와에서는 쌀을 원료로 흑국균(*Aspergillus awamori*)에 의해 당화시킨 후 발효시킨 다음 단식 증류방식에 의한 아와모리(awamori) 소주, 그리고 중국에서는 청주와 유사한 소흥주(紹興酒)가 유명하다.

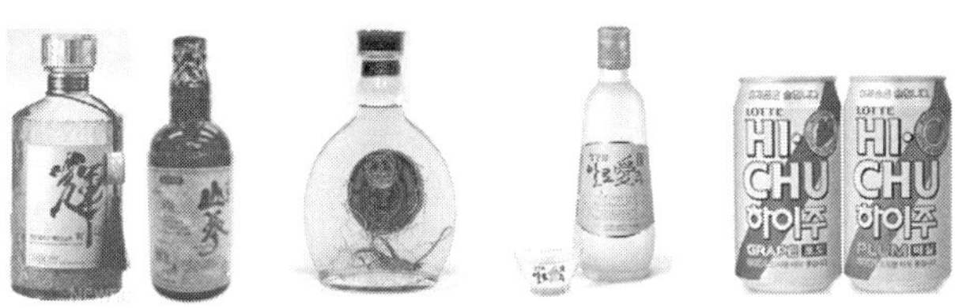

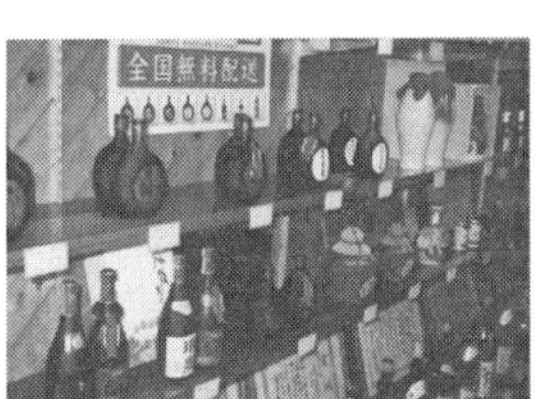

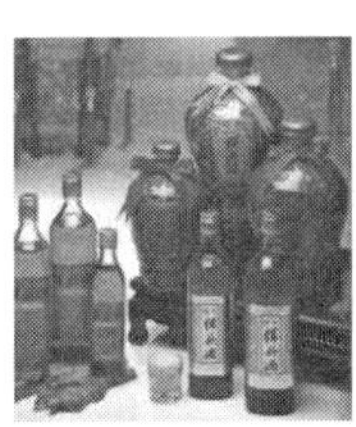

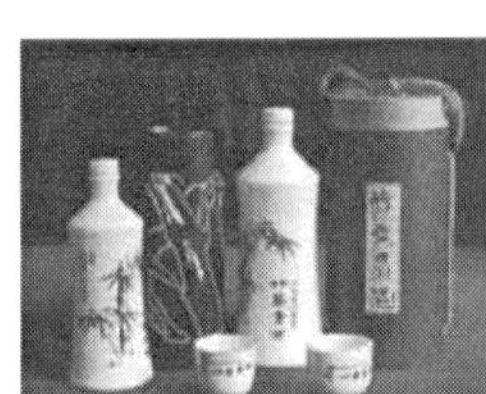

제 3 장

술의 유래와 특성

1. 맥 주

1) 맥주의 유래

맥주는 BC 4,000년경 현재 이라크에 해당하는 중동지역인 메소포타미아 지방의 수메르 민족이 최초로 만들었던 것으로 보인다. 그들이 만든 맥주는 보리를 건조하여 분쇄하고 빵을 구워 낸 후, 이 빵을 부수고 물을 넣어 자연 발효시킨 것으로 원시적인 제조방법이었다.

BC 3,000년경에는 이집트에서도 나일 강변에서 수확한 대맥으로 맥주를 제조하였다. 이러한 제조기술이 그리스와 로마에까지 전

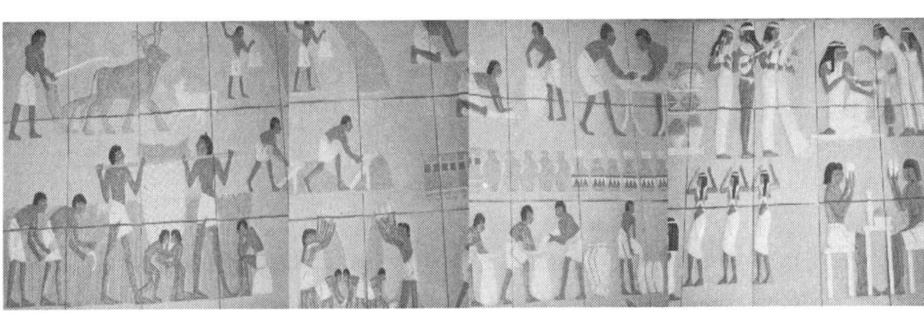

파되었다. 그리스, 로마시대의 맥주에 대한 평가는 와인에 비하여 품질이 낮은 것이었다. 그러나 중세에 들어서면서 수도원을 중심으로 우수한 품질의 맥주를 만들게 되었다. 당시 지식층이었던 승려들은 양조지식에도 뛰어났으며, 여러 가지의 향료와 약초를 조합하여 구르트 맥주를 만들었다.

15세기 이후 맥주에 호프를 사용하는 것이 일반화되었다. 도시의 발전과 길드 제도의 정착과 더불어 폭넓게 대중화되어 갔다. 맥주의 품질 향상을 위하여 원료 등을 규제하는 법령이 제정되었다. 그 대표적인 예가 독일에서 1516년 빌헬름 4세가 공포한 '맥주 순수령'이다. 3가지 원료인 대맥・호프・물만을 사용하도록 하는 내용으로서, 당시 맥주의 품질을 유지하거나 향상하는데 기여하였다.

맥주의 대량 생산과 소비가 본격적으로 이루어진 것은 산업혁명 이후라고 할 수 있다. 19세기 프랑스의 파스퇴르에 의해 열처리 살균법이 발견됨으로써 맥주를 오랫동안 보존하는 일이 가능하게 되었다. 이후 덴마크의 한센은 효모의 순수배양법을 발견함으로써 맥주의 품질을 더 높였다. 또한 폰린네가 발명한 냉동기에 의하여 처음으로 연중 산업적인 맥주양조를 가능하게 하였다. 그리고 현재에는 맥주 고유의 신선함을 유지하면서 오랜 기간 동안 유통할 수 있는 비열처리 공법이 개발되어 소비자들은 더욱 신선한 맥주를 즐길 수 있게 되었다.

2) 맥주효모의 기능성

맥주를 발효시키는 맥주효모(*Saccharomyces cerevisiae*)는 크기가 약 10 ㎛이고, 형태는 반구형 또는 계란형이다. 효모 세포벽의 구성성분인 다당류는 식이섬유로서의 기능을 가지고 있고, 세포벽의 안쪽에 있는 세포질에는 각종 영양성분이 들어 있다.

맥주의 양조과정은 맥주보리를 먼저 발아시켜 맥아로 만들어 이를 당화시킨 후 호프를 첨가하여 발효시키면 생맥주가 만들어진다. 여기에서 맥주효모가 부산물로 얻어진다. 이 맥주효모로부터 쓴맛을 제거하고 세정하여 정제된 생효모를 만든 후 가열·건조·분쇄한 다음 체로 쳐서 건조효모를 얻는다.

건조된 맥주효모의 특성은 건조과정에서 세포벽이 파괴되기 때문에 세포질에 들어 있는 각종 영양성분이 소화·흡수되기 쉬운 상태로 된다. 또한 가열과 건조에 의하여 각종 효소활성도 없어지게 되며 취급하기도 쉽다.

건조된 맥주효모는 50% 이상의 단백질로 이루어져 있고, 단백질의 아미노산 조성도 동물성 단백질과 비슷하다. 건조 중량의 4%를 차지하는 미네랄 성분에는 칼륨, 인, 황, 마그네슘, 칼슘, 나트륨, 아연이 다량 들어 있어 영양학적인 측면에서 좋은 미네랄 공급원이라고 할 수 있다.

건조효모의 세포벽은 글루칸(glucan)과 만난(mannan)으로 구성되어 있다. 식이섬유의 성질을 가진 이러한 성분이 전체의 약 28%를 차지하고 있어서 혈당의 조절작용, 콜레스테롤의 억제작용, 고혈압의 예방효과 등이 이루어질 수 있을 것으로 기대된다.

RNA와 DNA의 경우는 건조 중량의 3%와 0.1%가 들어 있어서 핵산 공급원이 된다. 핵산의 생리작용으로는 고혈압, 빈혈의 개선, 피부와 모발의 노화방지 등을 들 수 있다. 맥주효모에 들어 있는 비타민 B군을 비롯한 영양소는 유산균의 증식을 촉진시켜 정장작용, 항궤양 작용에도 효과가 입증되고 있다.

2. 포도주

포도주 제조의 기원은 기원전 4,000～6,000년으로 거슬러 올라간다. 그 당시 의사들은 포도주를 여러 가지 병을 치료할 목적으로 이용하였다고 한다. 포도주는 피부병, 귀나 위의 통증, 천식, 심장병, 황달, 발작성 졸도, 우울증, 분만할 때의 통증 등을 치료하는 목적으로 사용하였다. 알맞은 음주는 심장병 예방에 도움을 준다.

포도주는 프랑스·독일·스페인·이탈리아·미국 등지에서 많이 만들어지고 있는 대표적인 과실주이다. 포도과즙에 들어있는 당분을 *Saccharomyces ellipsoideus* 등의 효모에 의하여 알코올로 발효시킨 것이다.

1) 포도주의 역사

인류가 언제부터 포도주를 마셔왔는지 정확히 알 수는 없다. 야생의 포도나무는 1억 3천여 년 전부터 지구에 존재해 왔다. 이 열매들을 원료로 하여 자연적으로 만들어진 포도주를 발견하고 마셔왔을 것이다. 인류가 포도주를 만들어 마시기 시작한 것은 약 8,000년 전이며, 포도주에 관한 기록은 BC 4,500년경의 것이 남아 있다.

처음 포도나무를 재배하기 시작한 것은 BC 3,000～4,000년경 고대 그리스로, 이들은 인근 국가와 로마에 포도나무의 재배기술을 전파하였다. BC 1,500년경 레바논·시리아·이집트 등 중동지역에서는 포도주의 교류가 활발히 이루어졌다. 이집트에서는 레드 와인(red wine)과 화이트 와인(white wine)을 구분하고, 와인에 세금을 부과하였다.

BC 1,700년경 처음으로 제정된 함무라비 법전에는 와인에 물을 섞는 사건에 대하여 언급할 정도로 와인산업은 일반화되었다. 포도주의 제조 및 보관방법도 많이 발전하여 공기와의 접촉을 막기 위하여 아스팔트를 사용하였고, 항상 시원하고 온도가 일정한 곳에 보관하였다.

서아시아의 문화가 그리스와 로마에 흡수되어 발달하면서 로마인들은 포도품종의 분류에서부터 재배방법, 와인 제조방법 등에 이르기까지 획기적인 발전을 이루었다. 와인의 품질을 향상시키고, 와인의 보관과 운반에 나무통과 유리병을 사용하기 시작하였다. 와인은 로마의 중요한 무역상품으로서 유럽의 모든 지역에 퍼졌다. 이탈리아뿐만 아니라 당시 점령지 중에서 프랑스・스페인・포르투갈・독일의 남부 등지에 포도나무를 심어 와인을 생산하였다.

이들은 강물이 흐르는 계곡을 포도의 재배지역으로 선택하였다. 이는 강 주변의 숲을 제거하여 포도나무를 심어 적의 잠복이나 게릴라전을 방지하였고, 수로를 이용한 와인의 운반 때문이었다. 지금도 독일과 프랑스에서는 이런 지역이 포도재배의 중심지로 남아있다. 그 후에 로마제국의 쇠퇴와 더불어 와인산업은 사양길로 접어들었고, 포도밭도 황폐화되었다.

중세 암흑기에는 교회의식에 필요한 정도의 와인만 수도원을 중심으로 제조하여 명맥을 유지하여 왔으나, 십자군의 원정과 수도원의 활발한 움직임으로 와인산업이 다시 활성화되었다. 십자군 전쟁으로 중동지방에서 포도나무를 들여와 오늘날 유럽에 포도생산이 주를 이루게 하였다.

교회의 수도승들은 풍부한 노동력과 안정된 조직력을 바탕으로 포도를 재배하여 와인을 만들었다. 당시 유럽에는 황무지가 많았고 수도원은 세금이 면제되었기 때문에 교회의식에 필요한 수요보다 많은 양을 생산하였다. 남는 양의 판매는 수도원의 주요 수입원이 되었다. 그리고 과학적인 관리방법을 도입하여 와인제조의 기초를 확립하였다. 프랑스의 베네딕트 수도승 '동 페니용'은 샴페인 제조법을 발견하였으며, 코르크 마개의 사용을 일반화하였다.

중세 이후 봉건사회가 붕괴되고 시민계급이 형성되면서 와인의 수요가 급증하였고, 거래가 활발히 이루어져 와인은 주요한 무역상품이 되었다. 이때부터 와인은 그 품질에 따라 등급이 매겨졌으며, 유럽의 전 지역과 미국에서도 자리를 잡게 되었다.

이때까지는 발효의 원리와 오염의 원인을 알지 못하였기 때문에 와인의 품질이 불안정하여 오랜 기간 동안 보관이나 운반이 어려웠다. 이에 따라 순수 와인보다는 알코올이나 설탕을 섞은 강화 와인(fortified wine)을 더 많이 마셨다.

19세기에 이르러 당분이 발효과정에서 알코올과 탄산가스로 변한다는 사실을 알았다. 1860년에 파스퇴르가 '미생물에 의하여 발효와 부패가 일어난다'고 하여 와인을 제조하는데 새로운 전환기가 되었다. 이러한 과학적인 발견으로 순수효모의 배양, 살균, 그리고 숙성에 이르는 제조방법을 개선하였다. 산업혁명 이후에는 포도주 제조기계가 도입되어 경제적으로 포도주의 대량 생산이 가능해졌으며, 일반 대중들의 생활에 깊숙이 자리를 잡게 되었다.

2) 우리나라의 과실주

우리나라의 와인에 대한 기록은 고려 충렬왕 때 원나라 임금이 와인을 보내왔다는 내용과 충숙왕 때 안축이 지은 『근재집(謹齋集)』에 이름이 밝혀지지 않은 사람이 빚은 와인을 선물로 받고 읊은 시가 실려 있는 정도이며, 그 제조나 음용은 거의 없는 상태이었다.

근대적인 와인의 역사는 조선 후기에 외국 선교사들이 미사에 사용하는 용도로 가지고 온 것이 처음이었다. 일반인들에게 와인이 소개되기는 대원군의 쇄국정책이 끝나고 문호가 개방되면서 들어오기 시작하였다. 외국사절들과 19세기 말부터 생겨난 서구적인 호텔들에 와인이 보급되었으나 그 양은 매우 적었다.

1977년부터 국내에서 지금과 같은 와인을 제조하여 판매하기 시작하였다. 그러나 국제경쟁력이 떨어져 지금은 외국에서 포도주의 벌크(bulk) 원액을 들여와 병입하는 것이 대부분이다. 국내에 유통되는 제품은 주문자 생산방식(OEM)에 의한 제조 또는 수입 완제품들이 많은 비중을 차지하며, 계속하여 소비가 증가하고 있다. 와인을 마시는 일도 식생활의 서구화, 경제적인 여유, 건강식품에 대한 관심 등으로 대중화되고 있다.

세계 포도주 생산의 80% 정도가 유럽에서 이루어지고 있고, 북남미가 14%, 아프리카 4%, 오세아니아 2%, 아시아가 1% 순이다. 최근 미국에서의 포도주 생산이 크게 증가하고 있다.

3) 포도주의 기능성

프랑스는 영국이나 미국과 같은 다른 선진국에 비하여 심장질환(coronary heart disease, CHD)으로 인한 사망률이 낮다. 그 원인을 조사한 결과 버터의 섭취가 적고 빵, 채소, 과일, 치즈, 식물성 기름, 포도주의 섭취가 많은 지중해식 식사를 하는 것으로 확인되었다. 이 중에서 포도주의 높은 소비에 기인함에 따라 포도주가 CHD로 인한 사망률을 낮추는데 기여하는 것으로 판단되었다.

이에 따라 포도주를 마시면 동맥경화가 감소하고, 수명이 늘어난다고 하였다. 이는 포도주에 많이 들어있는 폴리페놀(polyphenol)의 구성성분이 중요한 역할을 하고 있다. 폴리페놀은 식물체에 많이 들어 있는 물질로 1 kg의 식물체에 수 g 정도씩 들어 있다.

포도에도 많은 양의 폴리페놀이 들어 있다. 특히 적포도주에 폴리페놀이 많이 들어 있으며, 더욱이 발효 중에 원래 존재하지 않았던 새로운 폴리페놀 화합물이 생성된다. 포도주 중에서도 적포도주가 백포도주보다 2～3배 높은 폴리페놀 화합물이 들어 있다. 이에 관여하는 성분은 적포도주에 들어 있는 페놀(phenol)계 화합물의 플라보노이드(flavonoid)들로서 anthocyanin, catechin, flavonol, catechin의 oligomer인 procyanidin이나, 그의 polymer인 tannin의 4가지로 나눌 수 있다.

이들 물질은 항산화작용을 함으로써 세포의 산화적 공격에 대한 DNA 손상을 줄일 수 있다. 또한 resveratrol도 항산화작용과 종양 발생 및 진행에 억제효과가 있는 것으로 알려져 있다. 특히 이 물질은 이탈리아 Trentino 지방에서 생산된 적포도주에 많이 들어 있다. 이 화합물의 총량은 적포도주에 1～2 g /L이, 백포도주에는 0.2 g/L이 들어 있다.

폴리페놀의 기능은 혈소판 응집의 억제, 항염증제, 항균제, 중금속에 의한 독성의 억제 등의 다양한 활성을 가지고 있다. 이 중에서도 히드록실기(OH^-)가 유리 라디칼(free radical)의 생성을 억제할 수 있는 기능을 가지고 있다. 유리 라디칼은 세포 구성성분에 손상을 입혀 국부적으로 조직 괴사를 일으킬 수 있는 반응성이 높은 물질이다. 유리 라디칼은 혈중에서 저밀도 지질단백질(low density lipoprotein, LDL)을 산화시켜 혈관 벽에 붙게 하여 동맥경화를 유도하며, 또한 노화를 유도한다. 따라서 폴리페놀이나 플라보노이드 배당체 등이 들어있는 과실주나 사포닌 등이 함유된 인삼주 등에는 다양한 유리 라디칼 억제제들이 들어있어 큰 도움을 줄 것으로 예상된다. 이것이 포도주를 섭취함으로써 수명 연장의 효과가 나타난다는 이유도 된다.

인체에는 이러한 유리 라디칼의 독성을 억제할 수 있는 방어기구가 존재한다. 대표적으로 널리 알려진 superoxide dismutase (SOD)와 카탈라아제(catalase)를 비롯하여 글루타티온 퍼옥시다아제(glutathione peroxidase), 글루타티온 리덕타아제(glutathione reductase) 등이 있다. 알코올의 지나친 섭취는 이러한 방어기구의 활성이 감소하는 것으로 알려져 있으나, 알맞은 음주는 오히려 방어체계를 더욱 강화시켜 줄 수도 있다.

독이 되지 않을 정도의 유리 라디칼을 발생시켜 몸의 방어기구를 강화시켜 주는 것으로 백신과 비슷한 성격을 가지고 있어서, 독으로 독을 다스리는(以毒除毒) 방법이라고 할 수 있다. 따라서 오래 전부터 내려오는 민간의학 중의 하나인 알맞은 양의 음주가 건강에 도움이 된다는 사실이 신뢰성을 갖는다.

그러나 음주에 대한 개인적인 차이가 크기 때문에 알맞은 양을 단정하기 어렵다. 술에 해로운 성분으로는 적은 양이지만 펙틴 성분에서 유래되는 메탄올, 발효 전 원료에 아황산 처리 후 남아 있는 SO_2, 그리고 ethyl carbamate(urethane), diethylene glycol (DEG), histamine, tyramine 등도 들어 있어서 지나친 음주는 피하는 것이 좋다.

포도주의 성분은 원료 품종에 따라 차이가 있어서 간단히 나타내기가 어려우나 일반적인 성분함량은 표 3-1에서 보는 바와 같다.

표 3-1. 일반적인 포도주의 성분 함량

	일반 포도주 (Table wine)		후식용 포도주 (Dessert wine)	
	White	Red	White	Red
수 분	87	87	76	74
에탄올	10	10	14	14
휘발성 성분	0.04	0.04	0.05	0.05
추출물질 합계	2.96	2.96	9.95	11.95
당(sugar)	0.38	0.05	7.87	9.77
펙틴관련 물질	0.3	0.3	0.25	0.25
글리세린 물질	1.1	1.1	0.9	0.9
유기산	0.7	0.83	0.5	0.5
회 분	0.2	0.2	0.2	0.2
페놀화합물	0.01	0.2	0.01	0.1
아미노산 및 관련 성분	0.25	0.25	0.2	0.2
지방성분 및 터핀계 물질	0.01	0.02	0.01	0.02
기타 비타민 등 미량성분	0.01	0.01	0.01	0.01
합 계(%)	100	100	100	100

4) 코르크 마개의 역할

와인 · 브랜디 등에 사용하는 코르크(cork) 마개를 알아보자. 과거에는 코르크 조직을 통하여 외부로부터 서서히 공기가 침투되므로 약간의 산화작용으로 술의 숙성이 이루어진다고 생각하였다. 그러나 지금은 오히려 공기로 인한 술의 산패를 방지하기 위하여 제조 후의 처리나 병입 할 때에 공기의 혼입을 줄이려는 노력을 하고 있다.

코르크 마개는 습기가 있는 지하에서 나는 곰팡이 냄새 이외에도 흙냄새, 버섯냄새, 약간 산패한 기름 냄새 등 이취가 문제된다. 이 외에도 술이 새거나, 코르크 주변에 곰팡이 등의 미생물이 오염되거나, 또는 코르크 마개를 열 때 코르크 부스러기가 병의 입구에 묻어 있거나, 술에 섞이게 되어 술의 품질에 좋지 않은 영향을 미친다.

코르크 대신에 스크루 캡(screw cap)을 사용하면 문제를 해결할 수 있으나, '싸구려 술'이라는 소비자의 인식으로 다른 종류의 마개로 바꾸기가 어렵다. 코르크에 의하여 이취가 발생하는데도 불구하고 아직도 포도주 · 브랜디 · 샴페인 등의 고급 과실주에 코르크를 사용하는 이유는 전통적으로 내려오는 고급술에 대한 이미지 때문이다.

손님을 초대한 식탁이나 고급 음식점에서 cork opener를 사용하여 코르크 마개를 열어서 대접하는 절차가 품위 있는 식사 분위기에 어울린다는 전통은 아직도 바꾸기 어렵다. 코르크에서 오는 냄새를 방지하기 위하여 왁스 · 플라스틱 · 실리콘 등으로 표면코팅을 하거나, ethylene vinyl acetate의 중합체를 이용하여 코르크 마개 모양으로 만든 인조코르크를 사용하는 방법이 일부 이루어지고 있다.

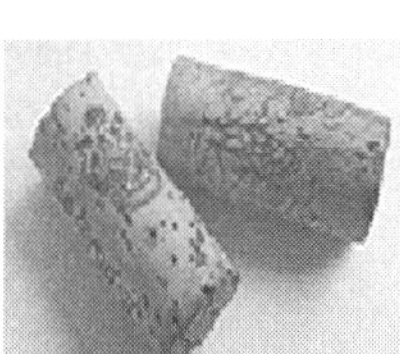
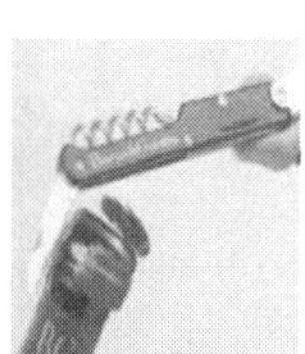
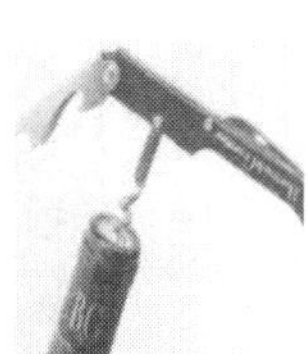
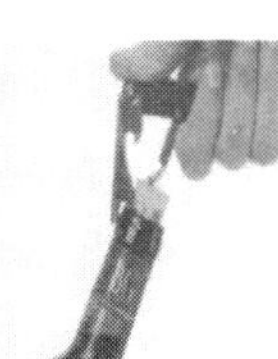

3. 민속주

청주(淸酒)는 쌀을 원료로 하여 쌀 녹말을 황국균(*Aspergillus oryzae*)이 분비하는 액화효소와 당화효소에 의하여 당화시킨 당화액을 청주효모(*Saccharomyces sake*)에 의하여 발효시킨 다음 제성한 병행복발효주이다.

청하·경주법주 등이 여기에 해당되며, 각 지역별로 전승된 제조방법에 따라 민속주로 개발하여 많은 종류가 시판되고 있다. 제주지역의 경우 우리농산물영농조합법인에서 차좁쌀과 쌀을 원료로 한 좁쌀약주인 '오름의 샘'이 생산되고 있다. 양조기술이 발달과 더불어 약주나 청주는 투명도가 매우 높은 맑은 술로 시판하고 있다. 그러나 값싸게 빨리 취할 수 있는 소주와 마시기 쉽고 깨끗한 맥주에 밀려 청주는 소비에 제한을 받고 있다.

1) 민속주의 특성

오랜 역사와 독창적인 문화를 가진 우리만의 독특한 민속주가 있었다. 민속주는 지리적·문화적 차이로 서구의 술과는 크게 다르고, 중국과 일본의 술과는 비슷한 점이 많다.

서양의 술과 동아시아 3국의 술이 다른 것은 누룩 때문이다. 서양의 술인 맥주·위스키 등은 맥아(麥芽)로 녹말을 당화시킨 후 술을 빚는다. 그러나 동양의 술은 누룩으로 빚는다. 누룩은 밀이나 쌀과 같은 곡류를 분쇄하여 물로 반죽한 다음 성형하여 곰팡이가 잘 자라도록 발효시킨 것이다.

일본술은 쌀누룩을 사용한 술이며, 중국과 우리나라는 밀누룩을 주로 사용한다. 또한 발효원료로서 중국은 찹쌀을 주로 쓰고, 일본은 멥쌀만을 사용하여 술을 빚는다. 우리는 쌀과 찹쌀, 잡곡들을 다양하게 함께 사용하여 술을 빚는다. 이러한 우리의 민속주는 지금까지 제조법이 전하는 것만도 약 300여 가지에 이른다.

우리 누룩이 일본의 코오지(koji)와 다른 점은 곡류를 조분쇄하여 살균하지 않고 생녹말을 그대로 사용한다. 일정한 크기로 만들어 자연적인 발효상태에서 제조하기 때문에 곰팡이·효모·세균 등의 많은 종류의 미생물이 같이 자라게 된다. 따라서 우리의 누룩은 곡류에 들어있는 당분을 당화시키기 위하여 곰팡이에 의하여 분비되는 당화효소의 역할과 효모에 의한 알코올 발효의 역할이 같이 이루어지기 때문에 누룩만으로 민속주의 양조가 가능하였다.

민속주를 빚기 위하여 먼저 누룩을 잘 빚어야 한다. 밀을 부수어 물과 함께 반죽하여 덩어리지게 한 다음 6개월 정도를 발효시키면 누룩 속까지 곰팡이가 핀다. 밀에는 무기물을 비롯한 영양원이 많아 미생물이 자라기에 알맞다.

이렇게 만든 누룩과 쌀·보리 등의 곡물원료를 찐 다음 한꺼번에 버무려 물과 함께 옹기 독에 넣어 발효시키면 짧게는 3일, 길게는 100일 정도 지나면 찌꺼기가 가라앉고, 술독 표면에 맑고 노른 물이 떠오른다. 이것을 떠내면 알코올 함량이 16% 정도의 청주가 된다. 남은 찌꺼기에 물을 타서 체에 걸러내면 탁주(막걸리)가 되고, 소주고리에 증류해 내면 소주가 된다.

유명한 약주로는 백하주·호산춘·소곡주 등이 있고, 막걸리로는 숟가락으로 떠먹어야 할 정도로 진한 이화주·산성막걸리가 유명하였다. 소주로는 평양소주·이강주·안동소주·제주의 고소리술 등이 유명하였다. 우리 민속주는 신맛과 단맛이 어우러져 마시기 좋고, 독특한 과실 향이 난다.

우리 민속주의 특성은 무엇인가. 우리 조상들이 술에 대한 독특한 생각과 가양주 문화에 있었다. 우리 조상들은 민속주를 단순한 기호음료가 아니라 음식이라고 생각하였다. 술이 음식이기 때문에 5가지 맛이 조화된 맛있는 술을 좋은 술이라고 하였다. 또한 술은 음식이기에 지나치지도 모자라지도 않게 먹는 것이라고 생각하였다. 외국과는 달리 술을 '마신다'는 외에 '먹는다'는 말이 생긴 듯하다.

따라서 외국과는 달리 산업적인 양조보다는 집에서 담가 마시는 가양주 문화가 발달하였고, 다양한 술들이 전해왔다. 또한 우리 민속주의 특징은 기능성이 뛰어나다는 점이다. 우리 민족의 뿌리 깊은 '음식이 곧 가장 좋은 약'이라는 생각이 술에도 적용되어 술 자체를 약으로 쓰기도 하였으며, 부원료로 생약재를 사용한 약주가 발달하였다. 생약재의 고유한 약효 외에도 순환기 질환과 암 등에 작용하는 전통누룩과 민속주의 기능성이 입증되고 있다.

2) 탁주의 역사

탁주는 우리의 토속주로서 도시의 서민층과 농민에게까지 널리 마시는 술이다. 막걸리는 예로부터 가정에서 만들어 즐겨 마셔왔기 때문에 각 가정마다 독특한 방법으로 만들어졌다. 그 맛이 다양한 특징을 가지고 있었으며, 대중주로서의 위치도 오랫동안 유지되어 왔다.

우리의 조상들은 술을 빚을 때는 다음과 같은 점 등이 중요하게 여겨져 왔으며, 기술이 발달된 지금도 그 원리는 변하지 않았다.

① 원료의 선택

② 누룩을 만드는 시기(온도조절이 어려웠기 때문에)

③ 술을 담글 때의 청결(잡균방지)
④ 좋은 물(오염방지)
⑤ 깨끗한 용기의 사용(오염방지)
⑥ 온도관리

우리나라는 예로부터 벼농사를 주로 해왔기 때문에 쌀과 누룩을 원료로 하는 쌀술이 발달하였다. 따라서 탁주의 정확한 기원은 분명하지 않으나 오랫동안 약주와 탁주의 구별은 없었다. 막걸리라는 이름은 '마구 걸렀다'는 뜻에서 유래한 듯하다. 이 외에도 막걸리는 각 지방의 사투리로 대포·막걸리·모주·왕대포·젓내기술(발효가 끝나 처음 걸러낸 술, 논산)·탁배기 제주)·탁주배기(부산)·탁쭈(경북)라는 이름으로도 불리었다.

막걸리에는 이름도 많다. 희다고 하여 백주(白酒), 탁하다 하여 탁주(濁酒), 집집마다 담가 먹지 않은 집이 없다 하여 가주(家酒), 농사를 지을 때 새참이라 하여 농주(農酒), 제사지낼 때 제사상에 올린다 하여 제주(祭酒), 백성이 가장 많이 즐겨 마신다 하여 향주(鄕酒), 나라를 대표하는 술이라 하여 국주(國酒)라고도 하였다.

탁주는 원래 찹쌀이나 쌀을 원료로 하여 발효제로서 누룩을 사용하여 만들었다. 그러나 1963년부터는 정부의 식량정책으로 원료를 쌀에서 밀가루·옥수수가루로 대체하게 되었다. 더욱이 제조자들은 손쉬운 제조방법과 제조원가 절감 등을 목적으로 제조방법을 변형하거나, 제조기간을 단축하는 등 정상적인 주질 관리를 하지 않아 탁주의 고유한 풍미를 잃고 말았다.

1980년에 쌀막걸리의 생산이 허용되면서 후 발효에 의한 탄산가스의 발생을 억제하여 유통기간의 한계성을 극복하기도 하였다.

그리고 산도(酸度) 유지와 보존기간의 연장 등이 가능한 기술이 개발되어 품질이 향상되었다. 그리고 플라스틱 용기의 도입으로 상품성 제고와 이미지 개선의 기회를 갖게 되었다.

막걸리는 중세에 호프를 사용하지 않은 맥주와 많은 공통점을 가지고 있다. 곡류를 사용하여 빚으며, 알코올 농도가 낮고 탄산가스가 들어 있다. 독일 남부에서는 밀로 빚은 맥주가 건강에 좋다고 즐겨 마신다. 막걸리를 현대적인 기술과 접목시킨다면 세계적으로 경쟁력이 있는 한국적인 맥주를 만들 수도 있을 것이다.

3) 동양 민속주의 차이점

동양 3국의 술은 누룩과 곡물을 사용한다는 점에서는 모두 비슷하며, 대체로 비슷한 맛을 가지고 있다. 그러나 누룩을 크게 나누면 밀을 껍질이 있는 채로 분쇄하여 메주처럼 덩어리로 만들어 찐 다음 띄운 막누룩, 그리고 찐 쌀알에 곰팡이를 띄운 쌀알흩임(koji) 누룩이 있다. 누룩의 종류에 따라 술맛과 그 성질이 달라진다.

껍질을 벗긴 쌀알을 쪄서 흩어놓은 채로 띄우면 *Aspergillus oryzae*라는 곰팡이가 잘 자란다. 밀을 부수어 단단하게 만든 막누룩에는 *Rhizopus* 속의 곰팡이가 잘 자란다. 따라서 *A. oryzae* 곰팡이를 사용한 일본식 청주는 독특한 맛을 가지고 있어서 데워 마실 때 더 맛이 좋다.

막누룩에는 *Rhizopus* sp., 유산균(*Lactobacillus* sp.), 효모 등 다양한 미생물이 번식하여 복잡하고 미묘한 맛이 난다. 여러 미생물의 증식에 의해 양조되는 민속주는 복합적인 향과 냄새를 나타내어 데워 마시기보다는 차게 해서 마실 때 제대로 맛이 난다.

쌀알만을 가지고 만든 일본식 청주는 단순하고 가벼운 맛을 느끼게 된다. 이에 비하여 단백질·지질·무기질을 포함한 껍질을 그대로 사용하여 여러 가지 미생물이 자란 막누룩으로 만든 민속주는 매우 복잡하고 다양한 맛을 가지게 된다.

백제의 인번이 일본에 양조기술을 전하였는데, 이때의 누룩은 남방계통의 흩임누룩이었다. 신라계의 막누룩과 백제계의 흩임누룩이 함께 일본에 전해졌으나, 일본의 고온다습한 기후와 쌀이 흔한 탓에 막누룩은 사라지고 흩임누룩이 일본술의 주를 이루게 되었다.

중국 청주도 막누룩을 사용하는 점에서는 민속주와 거의 비슷하며, 민속주는 일본청주보다 중국식 청주에 더 가깝다고 할 수 있다. 다만 추운 북방은 물론이고 남방에서도 기름진 음식과 함께 하기에 좋은 증류주가 발달하여 상대적으로 청주의 발전은 크지 않았던 것 같다.

중국식 청주는 '노주(老酒)'라고 하여 누룩냄새가 많이 나고, 오래 묵혀 진한 맛을 가진 것이 특징이다. 이에 비하여 우리 전통 청주는 누룩 속에 자생하는 유산균에 의한 젖산발효를 유도하여 신맛과 단맛이 강한 것이 다르다.

우리나라 술의 기원은 고구려 초기부터 전해오고 있으며, 삼국시대에 이미 누룩을 사용하였다는 기록이 있다. 조선시대에서 약주는 찐 찹쌀과 분국(粉麴)으로 술밑을 만든 후 본 담금을 하여 알코올 함량 16% 내외의 맛이 조화된 술을 빚어 마셨다.

해방 후 식량사정이 나빠져 1964년 양곡관리법을 제정하였다. 약주와 탁주의 제조 원료로서 쌀의 사용을 금지하여 주로 밀가루를 사용하였기 때문에 전통적인 제조기술의 전래가 어렵게 되었다.

1989년에 양곡관리법이, 그리고 1990년 주세법의 개정으로 쌀을 양조 원료로서 이용하게 되었다. 1980년대에 들어서서 우리나라 민속주의 역사성과 문화재적 중요성이 인식되어 민속주에 대한 면허를 허용함에 따라 1990년 문배주와 안동소주가 증류식 소주로서 다시 빛을 보게 되었다.

4) 청주의 이취성분

청주의 저온살균 효과는 각종 효소의 불활성화, 오염균의 사멸, 색깔의 고정에 있다. 살균 후에 숙성하는 동안 맛이 좋아지고 향기가 부드러워져 맛과 향이 조화를 이룬다. 그러나 살균조건이 잘못되었거나 지나치게 숙성할 때에는 청주의 품질을 떨어뜨리는 이취성분이 생성된다(표 3-2). 청주의 화독냄새는 청주를 40℃ 이상의 고온에서 지나치게 숙성할 때 생성되는 이취성분으로 주성분은 3-hydroxy-4,5-dimethyl-2(5H)-furanone(HDMF)이다. 저장온도가 높거나 가열살균 할 때에 화독 냄새의 형성이 가속화된다.

화독냄새 성분인 HDMF는 threonine이 산에 의한 가수분해로 생성된 α-ketobutyric acid와 acetaldehyde와의 축합으로 생성된다. 숙성된 청주의 threonine 함량이 신선한 청주에 비하여 약 40% 정도로 감소되며, threonine의 가수분해로 생성된 HDMF의 함량과 glycine의 함량은 서로 비례하여 증가한다. Threonine 함량과 유기산 함량이 같은 몰(mole) 양일 때 3-hydroxy-4-methyl-5-ethyl-2(5H)-furanone(HMEF)의 생성이 가장 잘 되고, 유기산의 양이 적으면 HMEF이 생성된다.

청주에는 유기산이 많아 HMEF는 들어 있지 않으며, HDMF가 많은 양이 생성된다. HDMF가 분해하면 oxalic acid, acetoin, di-

표 3-2. 청주의 제조과정에서 생성되는 이취성분

냄새 특징	원인 성분의 생성기작
화독냄새	가열살균, 지나친 숙성, 장기 저장할 때에 생성, 저장온도가 높아지면 생성 증가 threonine + α-aminobutyric acid → pH 1, 110℃, 10hr 가열 → 3-hydroxy-4,5-dimethyl-2(5H)-furanone(HDMF) 생성(α-ketobutyric acid + acetaldehyde → HDMF 생성)
이취(異臭)	가열, 지나친 숙성, 장기 저장할 때에 생성, 저장온도가 높아지면 생성 증가 iso-valeraldehyde, ethyl-isovaleraldehyde, 1,1-diethyl-3-methyl-butane, iso-valeraldehyde는 iso-amylalcohol의 효소적 산화로 생성
썩은 달걀, 고무냄새 등	발효할 때 효모의 함황아미노산 합성으로 생성: H_2S, Dimethyl sulfide, Dimethyl disulfide 등의 황화합물

acetyl이 생성되며, 이 성분들에 의하여 청주에 불쾌한 냄새가 더하게 된다. 청주를 살균하지 않고 저장할 경우 저장온도와 저장기일이 증가할수록 이취성분이 증가한다.

이취성분은 주로 iso-valeric acid, ethyl-iso-valeric acid, 1,1-diethoxy-3-methyl-butane이다. iso-amylalcohol의 효소적 산화로 iso-valeraldehyde가 생성된다. 이 성분이 다시 산화되어 iso-valeric acid가 되고, ethyl기가 결합되어 ethyl-iso-valeraldehyde가 된다. 1,1-diethoxy-3-methyl-butane도 iso-valeraldehyde가 산화되어 생성된다.

따라서 청주의 이취를 줄이기 위하여 iso-valeraldehyde의 형성을 억제하는 것이 중요하다. 청주의 발효, 저온살균, 저장할 때에 생성되는 휘발성 황화합물에 의한 이취는 dimethyl sulfide(DMS)가 중요한 원인물질이다. 이 외에 유황을 함유하는 성분들인 H_2S, CH_3SH(methyl mercaptan), dimethyl disulfide(DMDS) 등이 청주 제조 중에 생성된다.

이런 성분들은 청주 발효 중 효모에 의하여 유황을 함유하는 아미노산의 합성이나 또는 이들 아미노산의 미생물 대사나 화학적 분해에 의하여 생성된다. 더욱이 이 성분들은 최소 감응농도가 매우 낮아 아주 미량으로도 불쾌한 냄새를 낸다.

쌀의 도정률이 증가할수록 DMS의 전구체 함량이 감소한다. 쌀을 오랜 기간 저장할 경우 쌀단백질 중의 메치오닌에 methyl기가 결합되어 S-methyl methionine을 함유한 단백질이 생성된다. 이 단백질은 입국의 단백분해효소에 의하여 분해되어 유황을 함유하는 아미노산이 유리되면 신선한 청주에 S-methyl methionine이 형성된다. 이어서 청주를 가열살균하면 S-methyl methionine이 dimethyl sulfide와 아미노산으로 분해되어 청주에 이들 성분으로 인한 불쾌한 냄새가 발생된다.

5) 청주의 기능성

일본의 청주 제조회사인 겟케이칸(月桂冠)의 이마야스 사토시(今安總) 등은 청주 중에 들어있는 생리활성 물질들이 고혈압·알레르기(allergy)·건망증·골다공증 등을 예방하고, 청주박(清酒粕)에는 콜레스테롤을 낮추는 유용물질이 들어 있다고 하였다.

청주의 농축물이 암세포를 위축·괴사시키고, 청주박 추출물은

NK(natural killer)활성을 나타내었다. 암세포가 분비하는 독성 호르몬의 분비를 억제시켜 암환자의 급속한 체중 감량을 방지함으로써 암환자가 항암제나 방사선 치료에 견딜 수 있는 체력을 유지하는 데 도움을 주는 것으로 밝혀졌다. 또한 주박(酒粕)과 사료를 혼합시킨 단백질 함량이 많은 청주박(淸酒粕) 사료를 쥐에 투여하였을 때 콜레스테롤 함량이 크게 감소하는 것이 관찰되었다.

청주를 알맞게 마시면 혈전을 예방하거나 콜레스테롤 함량이 낮아져 협심증·심근경색 등의 심장질환이나 뇌혈관 질환을 예방할 수 있을 것으로 여겨지고 있다. 그리고 청주박 추출액을 지방세포에 작용시켜 지방의 합성과 분해에 대한 작용을 조사한 결과, 지방의 분해만을 억제하는 인슐린 유사물질이 분리되었다. 청주에 들어있는 9가지의 펩티드(peptide)가 혈압강하 작용, 건망증을 예방하는 효과를 나타낸다.

이 외에도 청주에 들어 있는 글리세롤·아미노산 등이 다른 술에 비하여 많이 들어있어 보온 및 보습 효과가 뛰어나다. 선천성 과민증인 아토피성 피부염의 원인물질인 카텝신 B(cis-protease)라는 효소의 활성을 저해하는 에폭시숙신(epoxysuccinic acid)의 5가지 유도체들이 청주나 청주국에서 분리되었다.

쌀 세포벽의 구성성분이며 강력한 항산화 기능과 자외선 흡수능력을 가진 성분이 청주에 들어 있어 피부 표면의 노화방지를 억제시키는 것으로 알려져 있다. 청주박과 청주에는 녹말의 흡수를 저해하고 단백질의 흡수를 촉진시키는 물질도 들어 있어서 비만을 방지하는 데도 도움을 줄 수 있을 것으로 여겨지고 있다.

4. 소주의 유래

소주는 인도나 이집트 등지에서 지금으로부터 4,000년 전에서 2,800년 전부터 만들었다는 설이 있으나 확실하지 않다. 600년 전 중국 원나라 때에 처음 생산되었으며, 이때는 감로(甘露)·아라키(亞剌吉)라고 불렀다고 한다. 이 술을 만주에서는 아얼키(亞兒吉)라고 하고, 아라비아에서는 아라크(Araq)라고 했다. 아라키라는 이름은 아라비아의 아라크에서 유래한다.

명나라 이시진(李時珍)이 지은 『본초강목(本草綱目)』에서는 화주아라키주(火酒亞剌吉酒)를 말한 것에서 '소주는 옛날부터의 양조법이 아니며, 원나라 시대부터 증류법이 처음 시작되었다. 농주(濃酒)를 지게미에 타서 잘 섞어 시루에 넣고 밑에서 불을 때어 증기가 올라가도록 한 뒤, 그 기체를 이슬로 받는다. 이것은 맑음이 물과 같고 맛이 굉장히 진하고 강열하기 때문에 주로(酒露)라고 한다'라고 설명하였다. 여기서 소주가 아라키·화주(火酒)·주로 등 여러 가지로 불리었음을 알 수 있다.

『음선정요(飮膳正要)』에서도 소주를 아라키주(亞剌吉酒)라고 하였다. 또한, 명나라 황정일이 쓴 『사물감주(事物紺珠)』에는 옛날 원나라 사람이 마시던 술이라고 씌어 있다. 일본의 고서 『오함아짐』에는 아라키주(あら木酒)라고 기록되어 있다.

따라서 우리말에서 '아랑주'·'아락주'라고 하는 말은 고유어가 아니라 외래어이다. 소주의 증류법은 동방으로 가서 '아라키'가 되고, 12세기 십자군의 영향으로 유럽 쪽으로 가서는 포도주를 증류한 '브랜디'가 되었다.

소주가 우리나라에 처음 들어왔을 당시에는 상당히 고급술로 인식되었던 것 같다. 조선 성종 때에 사간(司諫)인 조효동(趙孝同)은 '일반 민가에서 소주를 만들어 음용하는 것은 극히 사치스러운 일이므로 소주 제조를 금지하는 영을 내리라'고 임금에게 아뢴 사실이 있다. 이처럼 소주는 당시에 사치스러운 술이었으며, 약으로 쓰여 '약소주'라고도 불리었다.

1920년대 이후에는 새로운 기술의 도입으로 소주제조에 많은 변화가 있었다. 소주는 날씨가 춥고 잡곡이 많이 생산되는 함경도·황해도·강원도·평안도 지방에서 많이 만들어졌다. 여름에는 더위로 약주를 빚을 수 없는 남부지방에서 많이 빚어졌다. 몽고의 기지가 있던 개성·안동·제주에서 특히 성행하였다.

소주 제조에는 고려시대에서 조선시대 말기까지 증류기 및 제조법이 조금 변하였다. 일반가정에서는 솥에 숙성된 술을 넣고 시루를 얹은 후, 그 안에 주발을 넣고 시루 위에 솥뚜껑을 거꾸로 덮는다. 솥에 불을 때면서 솥뚜껑 위의 물을 자주 갈아주면 소주가 주발에 고이게 되는 원시적인 방법이다.

이와 같은 원리로 흙으로 빚어 만든 소주 내리는 기구를 '는지'라고 하였다. 이보다 조금 발전된 것이 '고리'이다. 이 증류장치는 2개의 부분으로 되어 있으며, 밑부분은 아래가 넓고 위가 좁았다. 위의 부분은 그와 반대로 밑이 좁고 위가 넓다. 위쪽에 숨이 나오는 주둥이가 있어 주발을 밖에 놓고 소주를 받았다.

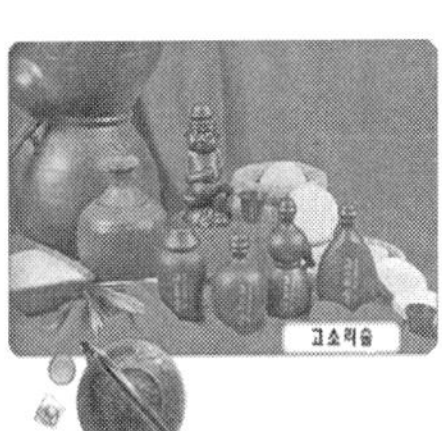

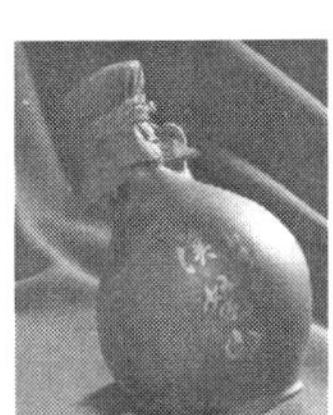

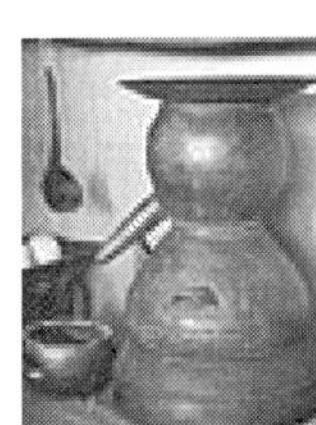

이 고리는 흙으로 만든 것을 '토고리', 동으로 만든 것을 '동고리', 쇠로 만든 것을 '쇠고리'라고 하였다. 충남 · 전라도 · 황해도 · 경상도는 '토고리', 개성은 '철고리', 함경도는 '는지'나 '토고리'를 쓰다가 나중에 '동고리'를 주로 쓰게 되었다.

한반도에 들어온 소주는 지역마다 명칭을 달리했다. 개성에서는 '아락주'라고 했고, 평북지방에서는 '아랑주'라고 했다. 경북과 전남, 충북 일부에서는 '새주' 또는 '세주'라고 했고, 진주에서는 '쇠주'라 했다. 하동과 목포, 서귀포 등지에서는 '아랑주', 연천에서는 '아래지', 순천과 해남에서는 '효주'라고 불리었다.

고려시대에 중국에서 전래된 소주는 오랫동안 약용으로 음용되다가, 조선시대에 와서야 '술'로서 일반인들이 마시게 되었다. 한반도에서는 평양에서 만든 '감홍로(甘紅露)'가 최초의 소주이고, 두 번 증류하여 주정도수가 높은 소주인 '재소주'는 태국으로부터 들어왔다고 한다.

소주는 탁주와 더불어 우리나라 전통곡주의 하나로서 증류방식으로 제조되는 술이다. 그러나 해방 후 식량난으로 곡물 사용이 금지되면서 고구마 · 보리 · 타피오카(tapioca) 등을 원료로 만든 발효주정으로 생산되는 희석식 소주가 공급되면서 국내 주류산업을 선도하는 술이 되었다.

알코올 함량 20~23%인 희석식 소주는 우리나라에서 대중화된 술로 정착되어, 오히려 외국에서 생산되는 단식 증류한 리큐르(liqueur)와 구분될 정도이다. 각 지역별로 생산되는 소주는 제조과정에서 주정을 희석하는 물과 첨가되는 감미료와 조미료의 양과 배합비율에 따라 맛이 조금 달라진다.

1987년부터 시판되기 시작한 사카린(saccharine)을 사용하지 않은 소주, Tetra-pack 포장용기를 사용한 소주 등의 생산으로 소비의 활성화와 차별화가 모색되었다.

1990년에 들어서면서 소비자 기호도의 다양화와 고급화에 따라 순한 '프리미엄(premium) 소주'가 시판되기 시작하였다. 쌀을 원료로 한 전통적인 증류식 소주 생산이 허용되면서 소주시장은 더욱 다양화하기 시작하였다. 특히 독한 술보다는 부드러운 술을 선호하는 추세가 확대됨에 따라 알코올 함량을 21%로 낮춘 순하고 뒤끝이 깨끗한 '순한 소주'로 바뀌고 있다.

증류식 소주는 일본의 양조기술이 보급됨에 따라 1920년부터 흑국균을 입국으로 배양하여 쌀·보리·옥수수·수수·좁쌀 등을 원료로 하여 발효시켜 증기 취입식 단식 증류기로 증류하였다. 단식 증류기로 증류하기 때문에 알코올 이외에 알데히드·퓨젤유(fusel oil)·furfural 등 향미성분이 많고, 원료에 따라 독특한 향기를 갖는다.

5. 인삼주

인삼은 오가과(五加科)에 속하는 다년생 숙근초(宿根草)로서 원래 중국의 태행산맥이나 우리나라 금강산 부근의 깊은 산 속에 자생하고 있었다. 중국 진나라 시황제가 '불로장생을 위하여 인삼을 구하러 보냈다'는 전설로 미루어 볼 때, 이미 2,000여 년 전부터 인삼은 귀중한 약재로서 사용되었음을 알 수 있다.

중국 전한시대(前漢時代) 사람 사유(史遊)가 지은 『급취장(急就章)』에 황금(黃芩), 복금감초(茯芩甘草)와 더불어 '삼(蔘)'이란 약명(藥名)이 기재되어 있다. 이후 조(照)의 『석명(釋名)』, 구한

말 장중경(張仲景)의 『상한론(傷寒論)』, 그리고 『신농본초경(神農本草經)』 등의 의서(醫書)에 인삼에 대한 기록이 나온다.

특히 명나라 이시진(李時珍)이 쓴 『본초강목(本草綱目)』에는 인삼의 효능에 대하여 자세히 기록되어 있는데, 그 내용이 최신 한의학에서 말하는 것과 일치하는 내용이 많다. 인삼은 한약에서 으뜸으로 여겨지고 있으며, 중국 과학원에서 1961년 편찬한 『중약지(中葯誌)』에서도 인삼을 최고의 약재로 다루고 있다.

6. 위스키의 역사

위스키의 원형은 12세기경에 켈트(Celt) 사람들이 생명의 물이라고 여긴 우스퀴보(Usque-baugh)를 아일랜드에 전하였다. 1170년 헨리 2세가 잉글랜드를 정복함에 따라 스코틀랜드에도 전해졌다. 15세기에는 고지대인 하이랜드(High-land)에서 위스키가 제조되었다. 위스키는 아일랜드의 아이리시(Irish) 위스키와 스코틀랜드의 스카치(Scotch) 위스키로 나누어지게 되었다.

1660년에 1갤런(gallon)에 2펜스의 높은 세금이 매겨진 이래 스카치 위스키는 제조업자와 징세관(徵稅官)의 경쟁 속에 발전하였다. 즉, 1707년 잉글랜드와 스코틀랜드의 합병으로 대영제국이 탄생한 후 정부가 재원을 확보하기 위하여 종전보다 높은 세금을 부과하였다. 이에 불만을 품은 증류업자들이 하이랜드의 산 속에 숨어 위스키를 몰래 제조하기 시작하였다.

이들은 맥아의 건조를 위하여 그 지방에서 많이 나는 니탄(泥炭, peat)을 사용함으로써 훈연취가 있는 맥아를 사용하여 스카치 위스키를 만들게 되었다. 또한, 증류한 술을 은폐하려고 셰리(sherry) 술의 빈 통에 담아 산 속에 은폐시켰다.

나중에 통을 열어 보았더니 증류할 때에는 무색이었던 술이 투명한 호박색에 짙은 향기가 풍기는 술로 변해 있었다. 이것이 바로 나무통에 저장하는 동기가 되었다. 밀조자들이 궁여지책으로 마련한 수단들이 위스키의 주질 향상을 가져왔던 것이다.

19세기 중반부터 유럽의 포도가 '휘로키세라'라는 해충에 의하여 거의 전멸되었기 때문에 당시 명성을 떨치고 있던 코냑(Cognac) 제조가 불가능하게 되었다. 이즈음에 듀어(Dewar) · 워커(Walker) 등이 노력한 결과 스카치 위스키는 세계적인 술로 발돋움하게 되었다.

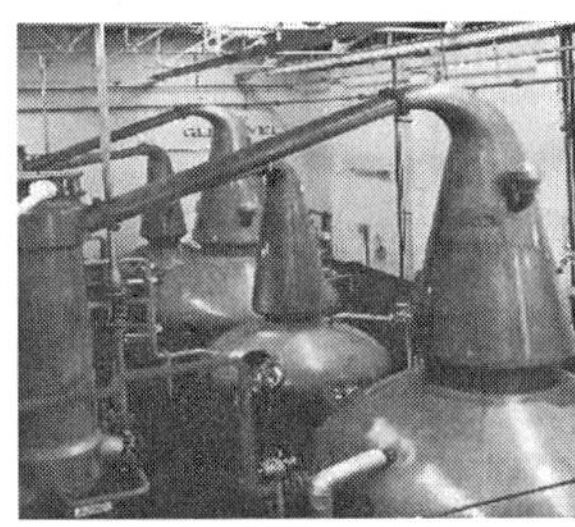

1880년 카피(Coffey)에 의하여 연속식 증류기가 발명되어 그레인 위스키(grain whisky)가 제조되었다. 오랜 논쟁 끝에 그레인 위스키도 몰트위스키(malt whisky)와 함께 '위스키'로 인정되어 종래의 몰트위스키와 조합하여(blending) 제조하기도 하였다.

이 사이에 6개의 큰 주류회사가 영국 증류자협회를 설립하고, 제조업자를 합병하여 큰 세력으로 등장하였다. 블렌디드 위스키(blended whisky)가 생김으로써 스카치위스키의 보급을 가속화시킬 수 있는 계기가 되었다. 순수한 몰트위스키는 애호가들에 의하여 양적으로는 많지 않지만 계속 시판되고 있다. 아일랜드 위스키는 스카치위스키만큼 성장하지는 못하였지만, 아이리시(Irish) 위스키로서 그 명맥을 유지하고 있다.

미국에서는 켄터키 주를 중심으로 아메리칸 위스키가 만들어졌다. 이 중에서도 버번(bourbon) 위스키는 세계적인 술로 성장하였다. 또한, 캐나다에서는 캐나디안(Canadian) 위스키로 독특한 발전을 이루었다.

7. 브랜디의 역사

브랜디는 연금술의 실험과정에서 생긴 증류주의 일종이다. 지금부터 약 700년 전인 13세기경에 프랑스에서 연금술사이며 의사인 아노드 빌르뇌브(Arnaud Villeneuve)가 이것을 '아쿠아 비타(Aqua vitae)', 곧 '생명의 물'이라고 불렀다. 아쿠아 비타는 처음에는 약용으로 사용되다가 점차 술로 인식되어 오늘날과 같은 브랜디로 발전하였다.

16세기경 프랑스의 코냑 지방에서는 우수한 품질의 아쿠아 비타를 생산하였다. 네덜란드인이 이것을 수입하면서 태운 포도주라는 의미로 '브란데웨인(Brantjwyn)'이라고 불렀으며, 이를 영국인들은 브랜디(brandy)라고 불렀다. 브랜디는 포도・사과・버찌 등 과실의 발효액을 증류하여 만든 증류주로서, 일반적으로는 오랜 역사를 통하여 제조되어 온 포도브랜디를 말한다.

우리나라에서의 브랜디는 1968년도에 한국산토리(해태산업)가 국산 포도를 원료로 제조하여 저장하던 중, 1975년 프랑스의 브랜디 제조회사인 헤네시(Hennessy)와 기술을 제휴하여 국산 브랜디

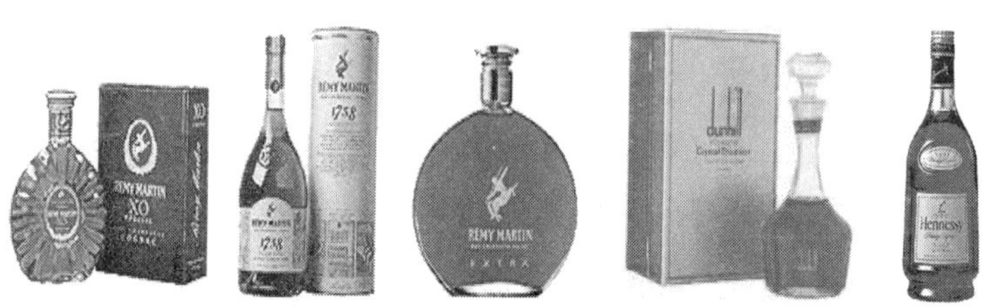

와 헤네시의 원주를 혼합하여 생산하였다. 1977년에는 완전한 국산 브랜디로 대체하여 생산하게 되었다. 그러나 국산 브랜디는 경쟁력이 떨어져 지금은 수입에 의존하고 있다.

8. 리큐르의 역사

리큐르는 원래 수도승들이 곡류나 과일을 발효시켜 증류시킨 증류주에 약초·향초·과실·종자류 등 주로 식물성의 향미성분과 색소성분을 넣은 다음 설탕이나 벌꿀 등을 첨가하여 만든 혼성주에서 비롯되었다. 아름다운 색깔, 짙은 향기, 달콤한 맛을 가진 여성적인 술이다.

리큐르의 기원은 옛날 연금술사들이 증류주에 식물약재를 넣어 만든 데에서 시작되었다. 전해오는 이야기로는 고대 그리스의 히포크라테스가 쇠약한 병자에게 힘을 주기 위하여 포도주에 약초를 넣어서 물약을 만든 것이 리큐르의 기원이라고 한다. 동양과 서양 모두가 생명의 회복이나 불로장생(不老長生)의 영약(靈藥)을 얻기 위하여 꾸준히 노력해 온 결과 리큐르가 탄생하였다.

리큐르라는 말은 '녹아든다'는 의미의 라틴어 리케파세레(liquer-facere)에서 유래한 프랑스어이다. 18세기 이후에는 의학의 발달에 따라 '의학적인 효용을 술에서 구한다'는 초기의 생각은 적어졌다.

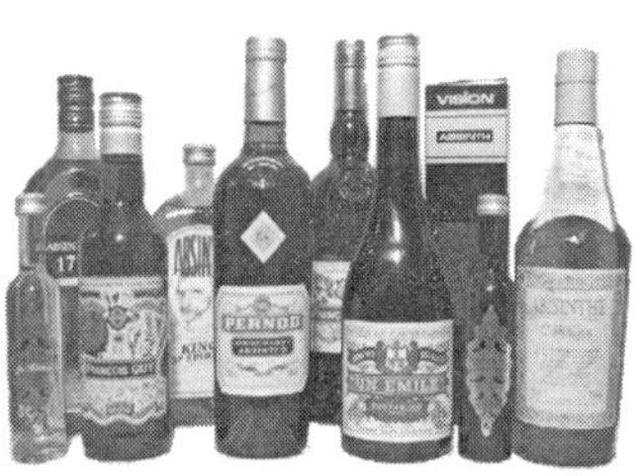

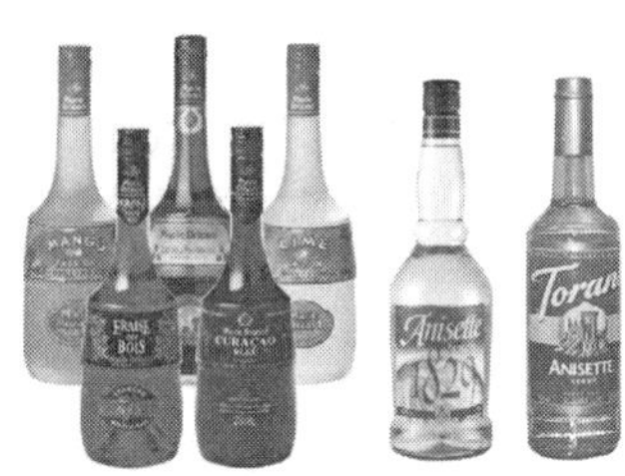

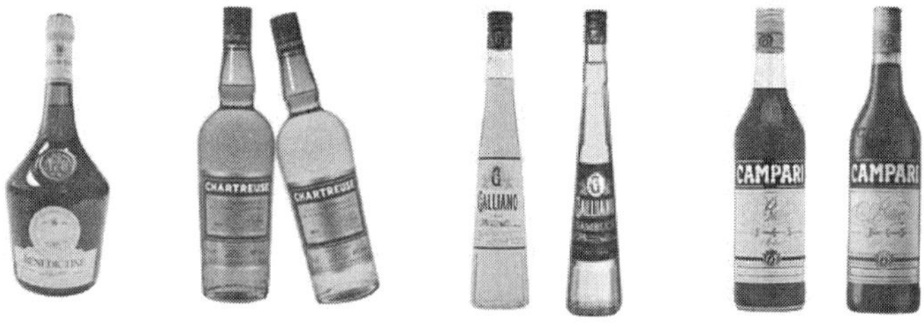

그 대신에 과일이나 꽃의 향미를 주제로 아름다움을 추구하게 되어 상류사회 부인들의 옷 색깔과 어울리는 리큐르가 유행하게 되었다. 이때부터 리큐르는 색깔의 아름다움과 향미를 강조하여 여성의 술로 발전하였다.

오늘날 리큐르는 이탈리아와 프랑스를 비롯하여 세계 각국에서 다양하게 생산되고 있으며, 칵테일의 중요한 재료로 사용되고 있다. 국내의 각 가정에서 담그는 과일주 또는 약용주도 모두 이 리큐르의 범주에 속한다.

제 4 장

술의 제조

술의 종류가 워낙 다양함에 따라 그 제조방법도 항상 일정하지 않다. 같은 종류의 술이라 할지라도 제조회사에 따라 제조방법을 조금씩 달리하여 독특한 술맛을 낸다. 여기에서는 대표적인 술에 해당하는 맥주·민속주·과실주·증류주 등에 대하여 기본적인 제조방법을 설명하였으며, 보다 자세한 내용은 발효공학 등 전문서적을 참조하기 바란다.

1. 맥 주

맥주는 곡류로부터 얻어지는 당액을 알코올 발효에 의하여 제조한 음료로서 맥아 또는 맥아와 녹말질 원료, 호프(hop, Humulus lupulus L.) 등을 주원료로 하여 발효시켜 여과·제성한 것이다.

1) 맥주의 원료

(1) 보 리

맥주를 만드는 가장 기본적인 원료는 보리를 싹틔워 건조시킨 맥아이다. 보리는 지금으로부터 6,000년 전 인간이 처음으로 맥주를 만들던 때부터 주원료로 사용되었다. 보리에는 쌀보리(6조맥)와 맥주보리(2조맥)가 있으며, 맥주양조에 사용되는 맥주보리는 두줄보리이다. 쌀보리는 보리이삭에 보리알이 6열로 달린 보리로 단백질 함량이 높고, 주로 식용으로 사용한다.

이에 비하여 두줄보리는 보리 이삭에 보리알이 두 줄로 나란히 달린다. 낟알의 크기가 쌀보리에 비하여 크며, 단백질 함량이 적고 녹말 함량이 높아 맥주 양조에 알맞다. 쌀보리로도 맥주를 만들 수는 있지만, 발효가 순조롭지 않거나 맛이 좋지 않다.

두줄보리는 봄보리와 겨울보리가 있고, 우리나라에서는 주로 겨울보리를 재배하며, 가을에 씨를 뿌려 초여름에 수확한다. 월동기인 1월의 최저 평균 기온이 -3℃ 이상이 되어야 재배가 가능하다. 우리나라에서는 경상남도·전라남도·제주도 등지에서 재배되며, 세계적으로는 유럽·호주·캐나다·남미에서 많이 재배된다.

(2) 호 프

맥주가 가지고 있는 독특한 특징으로 상쾌함을 느끼게 하는 쌉쌀한 맛과 향이 있다. 이것은 맥주 원료의 하나인 호프(hop)에서 유래한다. 호프는 6～12 m까지 자라는 뽕나무과의 다년생 넝쿨식물로서, 암수가 각기 다른 자웅이주(雌雄異株) 식물이다.

호프는 위도 35～55°의 서늘한 지역에서 잘 자라며, 유명한 산지로는 체코의 자쯔 지방, 독일 남부의 할레타워·테트낭 지방, 미국 북서부의 오리곤·워싱턴·아이다호 지방, 캐나다의 브리티시 콜롬비아 지방이다.

호프에서 맥주의 원료로 사용되는 부분은 작은 솔방울 모양의 연두색 암꽃이다. 꽃의 수확기는 8월이며, 수확한 호프는 바로 말려서 압축하거나 가공하여 맥주공장으로 보내지게 된다. 호프는 맥주의 향과 쌉쌀한 맛을 낼 뿐 아니라 맥주에서의 거품을 함유하도록 하며, 맥주를 맑고 깨끗하게 해준다.

(3) 양조 용수

맥주 양조는 원료인 맥아를 빻아 물과 혼합하여 알맞은 온도에서 당화시켜 끓이는 일로부터 시작된다. 물은 바로 이 과정에서 필요한 원료이다. 맥주 양조에 사용되는 물은 색깔이 없고 투명하며, 냄새와 맛이 없는 오염되지 않은 깨끗한 물로서 칼슘 등의 무기염류가 알맞게 들어있는 것을 사용한다. 물의 질에 따라 양조조건에 알맞도록 양조용수 처리과정을 거치게 된다.

현재는 발달된 기술을 이용하여 어디서든지 양조에 알맞은 물을 얻을 수 있게 되었다. 일반적으로 수질이 나쁘다고 알려진 독일에서 맥주 양조가 발달된 것이나, 유럽에서 하이네껜 등 세계적으로 유명한 맥주들이 생산되는 것을 들 수 있다.

(4) 효 모

효모는 맥아즙 속의 당분을 발효시켜 알코올과 탄산가스로 만든다. 양조효모의 종류는 매우 다양하여 풍부한 향을 만들어내는 효모, 맛을 조화롭게 하는 효모, 깨끗한 끝 맛을 특징으로 하는 효모 등 여러 가지이다.

맥주효모는 다양한 특성을 갖는 여러 종류가 있다. 효모는 살아있는 생명체로 특성이 변하지 않고, 건강한 상태를 유지하기 위하여 세심한 주의가 필요하다. 효모의 특성을 잘 살리기 위하여 순수

배양한 효모만을 사용하며, 엄격한 관리가 필요하다.

(5) 녹말 부원료

주원료인 맥아 외에도 맥주의 안정성을 향상시키기 위하여 녹말, 옥수수가루, 쌀 등의 부원료를 사용한다. 이들 부원료는 맥아즙을 만드는 공정에서 맥아와 함께 당화시킨다. 우리나라에서는 주세법으로 부원료의 함량이 맥아 사용량의 절반을 넘지 않도록 규정하고 있다.

2) 맥주의 제조

잘게 부순 맥아에 녹말 등 부원료를 첨가하여 따뜻한 물과 섞어 알맞은 시간과 온도를 유지하면 맥아 속에 있는 효소(amylase)의 작용으로 녹말은 효모가 이용할 수 있는 당분 형태로 전환된다.

맥아는 제어된 조건에서 보리가 발아된 형태이며, 발아과정에서 많은 효소가 생성된다. 맥아는 보리에 들어있는 녹말, 단백질 등의 고분자물질을 효모가 이용할 수 있는 형태로 전환시킬 수 있는 가수분해효소를 생산함으로써 맥주의 품질에 영향을 주는 중요한 재료이다. 맥주 양조에 관여하는 대표적인 효소는 표 4-1에서 보는 바와 같다. 이 외에도 알코올 함량이 많은 맥주를 생산하거나 여과효율을 높이고, 청징화·산화방지 등을 위하여 여러 종류의 효소를 사용하기도 한다.

(1) 맥아의 제조

수확한 보리는 보통 정선기(精選機)에 의하여 먼지, 지푸라기, 등겨 등을 제거하고 눈이 거친 체로 큰 협잡물을 제거한다. 그 다

표 4-1. 맥주 양조관련 효소

효 소		작용형태	역 할
기원	효소명		
맥아	α-amylase	녹말의 α-1,4 결합을 endo 형태로 가수분해	녹말을 분해하여 발효가 가능한 당으로 만듦
	β-amylase	녹말의 α-1,4 결합을 exo 형태로 가수분해	녹말을 분해하여 발효가 가능한 당으로 만듦
	hemicellulase	β-glucan을 분해	불용성 다당류를 분해
	protease	단백질 가수분해	불용성 단백질로부터 수용성 peptide 생산
	phytase	phytin 분해	효모 생장을 위하여 인산과 금속이온을 제공
효모	glycolytic enzyme	포도당으로부터 pyruvate 생산	해당작용 효소
	pyruvate decarboxylate	pyruvate 탈탄산	에탄올과 탄산가스 생산
	pyruvate decarbo-xylate complex	acetyl-CoA 생산	향미성분을 생성
	aminotransferase	아미노산 대사	향미성분을 생성

음에 제진기(除塵機)에 의하여 먼지를 제거하고, 트리에로(trieur)로 잡곡·껍질 등을 선별하여 정립조작을 마친다. 다시 정립기로 걸러내어 맥립(麥粒)이 같은 것끼리 모은다. 제1번맥·제2번맥·제3번맥으로 나누고, 제1번맥·제2번맥을 합하여 제맥용으로 사용한다.

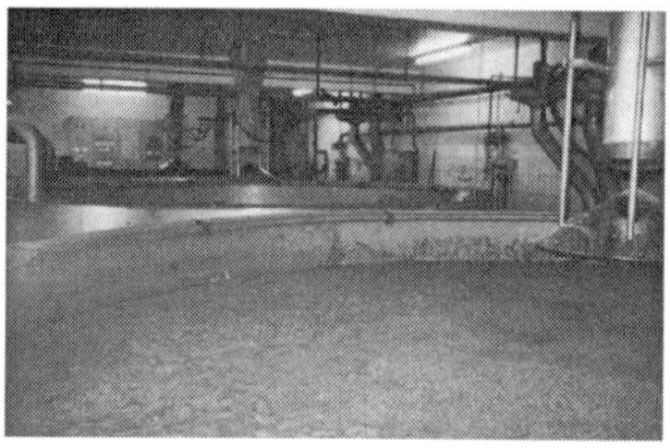

보리의 세척

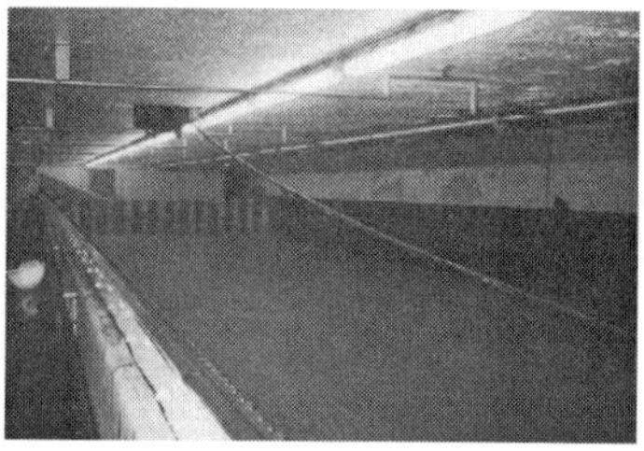

발아실

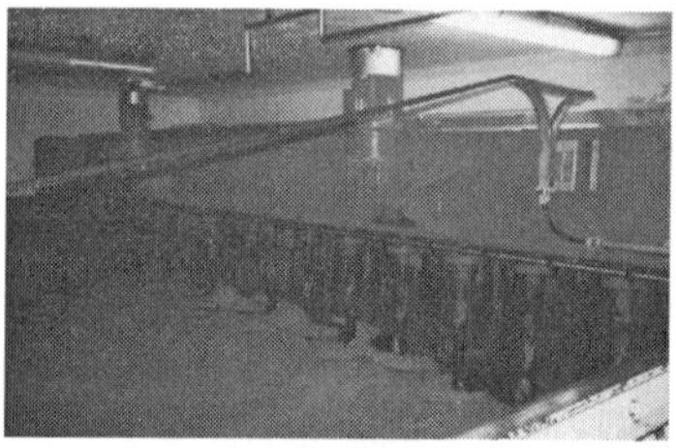

보리 뒤집기

발아된 보리

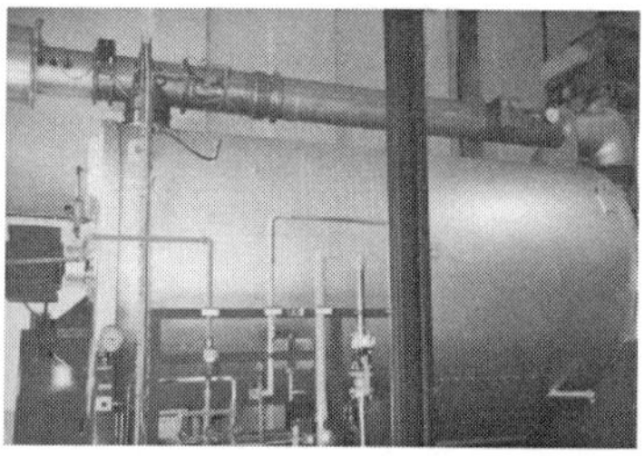

맥아건조기

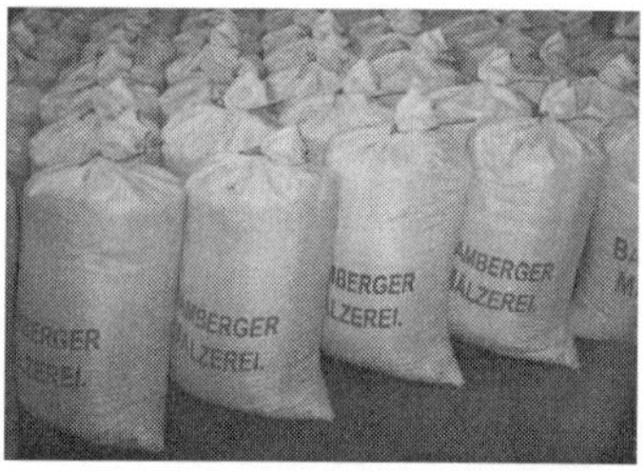

맥아제품

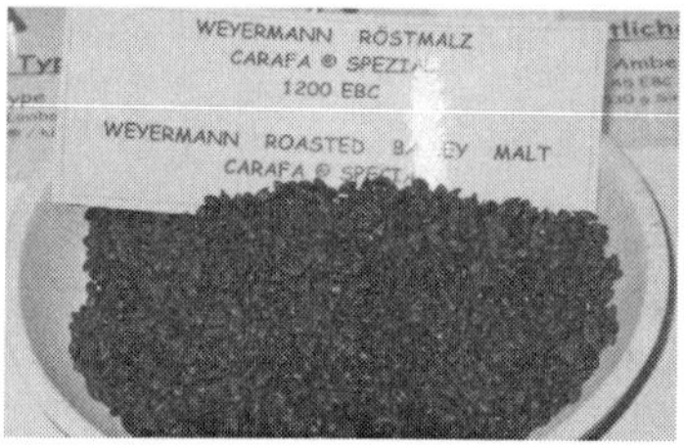

일반맥아

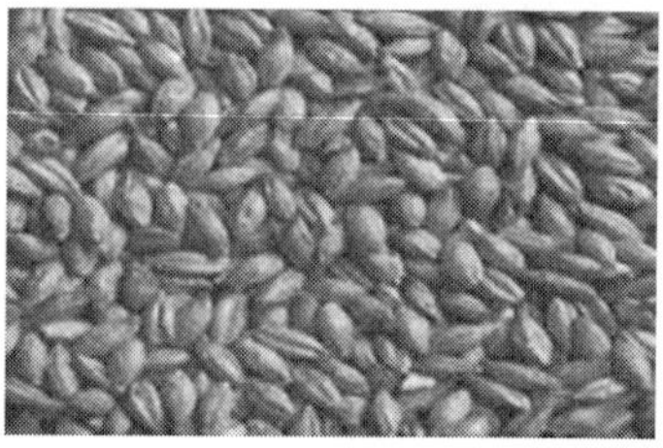

특수맥아

정선한 대맥을 2～3일간 물에 담가 발아에 필요한 수분을 흡수시킨다. 깨끗한 물에 6시간 동안 침지하였다가 4시간 동안 물을 뺀다. 이렇게 되풀이하여 물의 흡수량이 41～45%에 이르고, 용적이 25% 정도 커지면 외피가 쉽게 분리되며, 절단하여도 그 절단면이 고무처럼 노글노글하게 된다.

침지가 끝난 맥아를 알맞은 습기와 온도를 맞추어 주고, 공기를 공급하여 발아시킨다. 맥아에는 단맥아와 장맥아가 있다. 어린 싹의 길이가 보리입자 길이의 2/3 정도인 것을 '단맥아'라고 하고, 1.5～2배 정도로 발아한 것을 '장맥아'라고 한다. 보통 맥주제품에 호정분(dextrin)이 남아 있도록 단맥아를 사용한다.

건조를 마친 맥아는 어린뿌리와 협잡물을 제거해야 한다. 맥아뿌리에는 쓴맛이 있으며 맥주에 불쾌한 맛을 준다. 탈근기(脫根機)에 넣어 어린뿌리를 제거하고 먼지를 제거하여 정제한 맥아는 20℃ 이하에서 습기가 차지 않도록 저장한다. 보통 6～8주 지난 다음 사용한다.

(2) 맥아즙의 제조

가용성 물질의 침출과 불용성 물질의 효소분해를 쉽게 하고, 물과 맥아의 접촉이 잘 되도록 맥아를 파쇄한다. 맥아 파쇄기에는 세크(Seck)식과 미아그(Miag)식 등이 있다. 맥아와 부원료 중의 성분을 침출하고 맥아 중의 효소에 의하여 그 성분을 분리시킬 목적으로 당화를 시킨다. 당화는 약 65℃, 2～4시간 동안 이루어지며, 녹말 원료는 맥아 중량의 50% 이하, 맥주 지게미는 27～33%이어야 한다.

당화가 끝난 맥아즙을 여과한 다음 0.2～0.3%의 호프를 넣고 끓인다. 호프는 맥주 특유의 쌉쌀한 맛과 향을 만들어 내며, 맥아즙 속에 포함된 단백질을 응고시켜 맑게 하는 중요한 작용을 한다.

호프를 첨가한 맥아즙은 탱크로 옮겨 응고성 단백질과 기타 불순물을 침전시키는 동시에 잡균이 침입하지 못하도록 무균공기를 보내면서 60℃ 정도까지 예비 냉각한다. 이것을 다시 여과하고, 냉각기 등을 이용하여 무균실에서 5~6℃ 정도로 냉각하여 발효탱크로 이송한다.

(3) 발 효

맥주의 발효는 주발효와 후발효로 구분된다. 주발효는 전발효라고도 하고, 후발효는 저장이라고도 한다. 60~90℃로 끓인 뜨거운 맥아즙을 냉각시킨 후발효 탱크에 효모와 함께 첨가하여 7~12일간 발효가 일어나면 다음과 같이 당분이 알코올과 탄산가스로 바뀐다.

$$2C_2H_5OH(\text{에탄올}) + 2CO_2 \xrightarrow{\text{효모}} C_6H_{12}O_6(\text{포도당}) + O_2$$

전발효가 끝난 여과액은 미숙성 맥주로서 아직 맥주 본래의 맛과 향이 충분하지 않다. 미숙성 맥주는 후발효 탱크에 옮겨져 0℃ 이하의 저온에서 1~3개월간 서서히 숙성시키면 맥주의 맛과 향이 조화를 이루게 된다.

(4) 여 과

맥주가 충분히 숙성한 다음 탄산가스가 날라 가지 않도록 저온에서 여과를 하면 맑고 투명한 황금색의 맥주가 되며, 여과탱크에 일시 저장한다. 여과방법은 대개 압착 여과기를 사용하며, 효모를 제거한 후 스파크라 필터를 사용하여 완전히 여과시킨다. 후발효 탱크에 남아 있는 효모는 회수한 다음 물로 씻어 정제하여 식용효모로 사용한다.

(5) 제 품

숙성하여 여과된 맥주는 통에 넣어 생맥주로 출고하거나 병에 주입한다. 여과한 맥주를 살균하기 전에는 생맥주(Live Beer)라고 부른다. 생맥주에는 효모가 일부 남아 있는 경우도 있으며, 각종 효소가 들어있어 분해작용이 계속되므로 오랜 기간 동안 저장이 곤란하다. 따라서 생맥주는 1주일도 안 되어 단백질의 분해를 일으키거나 효모가 다시 발효를 일으켜 혼탁을 일으키고 맛이 변한다. 그러나 살균한 맥주에 비하여 신선미가 있고 상쾌하기 때문에 즉시 소비할 목적으로 생맥주를 제조하게 된다.

병입한 맥주는 60℃에서 30분간 가온하여 살균하거나, 빙점에서 효모를 제거하기도 한다. 막여과(membrane filtration)를 통하여 효모를 제거한 비열처리 맥주는 보통 6개월~1년 정도 보존할 수 있다. 살균한 맥주는 효모가 사멸되었으므로 보존하는 동안 위생적으로 안전하다. 그러나 생맥주는 살균을 하지 않으므로 여과과정은 매우 위생적으로 완벽하게 처리되도록 세심한 주의를 해야 한다.

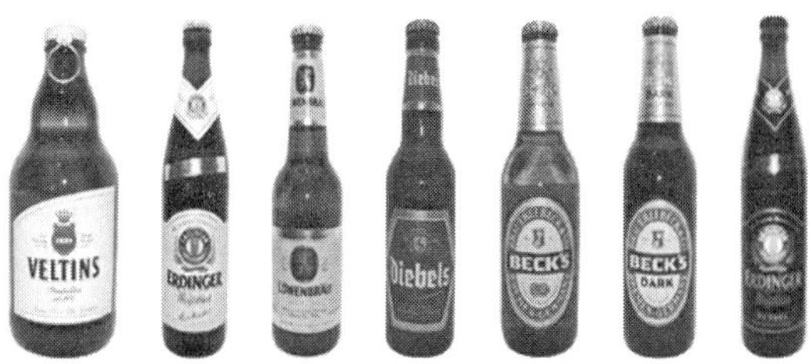

맥주의 소비는 살균한 병맥주에서부터 점차 향미를 중요하게 여기는 경향이며, 막여과를 거쳐 제균(除菌)한 비열처리맥주 또는 생맥주의 유통이 늘어나고 있다. 생맥주에는 미생물은 제거되었으나 효소가 남아 있어서 저장과 유통 중에 생화학적 반응이 계속되기 때문에 저온유통이 필요하고 보존기간에 제한을 받는다.

3) 지역 맥주

소규모 맥주 양조장이란 일반적으로 대규모 맥주회사에 상반되는 용어로서, 맥주 양조 역사가 짧은 우리나라에서는 알맞은 용어가 아직은 없는 것 같다. 독일·미국 등에서 사용되어지는 mini-brewery 또는 home brewery(House Beer)를 우리말로 붙여진 용어이다.

2002년 2월 1일부터 제조, 판매 면허가 우리나라에서도 이루어졌다. 지역맥주 제조시설의 업체 수는 독일의 경우 1,400개, 미국 1,100개, 일본 400개 등에 이른다. 이들 나라는 수많은 업체에서 각 지방의 특색과 소비자의 취향에 맞는 맥주를 생산하여 판매하고 있다. 국내에서는 처음으로 강남 코엑스 컨벤션센터에 문을 연 '오킴스 브로이하우스(O' Kim's Bruhaus)'에서 만든 독특한 맛의 맥주를 선보였다. 조선호텔에서 운영하는 이곳에는 소규모 맥주제조 시설을 갖춘 팝(pub)으로 영업장에서 직접 제조한 신선한 맥주를 제공한다.

이밖에 강남역에 옥토버 페스트(October Fest)가 2002년 7월에 문을 열었다. 2002년 6월초에는 전남 광주시 북구의 '코리아 부르하우스', 그리고 경남 양산의 '늘 함께'가 소규모 맥주제조 면허를 받았다. 소규모 맥주제조 시설이 국내 기술진에 의해 개발되어 소규모 맥주시장의 흐름에 편승하고 있다. 그러나 소규모 맥주제조에는 양조전문가에 의한 지속적인 품질관리가 가장 중요한 요인이기 때문에 이들이 앞으로의 맥주산업에 많은 영향을 줄 것으로 보인다.

(1) 지역 맥주의 특성

지역 특성에 맞는 소규모 양조설비를 갖추고 다양한 원료인 맥아・호모・호프・부원료 등과 양질의 양조용수를 사용하여 제조됨으로써 세계적인 유명 브랜드라고 할지라도 제조장마다 고유의 맥주 맛을 가지고 있는 것이 지역 맥주의 특징이다. 숙성이 끝난 후 맥주 중에 혼탁한 효모나 고형물질 등을 여과과정을 통하여 완전히 제거시켜 저장성을 높이고, 품질을 향상시킨 일반 대형맥주와의 차이점이다.

특히, 지역 맥주는 숙성 후 대체적으로 정밀한 여과과정을 거치지 않고 저온에서 자연적으로 여과시켜 맥주 중의 효모나 비타민 및 미네랄 성분이 들어 있다. 제조장에서 직접 음용함으로써 신선도가 아주 높으며, 일반 맥주와 같이 정밀여과를 하지 않았기 때문에 막걸리와 같이 다소 걸쭉한 맛을 풍기는 것이 독특하다.

지역의 특성과 고객의 욕구에 따라 다양하게 인간 공간을 연출하고, 이에 조화를 이루는 맥주를 만들어 그 특성을 즐길 수 있는 음식을 통해 우리의 삶을 풍요롭게 하는 새로운 문화공간을 창조할 수 있다. 개성이 있고 새로운 고품격의 분위기를 찾는 고객들이 즐겨 찾는 공간이 될 것이다.

기존에 대형화된 맥주설비를 최소화하여 담금조, 여과조, 침전조만으로 맥아・호프・물 등의 원료를 교반하고 끓이면서 당화 및 여과를 시켜 맥아즙을 제조한다. 이렇게 제조된 맥아즙을 냉각하여 발효탱크에서 효모를 첨가하여 1차 발효하고, 저장탱크에서 숙성하여 맥주가 완성된다.

(2) 지역 맥주의 생산기술

맥주의 본 고장인 독일에서는 일찍부터 맥주제조 전문가를 양성하는 과정을 두어 브로우마스터(Brewmaster)를 양성하고, 이들을 통하여 지역 맥주의 품질관리를 하여 왔다. 우리나라에서는 일반 맥주회사의 독점적인 시장지배가 오랫동안 이루어져 맥주의 생산기술 개발에 대한 연구가 대학이나 연구기관에서 거의 이루어지지 못하였다.

2002년에 지역 맥주의 생산 허가가 이루어졌지만, 맥주를 제조할 수 있는 전문가가 없어서 독일 기술자를 일시 초빙하거나, 또는 단기 연수과정을 거친 사람들에 의해 시작되었다. 전문기술자의 부재로 맥주의 품질관리가 제대로 이루어지지 않아 소비자에 외면당하고 나서 자체적인 기술개발을 통하여 맥주산업을 육성할 필요가 생겼다. 2003년부터 과학기술부 KISTEP에서 연구지원을 받아 본격적인 지역 맥주 생산기술 개발이 제주대학교 식품생물공학연구실에서 이루어지기 시작하였다.

그러나 기반기술이 전혀 없는 상태에서의 연구는 다소 진행이 늦어질지라도 맥아제조에서부터 발효·숙성·제품화 과정에 대한 연구가 진행되고 있어서 가까운 기간에 신선하고 독특한 지역 맥주 생산의 상업화에 기여할 것으로 기대된다.

2. 과실주

1) 포도주

(1) 열매의 분리 및 파쇄

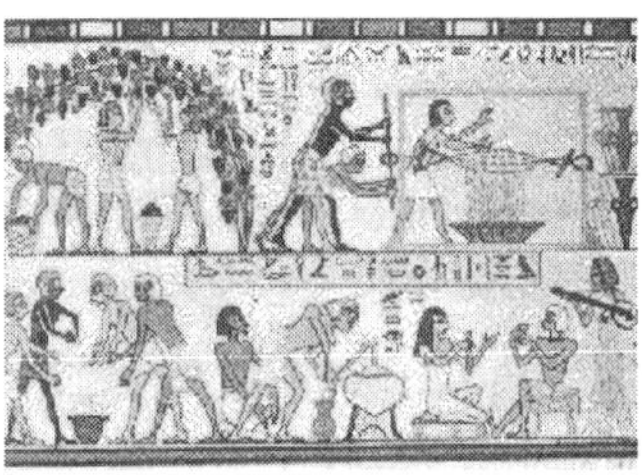

포도송이에서 열매를 분리시키는 작업은 옛날에는 손으로 하나씩 분리하였지만, 요즘은 기계로 열매만 골라내서 지그시 눌러 포도열매를 터뜨리기까지 한다.

포도송이 전체를 짓이겨 발효시키는 방법도 있지만, 가지에서 좋지 않은 성분이 우러나오므로 고급와인을 만들 때에는 이 방법을 사용하지 않는다. 통 안에 사람이 들어가 맨발로 밟아서 포도를 터뜨리는 것도 좋으며, 이는 껍질이나 씨에 전혀 상처를 주지 않기 때문이다.

(2) 아황산염의 첨가

세균과 같은 잡균의 오염을 방지하고 색깔의 선명도를 유지하기 위하여 포도송이에서 열매를 분리하고 나면 곧바로 전체 사용량을 계산하여 아황산염 용액을 포도 전체에 골고루 퍼질 수 있도록 처리한다. 그러나 과즙의 산화방지제인 아황산염을 너무 많이 사용하면 좋지 않은 냄새가 남아 있는 등 포도주의 품질이 떨어지기 때문에 주의한다.

(3) 발효관리

효모를 첨가하여 발효가 시작되면 먼저 당분의 농도를 측정한다.

당분이 변하여 알코올이 되므로 당분이 날마다 줄어들면 발효가 활발히 진행되고 있다는 증거이다. 알맞은 온도를 유지하도록 탱크 겉면에 물을 뿌려 주거나, 시원한 공기를 발효용기에 공급하기도 한다. 레드 와인을 제조할 때에는 이 과정이 중요하며, 탱크 내부에 떠있는 껍질의 색소추출 작업은 원하는 색깔이 나올 때까지 조심스럽게 계속한다.

(4) 고형물 분리

발효가 끝난 다음 액체와 고형물을 분리하는 과정으로 먼저 중간층의 액체상태를 뽑아낸다. 이때에 자연스럽게 나오는 액체를 프리 런(free run)이라 하며, 고급 와인용으로 쓰인다.

(5) 잔당 발효

1차로 발효가 완전히 끝나지 않은 와인을 다시 발효시키는 과정이다. 씨와 껍질 등을 제거한 와인 중에 아직 발효가 끝나지 않아 당분이 남아 있을 수 있다. 알코올의 농도를 높이기 위하여 설탕을 첨가하거나, 이 외로 필요한 첨가물을 넣은 뒤 다시 발효시킨다.

(6) 찌꺼기 분리

온도를 낮추어 방치하는 과정으로서 찌꺼기를 가라앉혀 맑은 상층 부분만을 채취하여 따로 분리시키는 작업이다. 이상적인 온도는 4～18℃ 정도이며, 10～25℃의 범위라면 1년 정도 보관이 가능하고, 10℃ 이하가 되면 산소나 냄새를 쉽게 흡수하게 된다.

(7) 2차 발효

감산 발효라고도 하며, 포도 중의 사과산(malic acid)이 미생물에 의하여 젖산으로 변하면서 와인의 맛도 부드러워지고 향기도 변하여 훨씬 세련되므로 숙성의 첫 단계라고 할 수 있다. 레드와인을 만들 때에는 반드시 2차 발효가 이루어지지만, 화이트와인은 신선한 맛을 유지하기 위하여 이 과정을 생략하기도 한다.

(8) 숙 성

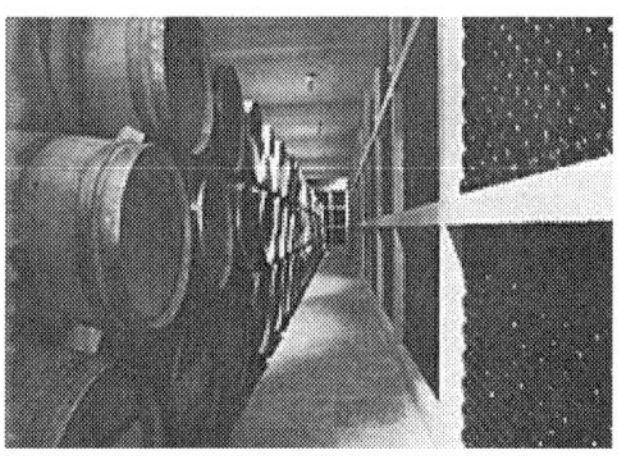

맛과 향의 조화를 이루기 위하여 몇 개월에서 몇 년까지 저장하는 과정으로, 레드 와인은 짙은 보라색에서 점차 잘 구운 벽돌색깔로 되면서 부드럽게 된다. 향기도 포도에서 우러난 향기(aroma)가 원숙한 향인 부케(bouquet)로 새롭게 형성된다. 참나무통에서 숙성시킨 것이 가장 맛이 좋다. 탄닌 등의 용출로 자체적으로 맑아지고, 알맞은 공기접촉으로 산화가 조금씩 지속되기 때문이다.

(9) 주석 등 이물질의 제거

병에 넣기 전에 이루어지는 마무리 작업으로서 주석산이 칼슘·칼륨과 결합하여 주석이 되어 가라앉도록 한다. 주석은 인체에는 해가 없으나 미리 제거한다.

(10) 병입(bottling)

위와 같은 과정을 거친 와인을 살균된 병에 넣고 코르크 마개로 닫는다.

2) 감귤 발효주

지역적인 특산물 생산을 위하여 감귤을 이용한 주류(酒類) 생산이 일부 이루어지고 있다. 프랑스에서는 브랜디에 오렌지 껍질의 향(peel oil)을 첨가한 제품이 칵테일용으로 오래 전부터 시판되고 있다.

온주밀감을 이용한 감귤주 생산은 일본에서 이루어졌으나, 국내에서는 저자 등에 의하여 수행된 감귤발효주(citrus wine)와 브랜디(citrus brandy)의 제조에 대한 연구결과를 처음으로 발표한 바 있다. 발효원료의 특성으로 감귤발효주는 포도주·사과주와 같이 흔한 것은 아니며, 국내에서는 전남 나주에서 배를 원료로 생산하는 '배로와인'과 같이 지역적인 특성을 살려 제주감귤을 이용한 발효제품을 생산하려는 시도에서 이루어졌다.

감귤을 이용한 발효제품은 그림 4-1과 같은 과정에 의하여 이루어진다. 부산물인 주박(酒粕)을 이용한 식초 제조도 가능하다. 감귤주스에는 발효할 수 있는 당분이 부족하다. 발효주를 제조할 경

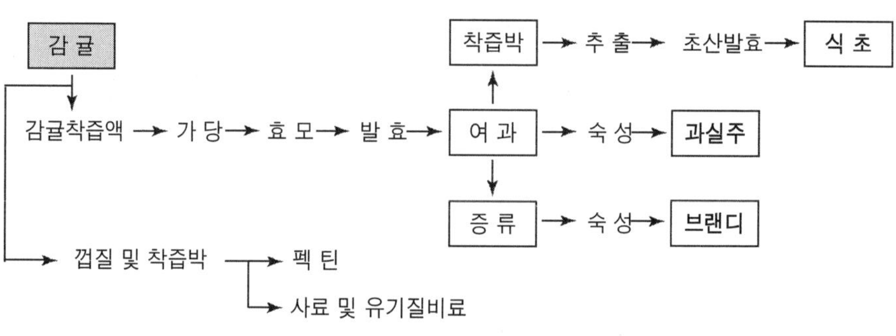

그림 4-1. 감귤 발효제품의 제조공정

우 가당량(加糖量)의 결정은 원료 감귤의 당도가 10～12° Brix 정도이므로 이를 20～24° Brix가 되도록 설탕 또는 포도당을 가해준다.

초기 당 농도는 발효 후 주정농도에 영향을 주며, 과실주의 알코올 농도가 12～13% 정도가 되어야 저장성이 있다. 가당(加糖)을 하지 않고 당 농도가 높은 감귤주스를 사용하는 경우에는 약 7%의 주정농도를 유지할 수 있어 제품을 포장할 때에 살균처리로 상품화할 수도 있다. 감귤주스의 산 함량이 높을 경우는 효모의 생육에 영향을 주기 때문에 발효액의 산 함량이 0.6～0.7% 되도록 $CaCO_3$을 알맞게 첨가하면 발효액의 pH가 상승하여 알코올 발효를 효과적으로 이룰 수도 있다.

전배양(前培養)한 효모를 첨가한 후 발효는 20℃ 전후에서 약 2주간 진행이 되며, 발효가 끝나면 고형물이 침전되면서 윗부분이 맑게 된다. 맑은 감귤주를 얻고자 할 때는 celite・탄닌-젤라틴・난백 등과 같은 여과보조제를 첨가하여 여과함으로써 고형물을 제거하며, 공업적으로는 막여과(membrane filtration)에 의하여 투명한 과실주를 얻을 수 있으며, 60℃에서 15분간 살균 처리하여 포장한다.

저자의 연구실에서의 실험 결과, 착즙액에 가당하여 당 농도를 22° Brix로 하고, 전배양한 효모(*Saccharomyces cerevisiae* IAM 4274)를 첨가하여 20℃에서 1주일 동안 주발효를 시키면 주정농도가 13% 정도인 발효주를 얻을 수 있었다. 관능검사 결과 좋은 반응을 보였다.

농촌진흥청 난지농업연구소에서 양조효모의 선발을 비롯하여 온주밀감 주스를 이용한 발효주와 증류주 생산에 대한 연구가 진행되었다. 제주 감귤양조사에서 감귤주를 소량 생산하고 있다. 그러나 유기산 함량이 높고, 정유(essential oil) 성분이 있어서 발효과정을 조절하는 일도 중요하다. 발효가 끝난 다음에는 병귤이나 청견과 같은 감귤의 향기성분을 첨가하여 보완할 필요가 있다.

3. 청 주

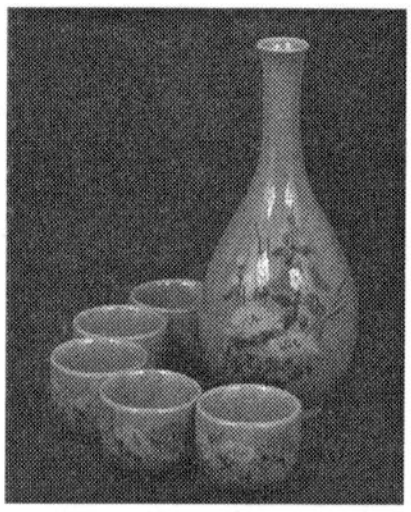

쌀로 빚은 순수한 양조주로서 우리나라 고유의 전통주이다. 청주는 우리 조상들이 직접 빚어 마셨던 술로서 '맑은 술'을 뜻한다. 막 걸러낸 탁주에 비교되어 붙여진 이름으로 청주는 달고·시고·맵고·쓰고·떫은 다섯 가지 맛이 조화된 감칠맛이 특징이다.

은은한 맛과 향은 물론 마시는 법에서부터 마시는 분위기에 이르기까지 어느 술보다도 가장 한국적인 정취를 자아내는 술이다. 청주를 제조하기 위한 누룩, 제조방법 등에 대하여 알아보자.

1) 전통 누룩

누룩의 기원은 한약의 일종인 신국(神麴)에서 유래된 것이라고 한다. 원료는 주로 밀이며, 이 외로 보리·옥수수·콩·팥·귀리 등을 섞어 만들기도 한다. 누룩을 만드는 지방에 따라 그 형상·크기·품질 등이 각각 다르다.

누룩은 분국(粉麴)과 조국(粗麴)으로 나눈다. 분국은 약주·합주·과하주 등을 제조하는 데 사용하는 것으로서 밀을 가루로 빻아 만든다. 밀기울이 섞이지 않도록 순 밀가루로 만든 백국(白麴)도 있다.

조국은 탁주와 약주의 제조에 사용하는 것으로서 약간 거칠게 부순 밀로 만든다. 소주용에는 증류과정에서 증류탑에 눌어붙지 않도록 밀을 굵게 부순 다음 제조함으로써 탁주용 조국과 구분된다. 또한, 탁주용 조국은 분쇄한 밀에서 밀가루를 분리함으로써 녹말을 줄이거나 밀기울을 혼합하여 제조하였다. 소주용 누룩은 밀 외에 옥수수, 콩, 팥, 보리 등을 혼합하여 제조하기도 한다.

누룩을 만들 때는 분쇄한 밀에 알맞게 물을 가하여 잘 비벼서 보자기에 쌓아 누룩 성형틀에 밟아 굳힌다. 보자기를 빼고 곡자실이나 광에 알맞게 배열하여 짚이나 쑥 등 생초로 싸서 자연적으로 누룩균이 잘 자라도록 한다. 누룩균이 자라면 덮은 풀을 걷어내고 배열 간격을 넓게 하여 서서히 건조시키면서 제국하는 방법으로 제조기간은 짧게는 1주일, 길게는 40일 이상 걸린다.

전통누룩의 발효에 관여하는 미생물은 *Rhizopus* sp., *Mucor* sp., *Absidia* sp., *Monascus* sp. 등의 곰팡이이다. 미생물의 분류학적으로 *Phycomycetes*가 주요 균이며, *Ascomycetes*속에 속하는 *Aspergillus* sp., *Penicillium* sp., *Rhizopus* sp. 등의 곰팡이에 의하여 호화된 쌀녹말의 액화와 당화과정이 주로 이루어지며, 여러 종류의 *Saccharomyces* sp. 효모가 알코올 발효에 관여한다.

누룩은 자연발효 상태에서 미생물을 증식시킨 것으로, 경우에 따라 당화력이 낮고 발효력이 조금 떨어지는 단점이 있다. 누룩의 단점을 보완하기 위하여 저온담금법(2～3단 담금)이 이루어졌으며, 각종 가향(加香) 약용재료 또는 식용재료를 부원료로 첨가하여 다양한 풍미를 갖는 술을 양조하였다.

전통누룩의 형태는 원형・구형・사각형・요철형・장방형 등으로 지역과 용도에 따라 다양하다. 누룩의 1개 무게는 크게는 700

~800 g의 것이 많으나, 평안북도의 누룩은 350~640 g의 무게로 다양하다.

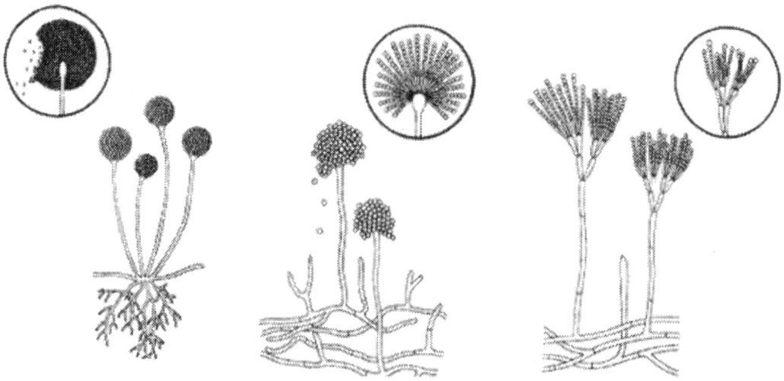

2) 청주의 제조

(1) 도 정

쌀의 겉껍질을 깎아내는 과정을 말한다. 쌀의 겉 부분을 한알 한알 28~35% 정도로 하얗게 깎아 청주의 향미에 저해가 되는 부분을 제거한다. 쌀의 겉 부분에는 단백질과 지질 성분이 많이 들어있어서 술을 만드는 과정에서 산화가 일어나면 술의 품질이 떨어진다.

(2) 세미와 침미

도정된 쌀을 깨끗이 씻어 3~4시간 정도 물에 담가 두는 과정이다. 하얀 쌀은 깨끗한 물로 여러 번에 거쳐 씻어내고, 흡수율을 조정하여 증자(蒸煮)를 하기 좋은 상태로 물에 담가 둔다.

(3) 증 미

물에 불린 쌀을 고두밥으로 찌는 과정이다. 쌀 속에 함유된 녹말은 증기로 쪄서 호화시킴으로써 효소작용이 잘 이루어지도록 고두밥으로 만든다.

(4) 제 국

쌀을 발효시키는 국균을 번식시켜 좋은 품질의 곡자를 생산하는 과정이다. 온도 및 습도를 알맞은 수준으로 유지하고, 쌀녹말에 곰팡이를 번식시켜 좋은 품질의 곡자(누룩)를 만든다.

(5) 발 효

고두밥에 곡자, 물, 효모 등을 배합하여 발효시키는 과정이다. 찐쌀, 곡자, 물, 효모 등을 첨가하여 알맞은 기간 동안 발효를 시키고, 효모를 번식시킨 주모(酒母)에 다시 찐쌀, 곡자, 물 등을 첨가하여 술덧을 만든다.

(6) 압 착

발효가 끝난 다음 압착기로 짜고 앙금을 분리하고 여과하는 과정이다. 발효가 끝난 술덧을 압착기로 짜서 여과하고, 앙금을 분리하여 새로운 술을 만든다.

(7) 저 장

맛・향기・색깔을 부드럽게 하기 위하여 일정한 기간 동안 저장하는 과정이다. 순도가 높고 풍미를 그대로 보존하기 위하여 낮은 온도에서 공기의 접촉이 없도록 밀봉하여 저장하면서 알맞은 상태로 숙성시킨다.

(8) 배 합

다 만들어진 술을 맑게 처리하는 과정으로 압착 후까지 남게 되는 미세한 입자와 함께 앙금을 분리하고, 여과과정을 통하여 만들어진 맑은 술을 품질이 일정하도록 서로 배합한다.

(9) 제품라인

청주를 용기에 담는 공정으로 규모가 어느 정도 큰 공장에서는 세병(洗甁)에서 병입·포장까지 모든 공정이 자동화 시스템에 의하여 운영된다. 그러나 대부분의 공장은 수작업에 의해 이루어지지만, 미생물의 오염 등 유통과정 중에 중요한 역할을 하기 때문에 세심한 주의가 필요하다.

3) 새로운 제품

기술개발과 더불어 전통주의 다양화를 통하여 소비자의 요구에 부응하고 있다. 즉, 탁주의 유통기간을 늘리기 위하여 캔에 포장한 다음 살균을 함으로써 제품의 품질을 유지하기도 한다. 또한 저장 중 침전물이 캔 밑에 가라앉는 것을 방지하기 위하여 균질기(homogenizer)를 사용하여 고형물을 미세한 입자 형태로 만들기도 한다.

일본에서는 *Monascus* sp. 균을 이용하여 제조한 홍국(紅麴)으로 술을 빚으면 겉보기와 맛이 적포도주와 비슷한 술을 만들 수 있어서 시마네현(島根縣)에서 지역 특산품으로 판매되고 있다. 홍국균이 생산하는 색소는 적색계 · 황색계 · 자색계가 있으며, 화학 구조가 알려져 있는 것은 6종으로 적색색소인 rubropunctatin과 monascorubrin, 황색색소인 monascin과 ankaflavin, 자색색소인 rubropunctamine과 monascorubramine이다.

흑미주(黑米酒)는 중국에서 예전부터 황실의 술로서 이용되어 왔다. 이를 개량한 방법으로서 흑미의 껍질을 현미 상태로 하여 무증자 발효법에 의하여 발효시키면 적포도주의 색깔과 특유의 맛을 나타낸다.

4. 증류주

1) 소 주

(1) 원료와 전처리

소주의 원료는 곡류 · 서류 · 당류 등 알코올 발효를 할 수 있는 원료는 모두 사용할 수 있다. 주로 백미가 사용되었으나 현미 · 백미 모두 주질(酒質)이 우수하며, 다른 원료를 사용할 때라도 입국만은 쌀을 사용하는 것이 좋다. 현미의 녹말 함량은 70~74%, 백미는 72~75%이며, 백미 100 kg으로 소주 약 140 L가 생산된다. 보리는 도정하지 않고 사용하기도 하지만, 도정을 안 할 경우 제품에 냄새가 난다.

또한, 껍질에 들어있던 펙틴(pectin)에서부터 메탄올이 많이 생성된다. 보리쌀은 잘 도정하여 제조하면 백미에 손색이 없는 술의 품질이 된다. 녹말 함량은 70% 정도이며, 제성(製成)비율은 약 68%이다. 밀 · 옥수수 모두 소주원료로 좋으며, 술의 품질도 좋다. 밀가루의 녹말 함량은 70% 정도이며, 제성비율은 70%이다.

(2) 증 자

증자를 통하여 원료에 들어있는 녹말을 국균이 분비하는 효소에 의하여 당화되기 쉬운 상태로 호화시키며, 또한 원료의 살균을 목적으로 이루어진다.

(3) 입 국

입국은 주원료를 용해시키고 당화에 필요한 효소와 잡균의 오염 방지에 필요한 구연산을 공급하고, 술의 향미에도 영향을 미친다. 소주 제조에는 주로 흑국균 및 백국균을 사용하며, 소주의 향미를 높이기 위하여 황국균을 사용하기도 한다.

(4) 주모(1단 사입)

주모는 원료량의 30% 전후의 입국에 배양한 효모를 0.5～0.8%로 하고, 급수량을 140% 내외로 하여 25℃로 1단 사입한다. 이외의 발효관리는 청주의 제조와 비슷하다.

(5) 주모(2단 사입)

1단 사입 후 5일 정도 경과하여 발효가 왕성하면 본 사입을 한다. 사입 후 쌀・보리 등 곡류는 10～15일이면 발효가 끝난다. 발효가 끝난 후 알코올 함량은 14～18%이다.

(6) 증 류

증류식 소주의 경우 단식 증류기를 사용하며, 희석식 소주를 위한 주정(酒精)을 만들 때는 다단식 증류기가 이용된다. 가열방법에는 직접가열법, 간접가열법, 이들을 절충한 방법이 사용된다. 최

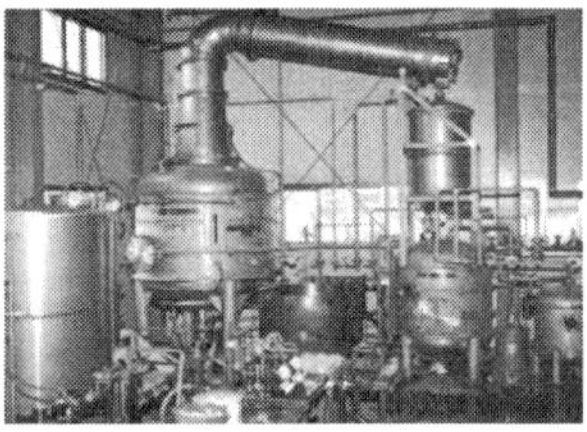

근에는 감압증류 방법을 이용하여 부드러운 향미의 소주를 만들기도 한다.

직접가열법은 증기가 직접 술덧으로 주입되므로 교반 및 가열 효과는 좋으나 증기의 응축으로 술덧의 알코올 농도를 떨어뜨린다. 또한 비점이 높은 성분과 불순물이 간접법보다 쉽게 유출될 수 있는 단점이 있다.

간접가열법은 열전도율이 직접가열법보다 낮고, 술덧 양의 감소로 가열관이 노출되어 탄 냄새가 생길 수 있다. 그리고 술덧의 점도가 높으면 교반기 없이 증류하기 어려운 단점이 있다.

(7) 제 성

증류 직후의 소주는 원료 특유의 풍미가 강하고 자극적이며, 기름 성분의 물질이 많다. 증류 후 3개월 이내에 제품화 할 경우는 자극적인 향미를 제거해야 하지만, 저장기간이 긴 경우는 특별히 제거할 필요가 없다. 기름 성분은 주로 고급지방산 에스테르로 겨울철에는 표면에 떠오르고, 온도가 높아지면 다시 용해되어 소주 냄새의 원인이 되므로 저장 전에 완전히 제거해야 한다.

(8) 저장 및 숙성

일반적으로 증류주는 저장하면 품질이 향상된다. 증류 초기의 강한 자극취는 저장 중에 숙성되어 향미의 조화가 이루어진다. 저장용기로는 오크통(참나무통), 법랑탱크, 스테인리스 스틸탱크 등을 사용한다.

(9) 정 제

품질을 안정화시키고 향미의 경쾌감을 주기 위하여 정제를 한다. 정제방법으로는 석면 여과, 활성탄 여과, 규조토 여과, 이온교환수지, 특수탄소 여과 등 여러 가지 방법이 있다.

(10) 조합과 제품

조합은 제품의 품질을 균일화시키고, 향미를 조정함으로써 품질을 향상시키기 위하여 필요한 조작이다. 원료별 조합, 소비자 기호에 따른 조합 등이 이루어지며, 저장·조합·정제 등을 거친 후 병입하여 제품화한다.

2) 위스키

곡류를 원료로 하여 술을 빚은 후 증류하여 숙성시킨 위스키를 제조하는 순서는 다음과 같다.

(1) 맥 아

침전조에서 보리를 24～48시간 동안 물에 담가 놓았다가 15～17℃의 발아실로 옮겨 7～10일 동안 싹을 틔운 후, 이것을 건조실에서 가열공기에 의하여 건조시킨다. 몰트 스카치위스키를 제조하는 경우 맥아를 건조할 때에 peat탄을 이용한다.

(2) 당 화

건조맥아를 분쇄하고 온수를 가하여 60～70℃의 당화조에서 녹말을 당으로 분해시켜 여과 후 발효조로 보낸다.

(3) 발 효

당화액을 25～27℃로 냉각한 후, 효모를 첨가하여 2～3일 동안 발효시킨다. 이것을 매쉬(mash)라고 하며, 알코올 함량은 7～8%이다. (1)～(3)의 과정은 맥주 제조과정과 거의 같다.

(4) 증 류

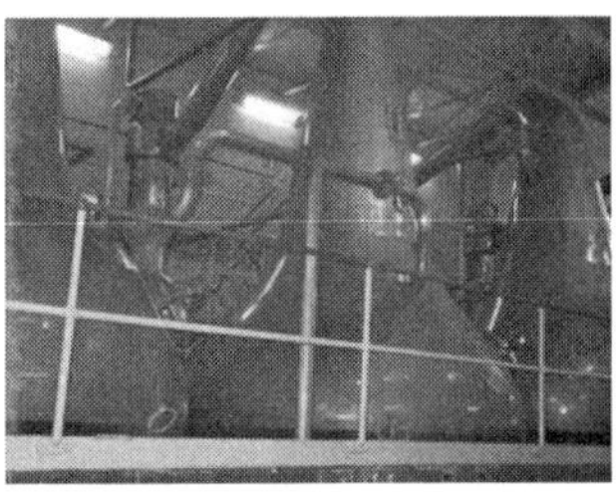

단식 증류기(pot still) 또는 연속식 증류기(patent still)를 사용하며, 단식 증류기로 2～3회 증류한다. 증류기에는 몰트위스키를 적은 용량으로 알코올 함량 70% 내외로 증류하는 경우에 이용하는 단식 증류기와 그레인위스키에서처럼 많은 용량으로 알코올 함량 90% 내외로 증류하는 데 이용하는 연속식 증류기로 구분된다.

(5) 숙 성

증류된 무색 투명한 위스키 원액을 참나무(oak) 통 속에 저장하여 3년 이상을 숙성시킨다. 참나무의 재질 차이는 숙성할 때에 위스키의 맛과 향에 영향을 미친다. 숙성기간이 오래 될수록 향기가 강해지고 감미로우며, 술의 품질이 향상된다. 고급 위스키는 12년 이상 숙성된 원액을 사용한다.

(6) 블랜딩

숙성이 끝난 후 한 종류의 원액만을 물로 희석하여 제품화하는 경우도 있지만, 대부분 30여 종류의 몰트위스키 원액과 1가지 또는 몇 가지의 그레인위스키 원액을 알맞은 비율로 조합한 후 물을 첨가하여 제품화한다. 제품의 품질은 주로 몰트위스키에 의하여 좌우된다.

(7) 매링(marring)

조합한 여러 가지 위스키 원액이 서로 잘 조화될 수 있도록 일정기간을 통 속에서 저장한다.

(8) 제 품

저장이 끝난 위스키 원액에 물을 첨가하여 제품화하며 알코올 함량은 40～43%이다. 제품의 종류에는 한 증류주의 몰트위스키 원액만 사용한 것, 여러 증류주의 몰트위스키 원액을 혼합한 것, 그레인위스키 원액만 사용한 것, 몰트위스키 원액과 그레인위스키 원액을 조합한 것 등이 있다.

3) 감귤 브랜디

위스키·브랜디 등 증류주를 제조하는 경우, 국내에서는 양조 원료의 가격이 비싸기 때문에 국제경쟁력이 떨어진다. 이에 따라 국내에서 위스키와 브랜디를 직접 생산하지 않고 원액을 수입하여 조합(blending)한 다음 시판하고 있다. 여기에서는 제주지역 특성을 살린 감귤브랜디의 제조실험을 소개하고자 한다.

저자의 연구실에서는 감귤브랜디를 제조하기 위하여 감귤 발효주를 제조한 다음, 이를 단식 증류(pot still)하여 주정농도가 60°가 되도록 조정하였다. 증류액을 참나무통에 넣어 숙성하거나, 또는 참나무의 심재(深材) 부분을 알맞은 크기로 잘라 참나무 조각을 만들었으며, 증류주가 참나무통에 넣었을 경우 직접 접촉하는 표면적에 해당하는 양을 계산하여 이를 용기에 넣어 밀봉한 다음 숙성시켰다.

증류주를 6개월 이상 숙성시킨 후 주정농도를 40°로 희석한 다음 감귤브랜디로 제조하였다. 조기 숙성을 위하여 증류주를 45℃, pH 4.1에서 6개월 숙성하였을 경우 약간 거친 맛은 있었으나 겉보기에 충분한 상품가치가 있었다.

4) 증류주의 숙성

증류주를 제조하는 데는 원료, 발효방법, 증류기의 형식과 증류방법, 저장과 숙성방법, 조합(調合, blending) 등 제조기술의 차이로 다양한 향미가 있는 고유한 증류주가 그 지역의 풍토적 특성을 지니고 발전하여 왔다. 경제성과 대량생산 측면에서 연속식 증류방식의 채택이나 감압증류 기술의 도입 등이 이루어지고 있어서 이에 대한 조화로운 선택이 요구된다.

(1) 참나무통

좋은 위스키를 제조하기 위한 참나무통을 만들 때는 우선 알맞은 참나무 종류와 크기의 나무를 베어낸 후 숙성과정을 거치게 된다. 베어진 참나무를 나뭇결 방향으로 약 10cm 정도의 두께로 잘

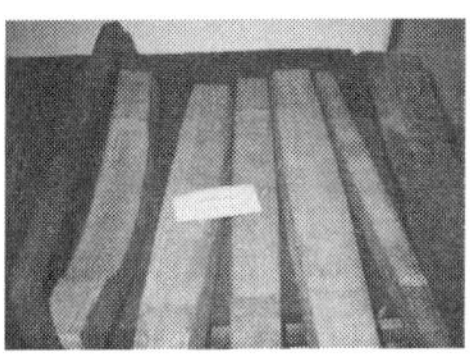

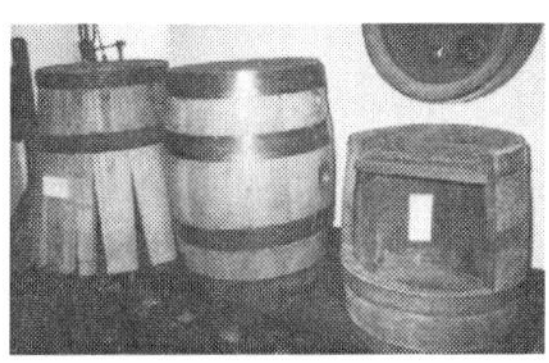

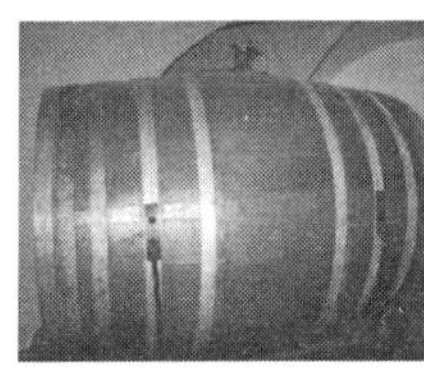

라 나무판을 만들고, 넓은 마당에 차곡차곡 쌓아 방치한다. 나무판 사이에는 바람과 빗물이 통과하도록 사이를 벌린다.

참나무 판자를 2～3년 동안 숙성시키면 수분함량이 15% 정도로 줄어들고, 나무 표면의 성분은 여러 가지 물리·화학적, 생물적인 작용에 의하여 분해되기도 한다. 나무의 숙성이 끝난 후 표면에 묻어 있는 곰팡이와 이물질을 긁어내어 제거한 다음, 길고 작은 조각으로 잘라내어 참나무통의 형태를 만든다.

참나무통의 내부는 불의 그을림(toasting)으로 나무성분의 열분해 물질이 발생되고, 이들 분해물질들은 위스키의 저장과 숙성과정에서 용출되어 위스키의 중요한 향기성분이 된다. 그을림의 정도로 나무 향의 강도를 조정할 수도 있으며, 미국의 버어본 위스키의 경우는 매우 심하게 그을린 참나무통을 사용한다.

(2) 숙성 중의 성분 변화

저장된 위스키에 참나무통으로부터 추출되는 화학적 향기성분의 종류는 매우 다양하다. 많은 추출성분 중에서도 위스키 향에 영향을 주는 중요한 화합물은 리그닌(lignin)의 분해산물인 바닐린(vanillin), syringaldehyde의 방향성 알데히드와 guaicol, hemicellulose로부터 열 분해된 생성물인 furfural, maltitol, cyclotene, 미량성분이나 위스키 향에 매우 중요한 cis-, 또는 trans-β-methyl-γ-octalactone 등이 있다.

증류주는 증류 당시에는 알코올 냄새가 강하고 향미도 거친 술이지만, 오랜 기간 동안 저장하면 맛이 부드럽고 원숙한 술로 숙성된다. 특히 위스키·브랜디와 같이 나무통에 저장하여 숙성하면 복잡한 변화가 일어난다. 이는 다음과 같은 요인에 의하여 이루어지는 것으로 알려져 있다.

① 알코올과 물의 분자회합(分子會合)에 기인한다. 물분자는 OH(hydroxyl)기를 가지고 있다. 알코올 분자도 OH를 가지고 있어서 이들이 서서히 큰 덩어리를 형성하게 됨으로써 알코올 분자의 성질이 변하게 되어 알코올 냄새가 거의 없어지고, 자극성이 순화된 부드러운 맛을 갖게 된다.

② 증류과정에서 옮겨진 성분의 변화와 상호반응에 의한 향미의 변화를 들 수 있다. 통 속의 공기에 의하여 증류주가 산화반응이 일어나면 알코올류는 알데히드(aldehyde), 휘발산 등으로 산화된다. 이들은 2차적으로 축합반응을 일으켜 에스테르(ester)화, 아세틸(acetyl)화가 일어난다. 특히 에스테르화는 여러 종류의 휘발산과 알코올류의 상호작용에 의하여 일어나므로 비록 양적으로 미량이지만 향기를 복잡하게 만든다.

③ 나무통으로 사용하는 재료로 떡갈나무·졸참나무 등 참나무를 사용함으로써 리그닌(lignin), 아미노산, 당류, 쓴맛 성분 등 나무성분이 용출되어 착색이 일어난다. 또한 이들이 복잡한 물리·화학적 변화를 가져오게 되어 맛이 부드럽고 향기가 좋은 술로 숙성하게 된다.

당에는 arabinose·xylose·rhamnose 등의 5탄당과 포도당·과당·galactose 등의 6탄당, 그리고 글리세린 등이 존재한다. 페놀성 물질은 숙성 중에 중요한 역할을 한다. 리그닌은 알코올에 의하여 alcoholysis를 일으켜 용출되며, 다시 구성성분인 coniferyl alcohol, sinapic alcohol로 분해되면서 알데히드(aldehyde)가 된다. 이와 같은 과정에서 생긴 분해생성물인 코니펠알데히드(coniferaldehyde)는 산화하여 향기성분인 바닐린이 된다.

새로 만든 나무통은 이미 한 번 사용하였던 것보다 나무성분의 용출이 많아지고, 나무통 안쪽을 태운 것이 색상과 성분 용출이 많아진다. 저장 중에는 연간 2～3% 정도씩 증류액이 휘산되며, 이로 인하여 각종 성분이 농축되고 오랜 기간 동안 저장할수록 각종 성분 사이의 상대적 비율이 변하게 된다. 숙성에 들어간 증류주는 6개월 정도 경과하면 담황색을 띠며, 알코올 냄새가 줄어들고 숙성향이 나타나기 시작한다.

5. 혼성주

각종 과실과 약용식물 등을 소재로 주정 또는 소주에 우려낸 술을 혼성주(제재주)라고 한다. 대표적으로 국내에서 상품화되어 있는 혼성주로서는 인삼주, 매실주, 오가피주, 포도주 등 다양하다. 특히 인삼주와 매실주는 널리 알려져 있다.

혼성주로서 사용하는 원료에 따라 여러 가지로 구분되며, 원료성분이 알코올에 의하여 침출되어 인체에 주는 효능은 다음과 같다고 하여 예전부터 애용되어 왔다.

① 감귤주: 피로회복, 동맥경화, 각기(脚氣) 등에 효능이 있다.

② 구기자주: 허(虛)한 것을 보완하며 노열(勞熱)을 제거하고, 정기(精氣)를 늘리고 허리와 다리를 튼튼히 하고, 안색을 좋게 하고, 눈물이 흐르는 것을 다스린다.

③ 국화주: 눈에 충혈이 잘 되거나, 혈압이 높은 경우에 마신다.

④ 녹용주: 기관지나 폐가 약하여 감기가 잘 걸리며, 양기가 부족한 사람에게 효과가 있다.

⑤ 당귀주: 빈혈이 심하여 자주 어지러운 사람에게 좋다.

⑥ 딸기주: 피부미용에 좋고 입맛을 돋운다.

⑦ 독사주: 신경통에 좋다.

⑧ 매실주: 설사에 효과가 있다.

⑨ 복령주: 평소 소변이 시원하게 잘 나가지 않는 경우에 효과가 있다.

⑩ 오가피주: 인삼과 함께 불로장생약으로 알려져 있으며, 신경통 등에 좋다.

⑪ 오디주: 뽕나무 열매로 담근 술로서 젊음을 유지시키는 술이라고 하였다.

⑫ 우슬주: 쇠무릎이라는 풀의 뿌리를 달여 즙을 내어 술로 만든 것으로서 무릎이나 관절, 허리가 좋지 않은 사람에게 사용한다.

⑬ 인삼주: 평소 기운이 없고 몸이 차고 소화가 잘 안 되는 사람에게 효과가 있다.

⑭ 지황주: 평소 소화는 잘 되나 식은땀이 잘 나고, 피부가 건조해지거나 입이 마르는 경우에 좋다.

⑮ 황정주: 피로회복에 좋다.

1) 인삼주

4년근 이상의 수삼에서 크기가 작은 것을 골라내고 물로 세척하여 물기를 제거한 다음, 다음과 같은 과정을 거쳐 인삼주를 만든다.

① 주정(酒精)을 알코올 함량 40～50%로 희석하여 활성탄으로 탈취한 다음, 인삼을 담가서 우려내기에 알맞은 농도로 맞춘다.

② 탈취한 희석 주정(알코올 함량 40～45%)에 수삼을 넣는다. 수삼은 제품 200 L에 12 kg 이상을 사용하여야 하며, 담가 두는 기간은 저장기간을 포함하여 180일 이상이다.

③ 담가서 우려낸 액 중에 인삼근 찌꺼기 등의 불순물을 제거한다. 우려낸 다음 인삼근을 분리한 액을 인삼원액이라고 한다.

④ 인삼원액에 첨가물을 넣고, 물을 가하여 규정된 도수로 맞춘다. 상품화하는 인삼주(出酒)에 절반을 다른 주류와 혼합할 수 있으며, 이때의 주류는 위스키・브랜디・포도주 등이다. 위스키・브랜디 등은 주류 첨가량의 20% 이하이어야 한다.

⑤ 배합 후 거친 맛의 순화를 위하여 180일 이상 저장한다.

⑥ 인삼을 담가서 우려낸 액에서 분리한 인삼근을 병에 넣고 인삼주를 주입한다. 이때에 인삼근은 제품 용량에 포함하지 않는다.

2) 매실주

매화나무는 꽃과 향기가 좋을 뿐만 아니라, 그 열매인 매실은 예로부터 약용으로 널리 이용되어 왔다. 매실은 과육 부분이 전체의 85% 가량이며, 유기산이 5% 정도 들어있어 신맛이 강하다. 유기산은 주로 구연산・사과산・호박산・주석산이며, 이 외에 카테킨(catechin)・미네랄 등 여러 가지 성분이 들어 있다. 씨에는 아미그달린(amygdalin, $C_{20}H_{27}O_{11}N$) 배당체가 들어 있다.

중국 고서(古書)인 『신농본초경』을 비롯하여 명나라 때의 『본초강목』, 조선 중기의 『동의보감』 등의 한방서에는 매실의 약효와 이용법이 수록되어 있다. 또한, 매실은 옛날부터 귀중한 식품으로 이용되었으며, 『주례』 등의 고문헌에 의하면 매실즙에 술을 섞은 매실주를 '의'라고 하여 궁중에서 음료로 사용하였다고 한다.

우리나라에서도 매실주를 널리 마셨으며, 이는 매실주가 독특한 향과 매력적인 맛을 가지고 있을 뿐만 아니라 건강을 지향하는 현대인의 요구와 일치하기 때문이다. 매실은 구연산 등 유기산과 미네랄 등을 함유한 알칼리성 과실로서 식욕증진, 소화촉진, 피로회복, 노화방지, 피부미용에 효과가 있다.

원액을 제조할 때는 주정 200 L에 매실·모과·복숭아·유자·밀감은 170 kg 이상, 기타 유실(잣·구기자 등)은 50 kg 이상으로 하며, 담가서 우려내는 기간은 90일 이상으로 한다.

3) 감귤주

혼성주로서 감귤주를 제조하는 방법을 알아보자.

온주밀감·하귤·금귤·레몬·유자 등을 원료로 하여 깨끗이 씻은 다음 4개로 절단하여 갈색 하구병에 넣고, 여기에 밀감 1 kg을 기준하여 과실주 제조용 소주 1.8L를 넣어 한 달 이상을 숙성하면 좋은 감귤주가 된다.

향기가 좋은 금귤·레몬·유자를 원료로 하는 경우는 껍질을 제거하지 않고 사용하며, 온주밀감과 하귤의 껍질은 쓴맛이 강하여 껍질을 1/3 정도 제거하여 이용한다. 감귤류를 잘라 주정에 우려내는 과정에서 헤스페리딘(hesperidin) 성분의 용출로 현탁되어 겉보기가 좋지 않을 경우에는 효소제를 처리하기도 한다. 또한 하귤을 재료로 하면 껍질 중에 들어있는 나린진・리모닌과 같은 쓴맛 성분이 용출되어 쓴맛이 강하므로 껍질 사용량을 줄인다.

감귤의 색소는 카로티노이드(carotenoid) 성분으로 빛과 산소의 존재에서 산화작용이 일어나 퇴색되고 산화 생성물에 의해 색깔이 좋지 않으므로 갈색병에 보관하거나, 어두운 곳에 넣어 두는 것이 좋다. 감귤류에는 과당, 구연산, 비타민 C, 정유, limonene 등이 들어 있어서 피로회복・식욕증진・감기・고혈압・혈관강화・미용 등에 좋은 효과가 있다.

저자의 연구실에서는 향기가 좋은 제주 재래감귤인 병귤을 주정농도 50～70%에서 침출한 후 희석하여 blending한 다음에 금귤을 넣어 독특한 감귤주를 제조하였다. 리큐르 형태인 이 감귤주는 금귤이 주는 외관과 더불어 병귤의 향을 유지하도록 하였다.

4) 희석식 소주

주정공장에서 고구마・타피오카・보리쌀 등을 원료로 제조한 발효주정을 이용하여 지역별로 설립된 소주회사에서 희석식 소주를 제조하여 판매하고 있다. 대표적인 제조공정도는 그림 4-2에서 보는 바와 같다.

알코올 농도 92% 정도의 주정을 30～40% 정도로 희석한 다음, 활성탄 처리로 탈색과 탈취를 하여 거의 순수한 에탄올용액을 만들어 숙성을 시킨다. 숙성이 끝난 용액은 micro-filtration으로 여과하고 감미료, 구연산, 아미노산, sorbitol, 무기염 등 첨가물을 넣어 혼합한 다음 병에 주입한다. 첨가량과 종류는 제조회사마다 다르나, 보통 0.05～0.15 g 가량 첨가를 한다.

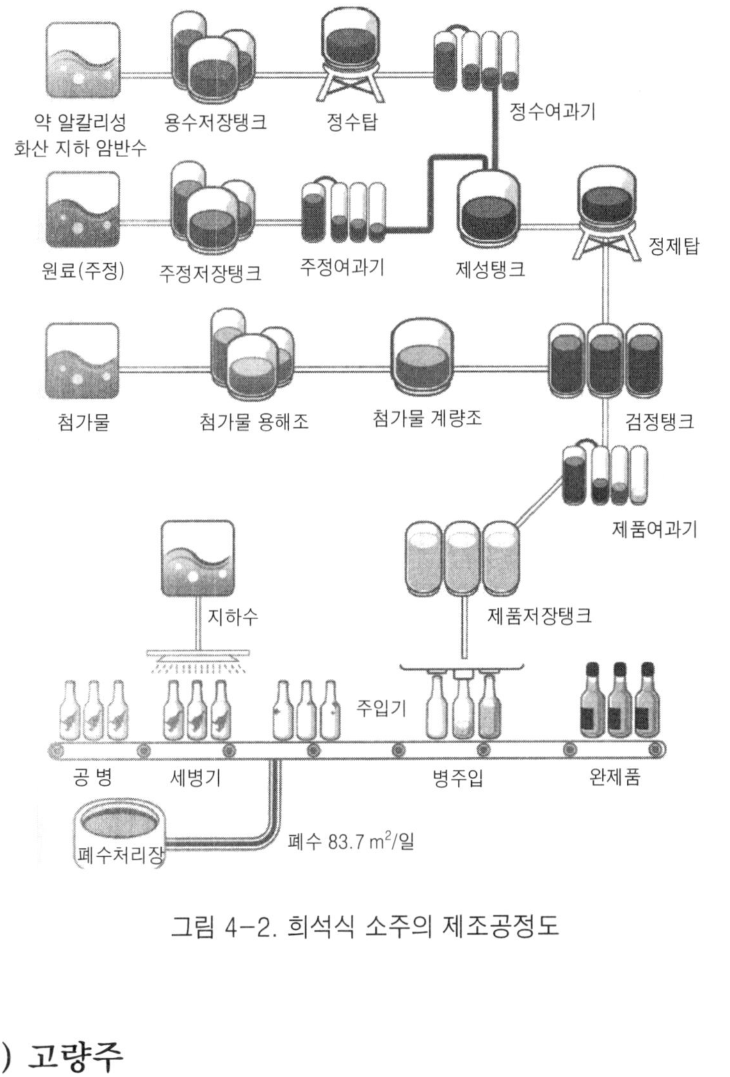

그림 4-2. 희석식 소주의 제조공정도

5) 고량주

고량주 원료로는 수수를 사용하지만 우리나라에서는 주로 옥수수를 사용하며, 최근에는 고량주 원주(原酒)를 중국에서 수입하여 제조하고 있다. 고량주를 제조할 때는 다음과 같은 과정을 거쳐 만든다.

① 옥수수를 수수알 크기 정도로 분쇄한 다음 물을 흡수시킨다.
② 분쇄된 원료와 곡자를 물과 같이 반고형 상태로 담금하여 30~35℃로 8~9일간 발효시킨다. 술덧의 알코올 함량은 6~8% 정도이다.
③ 고량주 증류는 술덧을 증류만 하는 것이 아니고, 다음 담금의 원료를 술덧과 혼합하여 증자도 함께 하는 것이 특징이다. 이때에 증류는 주정분이 없어질 때까지 가열을 계속한다.
④ 주질을 개선하기 위하여 재증류를 하지만, 현재 고량주 제조공장에서는 거의 하지 않는다.
⑤ 알코올 농도 45%의 제품은 3개월 이상 저장하도록 되어 있다.

6) 럼

사탕수수・사탕무・설탕・당밀을 원료로 제조한다. 제조방법은 다양하여 야생효모를 사용하는 전통적인 방법과 순수 배양효모를 사용하는 현대적 방법이 있다. 증류도 단식 증류기에서부터 개량형까지 있으며, 증류액의 알코올 함량은 50%에서 100% 가까운 것 등 여러 가지 종류가 있다.

좋은 술은 3년 이상 참나무통에 저장하며, 좋은 참나무통을 사용하면 20년 동안은 품질이 향상된다고 한다. 통에서 나오는 유출물질에 따라 착색되며, 향미가 좋아진다. 많은 양의 고급 에스테르(ester)를 함유하며, 특유한 향기는 주로 여기에서 온다.

7) 진

증류 주류, 노간주나무 열매, 향미식물을 원료로 한다. 진은 위스키와 매우 다른 술이다. 위스키의 향미는 맥아 등 원료인 곡류에서 유래되며, 또한 참나무통에 오랜 기간 동안 저장하여 그 향미가 개선된다.

이에 비하여 진은 보드카와 마찬가지로 증류 직후의 그레인위스키와 이것을 재증류한 것, 또는 거의 순수한 중성 알코올을 사용한다. 여기에 노간주나무 열매 등의 향기성분을 첨가하여 제조되기 때문에 그 향미는 거의 이들 향료식물의 정유 성분에서 유래된다.

이들 정유 성분은 산화 또는 변질되기 쉽기 때문에 일반적으로 참나무통에 저장하지 않고 바로 병에 포장하여 출하한다. 진의 제조공정은 원료인 알코올에 물을 넣어 약 60% 알코올 용액으로 하여 증류기에 넣는다. 여기에 노간주나무 열매 등의 향미식물을 절단하여 넣거나, 증류기의 꼭대기에 설치된 선반에 넣고 스팀 가열에 의하여 증류한다.

이 식물의 정유 성분은 알코올 용액과 그 증기에 의하여 유출되며, 증류액은 진 특유의 향미를 가진다. 증류액 중에 초류(初溜)와 후류(後溜)를 제외하며, 증류분에 물을 가하여 37～50%의 알코올 농도로 하여 병에 포장을 한 다음 출하한다. 이때에 진의 맛을 순하게 만들기 위하여 2～3%의 설탕과 0.5%의 글리세린(glycerin)을 넣거나 알맞은 향료를 넣기도 한다. 또한 향미식물을 일정 기간 동안 알코올 용액에 침지시킨 후에 증류하는 것도 있다.

수질은 알코올과 함께 술의 품질에 크게 영향을 미치므로 일반적으로 순수한 물을 사용한다. 노간주나무 열매는 피너(piner) · 카딘(cadinene) 등을 성분으로 하는 1~2%의 정유를 함유하고 있어서 진 특유의 향기를 나타낸다.

향미식물을 넣고 증류하는 대신 미리 이들 정유 성분으로부터 만든 향료를 알코올에 가하여 향미를 조정하여 병에 포장하고 제품화하는 경우도 있다. 정유 성분의 함유율이 높을수록 진의 향미는 강해진다. 정유 성분의 용해도는 알코올 농도가 높을수록 크기 때문에 농도가 진한 알코올일수록 향미가 풍부한 것을 만들 수 있다.

8) 보드카

보드카는 증류주를 자작나무 숯으로 여과한 술이다. 보드카는 러시아를 중심으로 하여 발달하였으며, 동유럽·미국 등지에서 대량으로 생산되고 있다. 그레인위스키나 중성 알코올이 사용하며, 품질에서 그레인위스키가 아주 뛰어나다.

40% 정도로 희석된 알코올을 3~20개의 스테인리스 스틸 원통에 채운 뒤 느린 속도로 통과시킨다. 자작나무 탄층(炭層)의 수와 접촉시간이 제품에 크게 영향을 주며, 일반적으로 좋은 제품은 접촉시간이 길다.

활성탄소 층을 통과한 알코올 용액은 병에 넣어져 제품이 된다. 증류 직후의 알코올 냄새가 활성탄 처리에 의하여 없어지기 때문에 순하고 감미로우며, 특유의 향미가 있는 술이 된다. 설탕과 염류를 조금 가하여 풍미를 부여하는 경우도 있다. 보드카는 무색·무미·무취이므로 어떤 술과도 잘 조화되어 칵테일용으로서 널리 이용된다.

제 5 장

술의 대사과정

1. 알코올의 대사

술의 주성분인 에탄올(ethanol, ethyl alcohol)을 섭취하게 되면 입 안의 점막으로부터 장에 이르기까지 다양한 경로로 흡수되지만, 주로 위와 소장에서 흡수된다. 흡수속도는 술에 들어있는 알코올 함량, 식품의 섭취 등에 의하여 영향을 받는다. 흡수된 알코올의

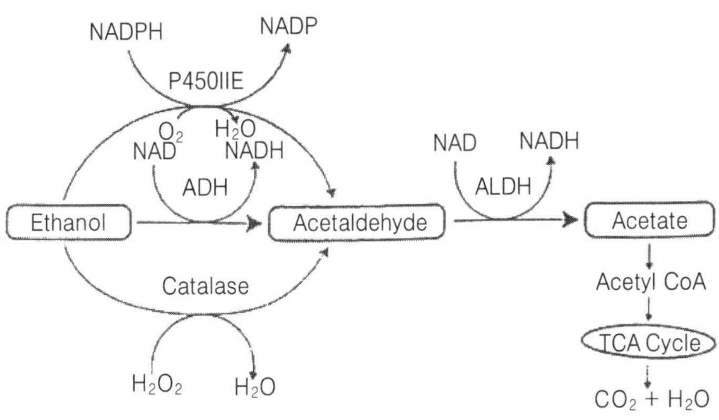

그림 5-1. 에탄올의 대사

90% 이상은 혈관을 통하여 간으로 운반된다. 나머지 5~10%의 알코올은 폐를 통하여 호흡으로 배출 되거나 땀·오줌 등으로 직접 배출된다.

술은 어떻게 분해가 일어날까. 술에 들어있는 에탄올이 아세트알데히드(acetaldehyde)와 초산(acetic acid)을 거쳐 TCA회로로 들어가 탄산가스와 물로 바뀌어져 완전히 분해가 일어나기 때문에 적어도 체내에 여러 가지 효소가 존재해야 한다(그림 5-1).

간으로 운반된 알코올은 크게 3가지 경로를 통하여 아세트알데히드로 분해된다.

① 세포질에 존재하는 알코올 탈수소효소(alcohol dehydrogenase, ADH) 경로
② Peroxisome에 존재하는 카탈라아제(catalase) 경로
③ 활면 소포체에 존재하는 microsomal ethanol-oxidizing system(MEOS) 경로이다.

일반적으로 알코올 탈수소효소는 유도되지 않는 구성효소로 알려져 있으며, 카탈라아제에 의한 경로는 매우 적다. 술을 못 마신다는 사람도 자꾸 술을 마시게 되면 술이 늘게 된다. 이는 알코올 탈수소효소에 의한 분해가 아니라 알코올의 섭취에 따라 지속적으로 유도가 되는 MEOS 경로의 시토크롬(cytocrome) P450계열 효소의 증가를 유발하기 때문으로 알려져 있다.

세포질의 수용성 단백질인 알코올 탈수소효소(alcohol dehydrogenase, ADH) 외에도 알코올 대사를 담당하는 2종류의 다른 효소계가 있다. 그 하나는 미크로솜 에탄올산화계(MEOS)이고, 다른 하나는 peroxidase이다. Peroxidase는 그 대사량에서 그렇게 중요하지 않으나, MEOS는 경우에 따라서 ADH보다 훨씬 많은 양의

알코올을 대사하며, 생리적으로 큰 의미를 갖는다.

ADH나 MEOS 모두 알코올을 아세트알데히드로 산화시키므로 이들에 의한 알코올 대사는 바로 아세트알데히드의 생성 또는 축적으로 연결될 수 있다. 아세트알데히드는 화학적 반응성이 아주 큰 물질로서 단백질을 비롯한 주요 생리활성 물질들과 쉽게 결합하여 부가적인 생성물을 형성함으로써 농도가 높아지면 맥박이 증가하거나 땀이 나며, 얼굴이 붉어지거나 구역질이 나며, 구토 등의 증상을 초래할 수가 있다.

따라서 체내에 흡수된 알코올 대사에서 2단계를 담당하는 알데히드 탈수소효소(aldehyde dehydrogenase, ALDH)가 제대로 작용하여 아세트알데히드를 초산(acetic acid)으로 산화시켜야만 알데히드의 축적과 그에 따른 부작용을 막을 수 있다. 그러나 동양인의 절반 정도, 한국인의 15～20% 정도에서는 이 ALDH의 불활성형으로 존재한다. 음주할 때 알데히드가 혈액 중에 축적됨으로써 여러 증상들이 나타나게 되고, 적은 양의 음주로도 고통을 받게 된다.

물론 ALDH의 활성형을 지닌 사람들의 경우에도 과음과 폭음 뒤에는 적은 양의 아세트알데히드가 혈액 중에 존재하며, 숙취 증상으로 나타나게 된다. 혈중 알코올 농도(blood alcohol concentration, BAC)가 0에 이른 다음에는 원칙적으로는 혈액 중에 알데히드가 존재하지 않지만, 이에 의한 독성 효과는 숙취 증상이 나타나는 동안 계속될 수 있다.

2. 알코올의 대사과정

1) alcohol dehydrogenase(ADH)에 의한 경로

흡수된 에탄올은 우선 위장의 ADH에 의하여 일부가 대사된다. 그 대사량은 남자의 경우 20~30%, 여자의 경우에는 10% 정도이다. 이 효소는 만성적으로 알코올을 섭취하는 사람에게는 그 활성이 저해를 받으며, 연령이 증가함에 따라 활성이 감소한다.

간에서의 에탄올 대사는 주로 NAD(nicotinamide adenine dinucleotide) 연결효소(NAD-linked enzymes), 즉 ADH와 알데히드 탈수소효소에 의하여 이루어진다. 이들 효소는 각각 아세트알데히드와 아세트산을 생성한다. 아세트산은 acetyl-CoA로 전환되어 TCA 회로를 거쳐 에너지를 발생하거나, 또는 콜레스테롤과 지방산을 합성하는 데 이용된다. 에탄올의 산화과정에서 생성되는 대사산물인 아세트알데히드는 에탄올에 의한 간 손상을 유발하는 주요 인자로 알려져 있다.

간의 ADH도 세포질 효소로서 활성부위에 아연(Zn)이 들어 있다. 이 효소는 서로 다른 몇 가지 형태의 isozyme이 존재한다. ADH는 주로 혈중 에탄올 농도가 낮았을 때 에탄올의 산화를 담당하고, 오랜 기간 동안 에탄올을 섭취하여 높은 농도일 경우 상대적으로 활성이 낮아진다.

2) catalase에 의한 경로

Catalase에 의한 산화경로는 peroxisome에 존재하며, *in vitro* 실험조건에서 과산화수소의 생성계에서 주로 에탄올을 산화하는 기능을 가지기 때문에 생리적 상태에서는 중요하지 않다.

3) MEOS에 의한 경로

Microsomal ethanol-oxidizing system(MEOS)은 간세포의 endoplasmic reticulum에 결합되어 있으며 cytochrome P450, NADPH cytochrome C reductase, 레시틴(lecithin)과 phosphatidylcholine으로 구성된다. Cytochrome P450이 반응계의 중심적인 역할을 한다.

간에 존재하는 cytochrome P450은 마이크로솜 효소로서 많은 양의 에탄올을 섭취할 경우 작용하게 된다. MEOS는 대사되는 에탄올의 10~20% 정도를 처리하는 것으로 알려져 있으며, 만성적인 알코올 섭취자의 경우에서처럼 체내 알코올 농도가 높을 때 활성을 갖는다.

이러한 3가지 경로를 거쳐서 아세트알데히드로 산화된 알코올은 다시 알데히드 탈수소효소, 알데히드 산화효소(aldehyde oxidase, ALO), 크산틴 산화효소(xanthine oxidase, XO) 등에 의하여 분해가 되어 아세트산으로 대사된다. 생성된 아세트산은 에너지 대사과정에 참여하거나 또는 지방산 합성에 이용된다. 그러나 체내에서 알코올 및 그 대사산물을 분해하는 효소들의 능력에는 한계가 있어 지나친 양의 알코올을 섭취하거나, 오랜 기간에 걸쳐 알코올의 섭취는 체내에서 알코올에 의한 커다란 부작용을 낳는다.

3. 인체에 미치는 영향

알코올 대사에서 신체에 해로운 영향을 주는 것으로는 알코올 그 자체와 분해산물인 아세트알데히드, 알코올 대사의 부산물인 NADH와 유리 라디칼(free radical) 등이 있다. 이 외에 알코올에 의한 약물 대사계의 활성화도 인체에 미치는 해로운 영향으로 구분된다.

알코올 자체는 세포막을 쉽게 투과하며, 세포 지지막과 혼합되어 세포의 신호전달에 관여하는 포스포리파아제 C(phospholipase C), 칼슘 채널, 다양한 수용체의 기능을 변화시켜 여러 가지 생체 반응을 일으킨다. 아세트알데히드는 그 반응성이 높아 체내의 단백질, 지질, DNA 등과 결합하여 원래의 활성을 잃게 한다. 지나친 양의 아세트알데히드는 미토콘드리아(mitochodria)의 기능을 떨어뜨리고, 결과적으로 간 섬유화와 간경변 등의 간 장애를 초래한다.

알코올 대사에 관여하는 효소인 ADH와 ALDH는 효소활성을 위하여 NAD^+를 NAD로 전환시키게 된다. 이때에 지나친 양의 NADH의 증가는 중성지방 합성의 증가, 저혈당증, 유산의 축적, 다양한 탈수소효소의 활성을 저해하는 것을 비롯하여 산화-환원 평형을 붕괴시킴으로써 유리 라디칼의 발생을 증가시킨다. 이 중에서 유리 라디칼은 알데히드 산화효소, 크산틴 산화효소 등에 의한 알코올 대사과정에서 발생하고, NADH 증가에 의한 산화-환원 평형의 붕괴에서 발생하는 반응성이 큰 물질이다.

유리 라디칼이 많이 발생할 경우 단백질 등의 체내 분자 및 생체막의 지질분자를 빠른 속도로 산화시켜 활성을 잃게 하고, DNA에도 손상을 미칠 수 있다. 또한 오랜 기간 동안 지속적으로 유리 라디칼에 노출되는 것은 노화를 유도한다.

알코올성 약물 대사계의 증진은 MEOS의 증진에서 온다. MEOS는 여러 가지 효소와 물질의 복합체이며, 이 중에서 중요한 효소는 약물대사 효소인 시토크롬 P450이다. 이 효소는 간에서 발현되어 체외의 독성물질을 무독화시키는 기능을 담당한다. 그러나 인간이 만들어 내거나, 발견한 약물 중 일부는 시토크롬 P450과 같은 무독화 효소의 활성화로 빠르게 대사되어 효능이 감소하거나, 또는 독성이 강력한 물질로 변환되기도 한다.

이와 같이 알코올과 알코올 대사산물(metabolites) 및 부산물들이 인체에 해로운 영향을 주는 결과로 나타나는 것이 숙취이다. 현재까지 숙취의 주된 원인 물질로는 아세트알데히드가 가장 유력하다.

서양인에 비하여 동양인이, 그리고 남자에 비하여 여자가 아세트알데히드 탈수소효소가 유전적으로 부족하다. 이런 점은 한국인에 있어서 아세트알데히드의 해로운 영향이 다른 분야에 비하여 중요하게 다루어져야 하며, 대부분의 항알코올성 기능성 음료들이 이 부분에 초점을 맞추고 있다.

4. 유전적인 요인

술을 한잔만 마셔도 얼굴이 빨개지는 홍조증을 나타내는 사람들이 많다. 이들은 스스로 '알코올 인디케이터(alcohol indicator)'라고 하지만, 실제는 알코올의 유독성 대사물질인 아세트알데히드가 축적되어 이런 현상이 나온다.

ADH(alcohol dehydrogenase)는 최소한 5종류 이상의 다른 유전자에 의하여 만들어지며, 각 유전자는 돌연변이에 의하여 여러 종류의 변이형 동위효소(isozyme)를 만든다. 변이형 ADH-β_2는 전형적인 ADH-β_1보다 6배나 높은 산화활성을 나타낸다. 한국인을 비롯한 동양인은 전체의 85% 정도가 ADH-β_2 변이형 효소를 가지고 있다.

따라서 동양인의 다수에서 서양인보다 음주 후 짧은 시간 내에 아세트알데히드의 혈중 농도가 급속히 상승하여 얼굴이 붉어지는 홍조반응(facial flush)이라는 생리적 변화가 나타난다. 술을 조금만 마셔도 얼굴이 빨게 진다거나, 가슴이 몹시 뛴다거나, 중추신경의 마비가 빨라 몸의 중심을 잡기 어렵다거나 하는 경우는 ALDH 분해효소의 결핍에서 생긴다.

얼굴이 붉어지는 사람은 술을 자제하는 것이 좋다. 술을 마실 기회가 생기더라고 얼굴이 붉어지기 시작하면 몸 안에 있는 알코올 경보장치가 작동을 시작한다. 만약 경보장치가 요란하게 작동하여 얼굴이 붉어졌는데도 계속하여 술을 마신다면 다른 사람에 비하여 심한 타격을 받게 마련이다.

술을 마시고 난 다음날 머리가 아프다고 하는 일은 왜 일어날까. 미생물에 의하여 알코올 발효가 일어나는 과정에 많은 종류의 대사산물(metabolites)이 생기게 된다. 이 중에서 메탄올이나 고급 알코올에 해당하는 퓨젤유(fusel oil)에 영향이 있다고 하지만, 이보다는 에탄올의 체내 분해과정에서 생기는 아세트알데히드의 축적에 의해 발생되는 것으로 여겨지고 있다.

양주를 마시면 괜찮은데 맥주·청주·과실주 등 발효주를 마시고 취하면 쉬 깨지 않고 오래 지속된다는 이야기를 한다. 이는 알코올 발효 중에 생기는 효모의 대사물질과도 관련이 없는 것은 아니라고 할지라도 술의 종류에 기인한다는 것보다는 그 만큼 많이 마셨다고 생각하면 된다. 저녁을 겸하여 소주로 시작한 술이 2차, 3차를 거치는 동안 맥주까지 마시다 보면 술에 아주 취하였다는 것도 마찬가지이다.

보통 4%의 에탄올이 들어있는 소주잔보다 훨씬 큰 맥주 한 잔을 소주로 환산한다면 적지 않는 양이다. 취한 상태에서 기분이 좋아 2차에서 마시는 맥주의 양은 부드럽고 마시기 쉽다. 마시고 난 빈 맥주병을 탁자 위에 가지런히 늘여 놓으면 꽤나 많다. 그러면서도 취하지 않는다는 일이 대견스러운 것이 아닐까. 음주시간이 경과함에 따라 주기적으로 배설하고, 노래방에서 마이크를 잡고 목청을 돋우고 나면 술이 깨버리는 것 같다. 한잔씩 권하는 술잔이 시간을 잊어버리고 12시를 넘기는 일이 보통이고 보면 몸 안에 흡수된 알코올을 분해시키는 사람의 신체는 먼 훗날 인간이 만들 수 있는 고성능 슈퍼컴퓨터보다도 훨씬 정교한 게 아닐까.

알코올 함량이 많은 술일수록 마실 때 혓바닥에서부터 시작하여 체내에서 흡수속도가 빨라 금방 취하기 때문에 많이 마시지 않는다. 이에 비하여 약한 술은 상대적으로 흡수속도가 늦지만 양으로 따지면 양주에 몇 배 이상을 마시는 셈이다. 이 때문에 한번 술에 취하고 나면 간장에서 알코올 성분을 분해할 수 있는 능력의 한계로 자연히 숙취가 오래 지속될 수밖에 없다.

막걸리를 비롯한 발효주에는 당분을 포함하여 단백질 등이 남아 있어서 거의 순수한 에탄올로 되어 있는 증류주에 비하면 조금 마시는 경우 식욕을 돋우고 알맞은 자극을 주기 때문에 몸에 좋은 편이다. 그러나 절제하지 못하는 지나친 음주가 많은 문제를 낳게 한다. 술을 마실 때 담배를 태우는 사람은 더욱 생리대사에 영향이 커지게 된다.

따라서 자기 능력만큼 조절할 수밖에는 도리가 없다. 따라서 술을 마실 때 스스로의 감정을 자제할 수 있는 사람은 재주껏 술을 적게 마시는 사람이거나, 또는 에탄올 성분을 잘 분해시킬 수 있는 능력을 선천적으로 타고난 사람이라고 할 수 있다.

제 6 장

숙취와 숙취 해소

술꾼들이라면 누구나 한번쯤 숙취 때문에 고생을 한 경험이 있을 것이다. '겪어 보지 않은 사람은 모른다'고 할 정도로 숙취의 고통은 끔찍하다. 숙취의 원인은 과음이다. '한 잔만'하며 시작한 술이 두 잔, 석 잔을 거쳐 마침내 찾아오는 것이 바로 숙취다. 절제하지 않고 마신 때문이다.

성인이 1시간 동안 분해할 수 있는 알코올의 양은 약 6 g으로 소주 1병을 분해하는데 10시간 정도가 걸린다. 이보다 많은 술을 마시면 아세트알데히드가 축적되어 숙취로 이어진다. 이를 혈중 알코올 농도로 치면 0.2% 정도가 된다.

1. 숙 취

1) 숙취의 원인

(1) 탈수현상

술을 마시면 알코올의 작용으로 소변이나 땀, 기타 분비물로 많은 수분을 소비하게 된다. 이에 따라 몸에 수분이 부족하여 몸이 나른해진다. 술을 마신 뒤에 물을 많이 마시게 되는 것도 이 때문이다.

(2) 전해질 부족

수분과 함께 미네랄과 같은 여러 가지 전해질이 몸 밖으로 빠져나간다. 숙취의 대표적인 증상인 몽롱하고 무기력한 증상은 바로 전해질의 부족 때문에 생긴다.

(3) 아세트알데히드가 미치는 각종 부작용

괜히 짜증이 나고, 속이 메스꺼운 현상 등이 여기에 속한다.

2) 숙취의 증상

숙취(hangover)는 '취할 때까지 술을 마신 사람들이 경험하는 자주 나타나면서도 유쾌하지 못한 신체적·정신적 증상 또는 현상'이라고 할 수 있다.

표 6-1. 숙취의 증상

증상의 구분	유 형
전체적	피로, 무기력증, 갈증
통 증	두통, 근육통
위장관계	오심, 구토, 위의 통증
수면과 생체리듬	수면시간 감소, 꿈꾸는 시간의 감소
감각기능	현기증, 빛에 대한 과민성
인지기능	주의력과 집중력의 감소
기 분	우울증, 불안감
임상적 증상	발작, 발한, 맥박 및 수축기 혈압의 상승

대표적인 증상으로는 메스꺼움, 구토, 현기증, 갈증, 무기력함, 두통, 근육통 등 표 6-1에서 보는 바와 같이 다양하다. 음주자가 경험하는 숙취 증상의 종류와 정도는 개인에 따라 다를 수 있으며, 때로는 마신 술의 종류와 양에 따라서도 달라진다.

숙취 증상은 보통 술을 마신 뒤 몇 시간 내에 시작되며, 이는 혈중 알코올 농도(blood alcohol concentration, BAC)가 감소하는 것과 일치한다. BAC가 0에 이를 때 가장 심한 숙취 증상이 나타나게 되어 여기에서부터 24시간까지 지속될 수 있다.

숙취 증상과 약한 정도의 금단 증상은 공존할 수 있다. 숙취는 단 한 번의 폭음 후에도 경험할 수 있지만, 금단 증상은 반복적인 여러 번의 폭음 후에 나타나고, 숙취 증상은 대체로 몇 시간 내로 사라지지만 금단증상은 며칠까지도 계속된다.

3) 숙취에 영향을 주는 요인

(1) 숙취의 원인물질

숙취의 원인물질은 술 속에 들어있는 알코올 성분 자체와 알코올의 산화물인 아세트알데히드를 들 수 있다. 이 외에 숙취 증상에 영향을 미치는 요인으로는 금단 증상과 각종 술 속에 들어있는 알코올 외의 이물질, 다른 약물이나 니코틴, 개인의 특성과 가족력 등을 들 수 있다. 그리고 과음이나 폭음에 의하여 일정 시간이 지난 후에도 미처 대사되지 못해 남아 있는 알코올에 의한 탈수현상과 체내 전해질의 불균형, 위장 계통의 장애, 저혈당, 수면과 생체리듬의 이상을 들 수 있다.

소주 5～6잔에 해당하는 50 g 정도의 알코올을 250 mL의 물에 섞어 마시면 몇 시간 내로 600～1,000 mL의 수분을 배설하게 된다. 알코올은 호르몬의 분비를 저해함으로써 소변 생성을 촉진한다.

이 외에도 발한, 구토, 설사 등으로 수분의 손실과 전해질 불균형을 더욱 악화시킬 수 있다. 알코올은 위장 내벽과 소장 등에 직접적으로 손상을 입힐 수 있으며, 내벽에 위염 같은 염증을 일으키게 된다. 또한 알코올은 위산의 생성을 증가시키고, 이자액과 소장에서의 분비를 증가시킴으로써 상복부의 통증이나 오심, 구토 등을 유발할 수 있다.

알코올로 간과 다른 장기에서 나타나는 대사 상태의 변화로 혈당이 떨어질 수 있으며, 알코올 대사로 나타나는 지방간과 중간대사산물인 유산의 축적되는 현상은 모두 포도당의 생성을 억제한다. 혈당이 떨어지면 피로, 무기력증, 기분 장해 등의 숙취 증상에 영향을 줄 수 있다.

(2) 알코올의 대사물질

알코올은 1차 산화물인 아세트알데히드의 생성으로 프로스타글란딘(prostaglandin) 생성에 영향을 미쳐 혈관확장 효과를 초래하게 된다. 이 결과로 두통이나 안면에 홍조현상이 나타나게 된다. 알코올은 histamine, serotonin, prostaglandin 같은 두통의 원인과 관련된 몇 가지 신경전달 물질들과 호르몬들에 영향을 미칠 수 있으나 아직까지도 숙취로 인한 두통 증상의 원인은 확실히 밝혀지지 않았다.

우리가 술을 마시면 섭취된 알코올 중에 일부분은 간에 도달하기 전에 이미 대사 된다. 이를 1차 통과대사라 하고, 주로 위장에서 이루어진다. '위장에서의 알코올 대사'는 위장 점막조직에 존재하는 알코올 탈수소효소에 의한 알코올 산화를 뜻한다.

성인 남자의 경우 알코올 섭취량의 30%까지에 해당하는 양이 systemic circulation에 유입되기 전에 대사됨으로써 실제로 뇌에 도달되는 알코올의 양을 줄이는 결과가 된다. 즉, 위장은 알코올의 전체적인 효과를 낮추는 데 기여함으로써 1차적인 보호 장벽의 역할을 한다.

(3) 숙취 증상

숙취 증상은 알코올 의존성이 아닌 정상 음주자에게 볼 수 있는 약한 형태의 알코올 금단 증상이라고도 하며, 다음과 같은 증상을 들 수 있다.

① 알코올 금단 증상과 숙취 증상은 공통점이 매우 많다. 알코올 의존성 환자의 금단 증상을 진단하는 항목 중에서 오심과 구토, 발한, 불안, 두통 및 감각기능의 장해 등은 숙취 증상에서도 볼 수 있다.

② 숙취 증상도 금단 증상처럼 중추신경계의 흥분상태이다.

③ 숙취 증상과 금단 증상 모두 해장술과 같이 알코올의 재 투여에 의하여 완화시킬 수 있다는 점으로부터 두 증상이 공통적인 과정에 의하여 일어남을 알 수 있다.

(4) 술에 들어있는 이물질

술에 들어있는 에탄올 외의 생화학적 활성을 지닌 이물질들은 술의 맛・냄새・성상(性狀)에 영향을 미친다. 술의 발효과정이나 숙성과 가공과정 중에 발생되거나 첨가되는 물질들이다.

이 물질들은 술이 취하게 하는 효과에 영향을 미칠 수 있기 때문에 숙취에도 관여될 수 있다. 이 중에서 숙취와 가장 밀접한 관계를 나타내는 것이 메탄올로서 에탄올과 마찬가지로 같은 ADH와 ALDH에 의하여 대사되어 독성이 강한 formaldehyde와 formic acid를 생성한다. 메탄올 함량이 비교적 많은 브랜디나 위스키 종류를 마신 뒤에 숙취 증상이 빈번히 나타난다거나, 숙취 증상이 계속되는 동안 높은 정도의 혈중 메탄올 농도가 유지된다.

에탄올은 ADH에 의한 메탄올의 산화를 경쟁적으로 저해하므로 에탄올과 메탄올이 공존하는 경우에는 혈중 에탄올 농도(BAC)가 충분히 낮을 때에만 메탄올이 산화될 수 있다. 따라서 에탄올을 투여하면 숙취 증상이 완화된다는 것으로부터 실제로 에탄올이 메탄올의 산화를 늦추어 formaldehyde와 formic acid의 생성속도를 조절한다는 것을 알 수 있다.

이 외에도 개인적으로 알코올 중독이 될 가능성이 높은 특성을 지닌 사람이나 알코올 중독의 가족력이 있는 사람들에게서 숙취가 더 빈번히 심하게 나타난다는 보고도 있다. 이런 경우 마신 술의 종류나 또는 술의 혼합 여부 등의 영향도 무시할 수 없다.

4) 숙취의 결과

숙취 증상은 과음과 폭음의 결과이므로 여기에서 '숙취의 결과'란 반복된 폭음과 과음으로 나타나는 전반적인 결과를 의미한다. 만성적인 과음과 폭음은 1차 보호 장벽인 위장, 뇌, 간에 크게 영향을 미칠 수 있다. 알코올은 뇌와 신경세포의 전달체계에 직접적으로 영향을 미치며, 알코올 중독자들의 뇌의 크기는 비음주자에 비하여 위축되어 있다.

간은 체내에서 거의 모든 영양소의 대사와 저장을 담당하고, 외부로부터 오는 이물질의 처리를 담당하는 장기이다. 만성 음주에 의한 간의 손상은 전체적인 영양과 건강상태의 이상으로 연결된다. 알코올 대사에서 MEOS의 경우, 만성 과음에 의하여 microsome 자체가 유도(induce)되므로 MEOS에 의한 알코올 대사량이 증가되고, microsome에 의하여 대사되는 영양소나 약물 등에도 영향을 미치게 된다.

만성 과음은 비타민 A의 대사와 관련된 P-450 system 외에도 카로틴(β-carotene)의 체내 전환에 영향을 미쳐 비타민 A로 전환되는 β-carotene의 효과를 떨어뜨린다. 만성 과음 또는 폭음은 비타민 A 영양상태의 변화와 이에 관련된 건강문제를 일으키게 된다.

비타민 A의 결핍은 짧은 기간에 계속된 과음이나 폭음 뒤에도 일어난다. 알코올성 지방간 상태에서 그 결핍을 볼 수 있으며, 만성 알코올 투여는 간 세포막의 유동성의 변화가 일어난다. 이에 따른 간세포 형태의 변화까지도 초래하며, 적혈구 형태의 변화도 알려져 있다. 이러한 세포막의 변화는 세포막을 통한 물질 이동의 변화를 초래하므로 간세포 내 특정 효소들의 새어나오는 현상에 의한 혈액 내 그 효소들의 활성 증가 등 간 기능 검사가 가능해진다.

5) 숙취와 필름 단절

술에 잔뜩 취한 다음날 어색한 표정으로 '어제 혹시 제가 실수한 일은 없었습니까?'하고 묻는 사람들이 있다. 지난 밤 일이 전혀 기억나지 않는다는 것이다. 우리가 흔히 '필름이 끊어졌다'고 말하는 이러한 현상을 '블랙아웃(black out)'이라고 한다.

간이나 뇌는 과음한 후에 어느 정도 쉬어야 정상으로 회복하는

데, 자주 과음을 하다 보면 자기 자신도 모르게 신체기능이 하나씩 나빠진다. 술에 취하면 사고 및 판단 능력도 흐려지고, 무슨 얘기를 했는지 아무 것도 기억이 안 난다. 이런 숙취현상이 자주 또는 심하게 되면 자신의 뇌세포가 알코올에 의하여 손상을 받아 점점 치매와 비슷한 망각현상이 생긴다.

블랙아웃 현상은 알코올이 뇌에 새로운 사실을 기억시키는 특정한 신경 수용체의 활동을 차단하기 때문에 일어난다. 이 특정한 신경 수용체는 NMDA(N-methyl-D-aspartic acid) 수용체로 밝혀졌다. NMDA의 활동이 차단되면 뇌의 신경세포 사이에서 메시지를 전달하는 역할을 하는 글루탐산염이라는 신경전달 물질도 활동을 멈춘다.

지나치게 많은 알코올에 의해 중추신경이 마비되고, 자율신경계의 통제 아래 몸을 내맡기기 때문에 두뇌의 기억 활동이 일시적으로 정지하게 되는 것이다. 이런 현상은 술주정이 심한 사람일수록 자주 일어난다. 따라서 뇌의 신경 세포에는 새로운 메시지가 저장되지 않고 '공백의 시간'을 만든다. '필름이 자주 끊기는 현상'은 어떤 측면에서 좋은 작용을 하기도 한다. 안면 홍조현상과 마찬가지로 몸에서 '절주 경고'를 보내는 것으로 이해한다면 알맞은 음주량을 스스로 깨닫는데 도움이 되는 측면도 있다.

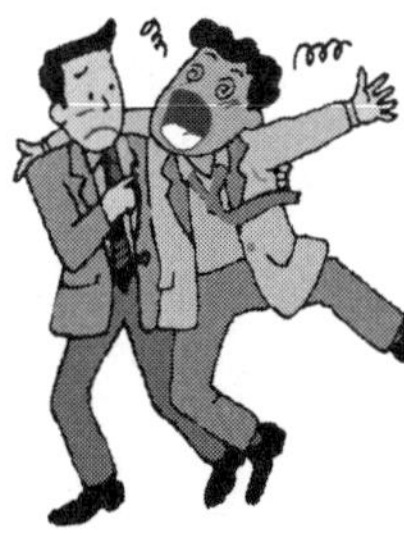

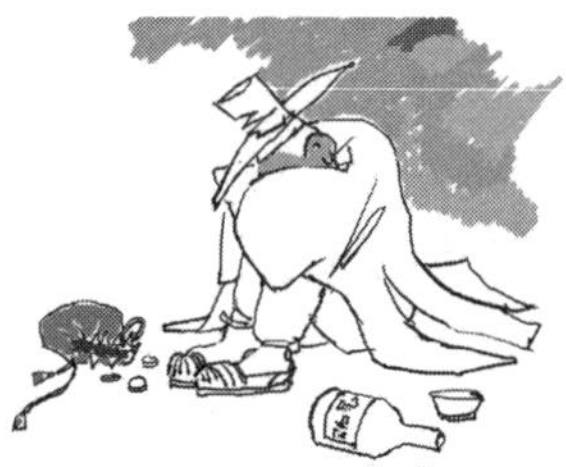

6) 숙취와 구토

짧은 시간에 많은 양의 술을 마시면 뇌 중추신경의 억제로 숨이 멈추거나 심장마비가 일어날 수 있다. 맥주와 같이 낮은 농도의 술에 반응하다 갑자기 위스키, 고량주와 같은 높은 농도의 술이 들어오면 우리 몸의 세포는 제대로 대응을 못하게 된다.

맥주나 소주, 맥주나 위스키 등의 '폭탄주' 등은 신체 세포의 반응에 더 혼란을 가져올 수 있어서 여러 가지 부작용이 나타난다. 심하면 혼수상태나 심장마비 또는 사망에 이를 수 있다. 이 경우에 우리 몸은 반사적인 작용으로 구토를 하게 된다.

술을 마시는 사람에게 구토는 제일 좋은 생명의 자구책이다. 해가 되거나 독이 될 수도 있는 술을 위장에서 흡수하기 전에 구토해 버림으로써 급성 또는 만성적인 술의 영향을 미리 방지할 수 있다. 어떤 사람이 술에 취하여 혼수상태가 되었다면 손가락을 입에 넣어 인공적으로 구토를 유도하여 빨리 술의 농도를 줄여 혼수상태를 벗어나게 하고, 심장마비를 예방해 주어야 한다.

술을 토해내면 조금 있다 정신이 드는데, 중추신경을 촉진할 수 있는 따뜻한 커피나 과당이 많이 들어간 꿀물이나 과일을 주어 안정시키고 술에 의한 심한 탈수현상을 막는 것이 좋다. 사람을 살리는 길이 바로 이 간단한 구토방법과 사후처리임을 알아 둘 필요가 있다.

2. 숙취의 해소

과음하면 찾아오는 숙취, 술을 많이 마시면 그만큼 소변이나 땀 등으로 많은 수분을 소비하게 되고 미네랄 같은 각종 전해질이 체외로 방출된다. 또한 간장이 소화하지 못한 아세트알데히드가 몸에 부작용을 일으킨다. 이에 따라 갈증과 두통, 무기력한 증상을 호소하게 된다. 이런 숙취의 고통을 사전에 예방하려면 다음 몇 가지 사항을 지키는 길밖에 없다.

① 술 마시기 전에 음식을 먹어서 공복(빈속)을 피한다.
② 자기 자신의 알맞은 음주량을 초과하지 않는다.
③ 술을 마실 때는 될 수 있는 한 천천히 그리고 조금씩, 시간을 끌면서 마신다.
④ 반드시 안주를 잘 먹으면서 마신다.
⑤ 술과 함께 탄산가스가 함유된 음료를 마시지 않는다.
⑥ 약물을 함께 먹지 않는다.

과음한 다음 날 심한 숙취로 갈증과 설사·두통 등의 고통을 견디기 힘들 정도면 의사에게 도움을 청하라. 병원에 가기 어려운 경우 다음과 같은 방법을 쓰면 회복하는 데 도움이 된다.

① 위 속에 남아 있는 알코올 찌꺼기를 토해낸다.
② 토했으면 위장약을 먹도록 한다.
③ 따뜻한 물에 꿀을 진하게 타 마신다.
④ 가을에는 따뜻한 차를 몇 잔 마신다.
⑤ 잘 익은 홍시를 먹는다.
⑥ 따뜻한 물로 목욕을 하며, 뜨거운 열탕이나 사우나는 좋지 않다.

1) 술과 물

(1) 술은 물로 다스려야

술을 많이 마시면 자주 화장실 신세를 지게 된다. 특히 맥주를 마신 경우에는 이런 현상이 더 심하다. 이처럼 수분을 대량으로 배설하고 나면 탈수현상이 뒤따른다. 탈수현상은 숙취의 한 원인이 된다. 또한 혈중 알코올 농도를 높인다. 위장 속에 수분이 적다보니 알코올 농도가 그만큼 높아지는 것이다.

술을 물로 다스리는 일은 이런 이유 때문이다. 지나치다 싶을 정도로 충분히 수분을 섭취하지 않으면 심한 숙취에 시달리게 된다. 가장 좋은 것은 술을 마시면서 함께 물을 마시는 것이다. 그만큼 알코올의 농도를 묽게 하기 때문에 위장의 부담도 적고 간장에서 알코올을 분해하기도 훨씬 쉬워진다.

물을 많이 마시면 좋은 점이 또 하나 있다. 당연히 소변을 자주 보게 되고, 이 소변에 섞여 알코올이 몸 밖으로 많이 빠져 나간다. 자주 소변을 보면서 술을 마시고 나면 다음 날 숙취가 훨씬 덜하다. 숙취가 심한 날도 오전에 2～3번 소변을 보면 의외로 숙취가 말끔해지는 경우도 있다.

술에 찌든 위장을 열심히 세척하는 것이 숙취 해소에 큰 도움이 된다. 물을 마시는 시점도 중요하다. 술을 마시면서 함께 마시면 가장 좋고, 아니면 집에 돌아가서 물을 마시는 습관을 들이는 것이 좋다. 술을 먹고 난 다음에 마시는 습관을 들이는 것이 좋다. 그러나 술을 마시고 난 다음에 찬물을 한꺼번에 많이 마시면 위와 장에 충격을 줄 우려가 있으므로 조금씩 천천히 마셔야 한다. 아울러 가급적이면 따뜻한 물이나 차를 마시는 것이 좋은 방법이다.

(2) 술이 깬 뒤 냉수 한잔의 맛

잔뜩 술을 마신 다음 날 아침, 냉수 한 사발을 들이키는 상쾌함은 이루 말할 수 없는 맛이다. 술꾼들은 아침에 마시는 냉수가 오히려 술기운을 북돋운다는 사실을 알고 있으면서도 유혹을 이기지 못하여 냉수를 마시곤 한다. 술을 마신 다음 날에 마시는 냉수 한 잔이 그토록 달콤한 것은 무슨 까닭일까.

① **알코올의 이뇨작용 때문이다**. 알코올은 뇌하수체 후엽에서 만들어지는 항이뇨 호르몬의 분비를 방해한다. 정상적으로 신장에서 처리되는 소변에는 물 성분 외에 소량의 염분과 칼륨이 들어 있다. 그러나 알코올의 힘에 의해 반강제로 배설되는 소변은 이런 물질이 거의 포함되지 않고, 물이 대부분을 차지하는 비정상적인 소변이라고 할 수 있다.

알코올의 이런 성질은 혈액의 삼투압을 상승시킨다. 수분을 많이 배설하고 염분은 조금만 배설하기 때문에 혈액의 염류 농도가 높아진다. 밤새 이런 과정을 되풀이하고 나서 아침이 오면 우리 몸은 혈액의 삼투압을 정상적으로 돌려놓기 위하여 수분 공급을 기다리게 된다. 이때에 냉수를 마신다면 말 그대로 '사막에서 오아시스'를 만난 셈이다.

② **알코올은 휘발성이 강한 물질이다**. 술을 마시고 나면 호흡을 통하여 휘발성이 강한 알코올 성분이 몸 밖으로 배출된다. 전날에 잔뜩 술을 마신 사람에게서 술 냄새가 심하게 나는 이유가 여기에 있다. 문제는 알코올과 함께 주위에 있는 수분도 함께 증발한다는 데 있다. 즉, 기도나 입 안의 점막에 있던 수분이 알코올과 함께 증발하기 때문에 '목마른 현상'이 나타나는 것이다.

아침에 마시는 냉수 한 사발은 피하는 것이 좋다. 목을 축이고 혈액의 삼투압을 정상으로 돌려놓는 데는 도움이 되지만, 그 자체가 술기운을 없애 주기는커녕 오히려 위장에 자극만 주기 때문이다. 술이 깬 아침에는 따끈한 차를 마시는 편이 훨씬 좋다. 위장에 자극을 주지 않으면서도 충분한 역할을 하기 때문이다. 더욱이 술독을 푸는데 도움이 되는 차를 마신다면 일석이조의 효과도 기대할 수 있다.

2) 항알코올 기능성 음료

일반적으로 알맞은 음주는 남자의 경우 하루 2잔 이하, 여자와 노인의 경우 하루 1잔 이하의 음주를 말한다. 여기서 1잔은 12~14 의 알코올이 함유된 술의 양으로 포도주 1잔(150 mL), 맥주 1캔(344 mL), 위스키 1잔(45 mL) 또는 소주 1⅓잔(60 mL) 정도에 해당한다. 이러한 음주량은 평균적인 양이며, 개인에 따라 다소 차이가 있다.

부득이 과음한 경우 간에서 알코올과 아세트알데히드를 가능한 빨리 제거하도록 도와주는 방법이나, 또는 뇌의 에너지원인 포도당을 충분히 공급하는 방법이다. 따라서 과일이나 과일주스, 꿀물이나 저분자 당질을 공급해 주며, 생화학적으로 알코올과 아세트알데히드 대사에 필요한 조효소인 NAD^+를 충분히 공급하는 방법도 있다.

알코올로부터 오는 해로운 작용을 방어하기 위한 항알코올 기능성 음료는 컨디션, 아스파, 비즈니스, 비젼, 알지오 등이 시판되고 있다. 이들 항알코올 기능성 음료는 각각 체내의 알코올과 아세트알데히드 농도를 빠르게 낮춤으로써 알코올의 유해성을 최소화시켜 숙취를 예방할 수 있다. 항알코올 기능성 음료들은 각기 구성성분이 다양하지만, 그 역할은 모두 체내 알코올 대사의 증진에 있다. 항알코올성 기능성 음료들의 숙취제거 효과는 여러 가지 기작

이 예상되지만,

① 알코올의 흡수 자체를 직접적으로 저해하는 물질을 투여하는 방법

② 알코올 대사를 촉진시킴으로써 알코올의 유해성을 억제할 수 있는 물질을 투여하는 방법으로 구분할 수 있다.

알코올의 흡수를 저해하기 위하여 음주 전에 우유를 마시거나, 식사를 함으로써 어느 정도 알코올의 흡수를 억제하는 효과를 볼 수 있는 민간요법이 있으며, 실제로 많이 응용되는 방법이다.

항알코올성 기능성 음료의 경우 대부분 알코올 대사를 촉진시키는 방법이 이용된다. 알코올 대사에 관여하는 여러 가지 인자들, 즉 알코올 대사관련 효소들을 활성화할 수 있는 물질, NADH와 같은 알코올 대사 보조효소의 재생을 도와주는 물질, 알코올과 아세트알데히드와 직접적으로 결합하여 독성을 없애 주는 물질, 반응 부산물인 유리 라디칼의 반응성을 억제할 수 있는 물질 등의 공급을 주목적으로 하고 있다. 이러한 항알코올 기능성 음료 중 대표적인 몇 가지의 구성성분 및 그 기능은 다음과 같다.

① 제일제당의 컨디션은 구루메(glumate)를 주원료로 하여 과당·벌꿀·비타민 등이 성분으로 이루어져 있다. 이 중에서 구루메는 쌀의 배아와 대두를 주원료로 하여 발효 추출한 천연 진액으로 알코올의 흡수 저해와 알코올 대사의 증진을 유도하고, 위 점막의 알코올에 의한 손상으로부터 보호할 수 있다고 한다.

② 대상의 아스파는 아미노산인 아스파라긴(asparagine)을 주원료로 하여 비타민과 벌꿀 등의 성분으로 이루어져 있다. 주

로 작용하는 반응은 NADH의 재생 촉진물질로서 작용한다. NAD(nicotinamide adenine dinucleotide) 자체가 세포막을 투과하기 어렵기 때문에 NAD 사용의 결과로 생성된 NADH를 미토콘드리아와 세포질 사이의 NADH 재생 경로 중 하나인 aspartate-malate shuttle을 활성화시켜 빠르게 NADH를 NAD로 재생시켜 알코올 대사를 촉진시킨다. 실험적으로 체내의 아세트알데히드 농도를 36% 정도 감소시키는 것으로 알려져 있다.

③ 조선무약의 비지니스는 식물 발효액이라는 바이오짐을 주성분으로 하여 올리고당과 비타민 등으로 이루어졌다. 바이오짐은 시험관 내에서 알데히드 탈수소효소의 활성을 14% 증가시키나, 알코올 탈수소효소를 활성화시키지는 않았다. 또한 생체 내의 실험에서도 알코올 투여 후 생체 내에서 알코올 대사를 촉진시킨다고 한다.

④ 알지오 역시 생약 추출물을 이용하여 혈중 알코올과 아세트알데히드 농도를 빠르게 낮추는 효과가 있다고 한다. ㈜그래미의 '여명 808'은 숙취해소 음료시장에 급속한 성장으로 자리를 잡았다. 화학성분의 드링크제 형태를 보이던 기존의 틀을 깨고 오리나무 · 마가목 · 갈근 등 천연 한방 재료를 이용해 만들어진 제품이다.

⑤ 키토산, β-glucan, 상황버섯 등은 면역활성 및 대사활성의 증진효과를 준다.

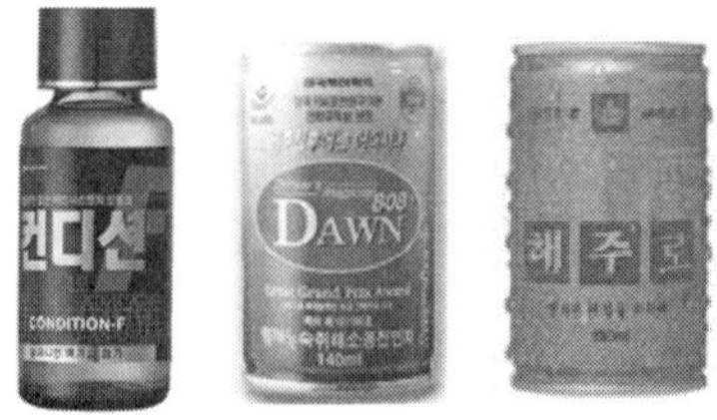

이 외에도 땡큐, 해주로 등 여러 가지 항알코올성 기능성 음료가 시판되고 있다. 모두 이와 비슷한 기작 및 효과를 나타낸다고 한다. 이 물질들이 간세포가 상해를 받을 경우 증가하는 혈청 glutamic oxaloacetate transamininase(GOT), glutamic pyruvate transamininase(GPT) 활성을 억제한다는 것과 관련하여 알코올성 간장 질환 치료제로 개발 중이다.

항알코올 기능성 음료들은 1차적으로 알코올의 흡수를 억제하기보다는 흡수된 알코올의 빠른 대사를 목표로 하고 있다. 그러나 기능성 음료들에 들어있는 소량의 작용물질들이 알코올 대사의 증진을 유도하는 데는 한계가 있다. 따라서 일시적인 숙취 해소에는 효과가 있지만, 만성 과음에 따른 해로움을 줄이기는 어렵다. 술을 마신 다음 날의 콩나물국은 우연히도 과학적인 숙취 해소방법 중의 하나이다.

3) 숙취에 좋은 음식

(1) 선짓국

선지에는 흡수되기 쉬운 철분이 많고 단백질이 풍부하다. 콩나물・무 등이 영양의 균형을 이루어 피로한 몸에 활력을 주고 주독(酒毒)을 풀어준다.

(2) 콩나물국

콩나물국은 최고의 해장국이다. 콩나물 속에 다량 들어있는 아스파라긴은 전체 아미노산의 70% 정도로, 간에서 알코올을 분해하는 효소의 생성을 돕는다. 숙취에 탁월한 효과가 있으며, 특히 부위에 따라 함유량에 차이가 나는데, 꼬리부분이 87%로 가장 많다.

콩나물국을 북어와 함께 끓일 때 그 효능은 더욱 좋아진다.

(3) 북어국

다른 생선보다 지방 함량이 적어 맛이 개운하고, 혹사를 당한 간을 보호해 주는 아미노산이 많아 숙취를 해소하는데 그만이다.

(4) 조갯국

조개국물의 시원한 맛은 단백질이 아닌 질소화합물인 타우린(taurine), 베타인(betaine), 아미노산, 핵산류와 호박산 등이 어울린 것이다. 이 중에서 타우린과 베타인은 강장효과가 있어 술을 마신 뒤의 간장을 보호해 준다.

(5) 굴

굴에는 비타민과 미네랄이 많다. 옛날부터 빈혈과 간장병을 앓고 난 후의 체력회복에 애용되어온 훌륭한 강장식품으로, 과음으로 깨어진 영양의 균형을 바로 잡는데 도움을 준다.

(6) 야채즙

산미나리 · 무 · 오이 · 부추 · 시금치 · 연근 · 칡 · 솔잎 · 인삼 등의 즙은 우리 조상들이 애용해 왔던 숙취를 해소하는 음식이다. 간장과 몸에 활력을 불어넣어 준다. 오이즙은 특히 소주를 마신 후의 숙취에 좋다.

(7) 굵은 소금

굵은 소금을 물에 타서 마시면 술 마신 뒤 숙취 해소도 도와주고 변비도 줄여 준다. 황산마그네슘($MgSO_4$)이 담즙의 분비를 도와주기 때문이며, 굵은소금(천일염)만이 효과가 있다.

(8) 군 밤

단백질 · 지방 · 탄수화물 · 비타민 B · C 등의 영양분을 풍부하게 함유한 밤은 그 속의 당질이 위장기능을 강화해 주고, 비타민 C가 알코올을 분해하는 작용을 한다.

4) 술을 깨는 차

우리 조상들은 술을 마신 다음 따끈한 차 한 잔으로 술독을 달래곤 하였다. 차의 독특한 성분이 술기운을 줄여 주기 때문이다. 특히 술을 차와 곁들여 마시면 거의 숙취가 생기지 않을 정도로 차의 효능이 탁월하다.

(1) 해성차

중국 광서성 계림 보건음료공장에서 개발한 술을 깨는 차가 국내에서 시판되어 술꾼들의 관심을 끌었다. 술독을 말끔히 없애 주고 피로회복에도 좋다. 술 냄새의 제거는 물론 이뇨를 촉진하고, 구토를 방지하는 효과도 있다.

칡꽃에 귤껍질 · 보리 씨눈 · 배즙 · 사탕수수 등을 섞어서 만든다. 칡꽃이 주재료이고, 나머지는 보조역할을 한다. 칡꽃은 이미 오래 전부터 술독에 특효가 있는 것으로 널리 알려졌다. 한방에서도 '술독에는 칡꽃을 달여 먹는 것이 최고'라고 오래 전부터 알려져 있으며, 구하기 어려운 칡꽃 대신에 마른 칡뿌리를 끓여서 보리차처럼 마셔도 술독을 없앨 수 있다고 한다.

(2) 유자차

유자는 술을 깨는데 좋은 것으로 알려져 있다. 유자에 풍부한 비타민 C가 알코올 분해를 도와 몸에 남아 있는 술기운을 씻어내기 때문이다. 감기에도 효과가 좋은 것으로 알려져 있다. 유자를 얇게 썬 다음 병에 겹겹으로 넣으면서 설탕으로 절인 다음 밀봉한다. 잘 절여진 유자청과 유자를 썬 것 3~4쪽을 함께 떠서 잔에 담은 다음 뜨거운 물을 부어서 마신다.

(3) 녹 차

녹차는 티백(tea-bag)으로 판매하고 있어 가장 구하기 쉽고, 또 숙취에도 효과가 좋다. 술을 마신 뒤 녹차를 1~2잔 마시면 녹차 속에 함유된 카페인이 중추신경 흥분작용과 비타민 C의 상승효과로 간장의 알코올 분해효소의 활성이 높아진다.

녹차에는 폴리페놀(polyphenol)이란 물질이 있다. 이것이 아세트알데히드를 분해하는데 많은 도움을 주어 숙취에 효과가 크다. 녹차뿐만 아니라 대부분의 차가 숙취를 해소하는 데 도움이 된다. 부족한 수분을 보충해 주기 때문이다. 특별한 차를 준비하기 어려운 상황일 때는 따뜻한 꿀물이나 설탕물이라도 마셔 두면 술독을 푸는데 큰 도움이 된다.

커피는 숙취를 푸는데 오히려 방해가 된다. 아세트알데히드를 분해시키는 효과는 없고, 술에 찌든 간장에 카페인 해독이라는 짐만 얹을 뿐이다. 차를 주로 마시는 사람들은 커피를 마시는 사람들에 비하여 동맥경화 발생률이 낮으며, 심장근육의 경색도 커피를 많이 마실수록 늘어나고, 차를 마시면 줄어드는 것으로 나타났다.

(4) 감나무잎차

감나무 잎을 따서 말려 두었다가 달여 마시면 잎에 들어있는 탄닌(tannin)이 위 점막을 수축시켜서 위장을 보호해 주고 숙취를 덜어 준다.

5) 숙취에 좋은 목욕요법

술꾼들이 가장 즐겨 사용하는 숙취 해소법이 바로 목욕이다. 목욕은 분명히 숙취를 푸는데 도움이 된다. 목욕에 곁들여 깜박 잠이라도 자고 나면 한결 거뜬하게 하루를 보낼 수가 있다. 잠을 자는 동안 간장이 가장 활발하게 술 찌꺼기를 처리하기 때문이다.

사우나는 오히려 숙취를 심하게 한다. 사우나는 간에 많은 부담을 준다. 체온보다 훨씬 높은 열을 몸에 가하는 것은 달리기를 하는 것과 비슷한 에너지를 소비하는 힘든 일이다. 간에 영양을 보충해야 하는데, 오히려 간에 들어있는 에너지를 뺏는 셈이다. 마찬가지 이유로 너무 뜨거운 물에 들어가는 것도 좋지 않다.

술독을 푸는데 알맞은 온도는 체온보다 약간 높은 38～39℃ 정도이다. 이 정도의 따뜻한 물에 몸을 담그면 혈액순환이 좋아진다. 따라서 간에 신선한 혈액을 보다 많이 공급함으로써 간에 남아 있는 술 찌꺼기를 처리하도록 도와주는 것이다. 술을 마시고 나서 바로 목욕을 하는 것은 좋지 않다. 혈중 알코올 농도가 높을 때 목욕을 하면 혈액순환이 너무 빨라지고 혈압이 높아질 가능성이 많다. 간에서 어느 정도 술을 분해하고 난 이후에 알맞게 따뜻한 물에서 목욕을 하는 것이 숙취를 이기는 효과적인 목욕법이다.

제 7 장

술을 잘 마시는 방법

막걸리와 약주, 그리고 증류식 소주가 대부분이었던 우리나라에 맥주가 처음 등장한 것이 1900년이었다. 이후 고량주, 진, 위스키 등 외국 술이 들어오면서 술의 소비도 크게 변해갔다. 한때는 주류 시장의 60% 이상을 차지하던 막걸리를 제치고 소주가 그 자리를 차지했는가 싶더니, 지금은 맥주가 주를 이루고 있다. 위스키도 1980년대 후반부터 과소비 현상과 함께 급속히 퍼지게 되어 매출액에서 급신장하는 한국적인 특이한 현상으로 나타났다.

우리에게 위스키·진·청주·맥주 등의 역사는 그리 오래지 않다. 전통적인 소주는 증류식이었지만, 우리가 요즘 흔히 마시는 소주는 희석식 소주다. 외국과는 달리 희석식 소주가 한국을 대표하는 술로 정착이 되었다. 이와 같이 100년도 채 안 되는 기간 동안 즐겨 마시는 술이 완전히 뒤바뀌게 되었다.

술은 종류에 따라 성분이나 특성이 다르다. 알코올 함량이 다르고, 술의 독특한 향을 내는 많은 화학성분이 들어 있다. 특히 양조주는 1.7~6%의 당질과 단백질, 0.1~0.2%의 비휘발성 성분이 들어 있어 술에 따라 마시는 방법을 조금씩 달리하는 것이 좋다.

술이 바뀌면 마시는 법도 달라져야 한다. 양주가 처음 들어온 조선 말기에는 막걸리 마시듯 양주를 마시는 사람들이 많았다고 한다. 그러다 보니 거리에는 주정꾼이 많았고, 외국 사람들로부터 '절제력이 없다'는 말을 듣기도 하였다. 지금도 양주를 소주처럼 마시는 특이한 음주습관을 보이고 있다. 술을 마시는 법을 제대로 알아야 진짜 애주가라고 할 수 있다. 술의 종류마다 특색이 있는 술 마시는 법을 살펴보자.

1. 맥 주

갈증을 풀어주는 시원한 맥주, 그러나 맥주라고 무조건 같은 맛을 내지는 않는다. 맥주를 맛있게 마시려면 어떻게 하는 것이 좋을까.

(1) 보관을 잘 하라

맥주는 얼지 않도록 보관에 주의한다. 맥주의 어는 온도는 -2.5~1.8℃이다. 맥주가 얼게 되면 맥주 성분 중에 단백질이 응고되어 혼탁이 일어나기 쉽다. 특히 겨울철에 맥주를 운송하거나, 옥외에 보관하는 경우에는 주의하여야 한다. 맥주가 얼리면서 일어나는 혼탁 현상은 맥주를 정상적인 온도로 높여주면 없어지기도 하지만, 맥주의 제 맛을 잃을 우려가 있다. 겨울에는 5~10℃ 정도가 유지되도록 보온해야 한다.

맥주를 오랜 기간 동안 보관할 경우 잘 보관하였다고 하더라도 맥주 속의 단백질 성분이 자연히 응고되어 뿌옇게 혼탁이 오는 경우가 있다. 냉장고에 맥주를 보관할 때는 4~10℃ 정도의 온도에 보관하며, 찬 공기를 골고루 받을 수 있도록 항상 아래 칸에 넣어 두는 것이 좋다. 냉장고의 온도가 맥주의 어는점 이하로 내려가지 않도록 주의하여야 한다.

맥주를 낮은 온도에 보관하고 있다가 갑자기 햇볕 등에 오랜 시간동안 노출시켜 15℃ 이상으로 온도가 올라가면 하얀 덩어리 모양의 혼탁이 일어날 수 있다. 특히 이러한 온도 변화가 자주 계속되면 혼탁이 없어지지 않고 지속되므로 주의하여야 한다.

맥주는 직접 열을 받거나, 또는 옥외 보관으로 직사광선을 오랜 시간 동안 받으면 맥주의 향을 내는 물질이 산화되어 맛과 향도 크게 나빠지게 된다. 맥주를 보관하거나 가게에 진열할 때는 가능한 그늘지고 바람이 잘 통하는 곳에 놓아두는 것이 좋다.

(2) 신선할 때 마셔라

맥주가 공장의 숙성탱크 안에서 숙성되고 있는 동안은 시간이 맛을 내게 하는 중요한 요소이다. 그러나 병에 충진하여 출하되고 난 후부터 시간은 맥주에게 적이 된다. 시간이 경과함에 따라 맥주의 신선한 맛이 없어지기 때문이다.

오랫동안 보관된 맥주는 금방 만들어졌을 때와 같은 상쾌한 맛과 신선한 향이 없고 색깔도 진해진다. 갈색으로 짙어지는 것은 맥주 안에 들어있는 성분이 서로 반응하여 갈색물질인 melanoidine이 생기거나, 색소 성분이 공기와 접촉하여 산화를 일으켜 색이 진해지기 때문이다. 따라서 제조 후 1년이 안된 새 맥주가 좋다. 맥주를 구입할 때는 제조일자 표시를 확인할 필요가 있다.

(3) 시원하게 하여 마셔라

맥주는 시원하게 마셔야 제 맛을 즐길 수 있다. 미지근하면 거품이 많이 생기고 쓴맛이 강하고 청량감이 없어진다. 그렇다고 지나치게 차게 하면 거품도 잘 일어나지 않고, 미각을 마비시켜 싱겁게 느껴진다.

맥주의 제 맛을 내는 온도가 일정하게 정해져 있는 것은 아니다. 일반적으로 상쾌한 맛을 내는 맥주의 알맞은 온도는 여름에는 4~8℃, 겨울에는 10~14℃, 봄과 가을에는 6~10℃이다. 대부분의 애주가들은 시원한 맥주를 좋아한다. 그러나 너무 온도가 낮으면 맥주 고유의 맛과 향을 제대로 느낄 수 없다.

시원하고 상쾌한 맥주를 마시기 위하여 적어도 마시기 3~4시간 전에 4~10℃의 냉장실에 넣어 두는 것이 좋다. 그러나 급히 시원한 맥주가 필요할 때는 커다란 통에 물과 얼음을 채우고 맥주를 담가 냉각시키는 것이 요령이다.

(4) 깨끗한 글라스에 마셔라

맥주를 맛있게 마시려면 맥주잔(글라스)에도 조건이 있다. 중요한 것은 글라스가 깨끗해야 한다. 맥주의 맛은 글라스가 깨끗한 정도에 비례한다. 글라스에 기름기와 더러움이 남아 있으면 거품이 잘 생기지 않는다. 거품의 표면장력을 떨어뜨리기 때문이다. 따라서 글라스를 세제로 씻고 나서 수도꼭지에서 나오는 물에 잘 헹구는 것이 좋다. 미량이라도 세제가 남아 있으면 '맥주의 꽃'이라고도 일컫는 거품이 꺼져 버린다.

글라스를 씻은 후 기름기 없는 곳에 엎어 놓아 물기가 자연히 마르도록 하는 것이 좋다. 또한 글라스는 차게 해 두는 것이 좋다. 따라놓은 맥주의 온도가 올라가는 것을 막아 주기 때문이다. 글라스를 냉장고에 넣어 두면 꺼낼 때 서리가 생긴다. 이것을 프로스트

글라스(frost glass)라고 하는데, 여기에 맥주를 따라 마시면 그 맛은 더욱 시원하다.

(5) 거품과 함께 마신다

맥주의 황금색과 순백의 거품과의 대비는 맛뿐 아니라 시각의 즐거움을 더해 준다. 거품은 탄산가스가 날아가는 것을 방지하는 뚜껑 역할을 하고 있을 뿐 아니라 맥주가 공기에 닿아 산화하여 맛이 떨어지는 것을 막아 주는 역할도 한다.

맥주의 시원하고 상쾌한 맛과 쌉쌀하고 짜릿한 맛을 즐기기 위하여 가능한 거품이 꺼지기 전에 거품과 함께 마시는 것이 좋다. 땀을 흘리며 운동을 하고 난 다음 갈증을 느낄 때 홀짝홀짝 마시기보다는 목으로 시원스럽게 마셔 보라. 얼마나 상쾌한 맛인가.

마시던 잔을 다 비운 다음에 다시 따라 마시는 것이 좋다. 첨잔은 이미 탄산가스가 날라 가버린 김빠진 맥주에 신선한 맥주를 섞는 것이므로 피하는 것이 좋다. 그리고 소량씩 남은 여러 병의 맥주를 한 병에 몰아서 마시는 방법도 김빠진 맥주를 마시게 되는 것이다.

거품은 2～3 cm가 알맞다. 거품은 맥주가 공기에 노출되어 산화하는 것을 막아 주는 보호막이다. 잔을 살짝 기울였다가 바로 세우면서 따르면 2～3 cm 정도의 거품이 보기 좋게 만들어진다. 'two fingers'라는 말이 있듯이 손가락 2개 넓이 정도의 거품이 있어서 거품과 함께 마시는 것이 제 맛이다.

독일 맥주와는 달리 우리나라 맥주는 거품이 잘 일어나지도 않지만, 또한 거품이 쉬 꺼져 버린다. 제조과정에서 생산비를 줄이기 위하여 부원료로 녹말을 많이 사용하고 호프의 첨가량을 줄이는 차이뿐만 아니라 발효와 숙성과정에서 오는 제조방법의 차이 때문이다.

맥주거품이 꺼지지 않고 오래 남아 있는 것은 호프의 첨가량이 많고, 오래 숙성함으로써 후발효로 생기는 탄산가스가 미세한 입자로 변하기 때문이다. 독일에서 만드는 지역맥주 중에서 독특한 생맥주에 한번 입맛을 들이고 나면 국내에서 생산하는 일반 맥주는 마치 비싼 돈을 주고 맹물을 마시는 느낌이 든다.

거품이 없이 컵에 가득 채워 마시는 우리는 맥주의 참맛을 모르고 있기 때문이기도 하다. 아마도 이는 맥주가 고급술로 인식되었던 과거의 습관으로, 맥주잔에 거품이 없이 가득 채우는 것을 예의로 알고 있다. 그리고 미국에서 병 채로 마시는 음주방식이 들어와 마치 맥주의 멋을 아는 것처럼 착각하고 있다. 이는 모두 맥주의 제 맛을 느낄 수 없는 음주방법이다.

2. 소 주

소주는 알코올 농도가 20～23% 정도로 독한 술이다. 알코올 농도가 20%를 넘는 독한 술은 위장에 큰 부담을 준다. 보호막이 없이 곧바로 위의 점막을 자극할 경우에는 위염이나 가벼운 출혈을 가져올 수도 있다. 그렇다고 알코올 농도를 줄이기 위하여 양주처럼 얼음에 타서 마실 수도 없다.

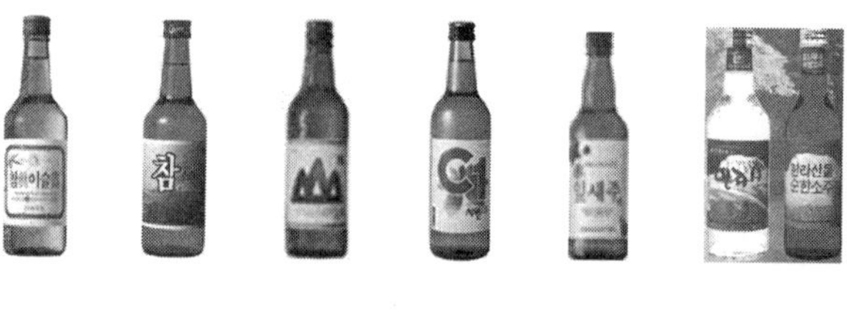

일본소주는 증류식 소주이기 때문에 얼음이나 뜨거운 물에 타서 마시기도 한다. 그러나 희석식 소주를 더 희석시키면 소주의 고유한 맛과 향이 사라진다. 따라서 미리 위를 든든히 채우고 안주를 곁들여 마시는 것이 좋다. 그리고 되도록 천천히, 조금씩 마시는 것이 좋다.

소주와 궁합이 잘 맞는 안주로 오이를 들 수 있다. 주전자에 오이를 가늘게 썰어 넣고 소주를 부으면 소주의 강한 알코올 향이 사라지고 맛이 순해진다. 또한 술을 많이 마시면 이뇨작용으로 체내의 칼륨(K, potassium)이 배설되는데, 오이에는 칼륨이 많이 들어있기 때문에 칼륨 보충이 쉽고, 염분과 노폐물의 배출을 도와주어 몸을 맑게 한다.

건강도 지키고 맛도 살리는 또 하나의 좋은 방법이 있다. 바로 녹차 칵테일이다. 녹차 칵테일은 오이 칵테일보다 훌륭하다. 소주 1병을 주전자에 붓고 여기에 녹차 티백 1개를 띄워서 마시면 녹차 특유의 향내가 어우러질 뿐만 아니라 술독을 해소하는 효과가 높아진다.

3. 민속주

1) 민속주의 감별

와인의 맛을 즐기는 방법을 많이 알고 있지만, 우리 전통약주의 맛을 제대로 즐기는 법을 알고 있는 사람은 흔하지 않다. 우리의 술은 어떻게 마시는 것이 맛있게 마시는 것일까.

(1) 자세히 살펴본다

민속주의 색깔은 대체로 황금색을 띠며, 엷은 색깔에서 짙은 담갈색까지 황금색의 농도가 다르다. 색깔이 옅을수록 담백한 맛을 갖고, 색깔이 짙을수록 진한 맛이 나며 오래된 술이다.

좋은 민속주는 맑고 황금색을 띠는 것이 좋다. 약재 등 곡물이 아닌 원료가 들어간 경우 원료의 색깔에 따라 달라지기도 한다. 일반적으로 술은 오래된 것이 좋다고 생각하기 쉽지만, 곡류를 사용한 발효주는 만든 후 100일이 지나지 않는 것이 좋은 경우가 많다.

(2) 냄새를 맡는다

전통약주에는 크게 나누어 2가지 향이 있다. 하나는 누룩의 독특한 향으로서 대개 구수한 느낌의 냄새이다. 누룩 향에 익숙하지 않은 사람들은 짙은 누룩 향을 좋아하지 않으나, 알맞은 누룩 향은 품격 높은 전통약주에서 빼놓을 수 없는 향이다. 따라서 누룩 향의 많고 적음에 따라 자기가 좋아하는 제품을 선택하는 것이 중요하다.

다른 향은 과실 향이다. 과즙을 전혀 사용하지 않았는데도 잘 발효된 전통약주에서는 사과 향이나 수박 향 등의 과실 향이 난다. 이 과실 향은 누룩의 밀기울 성분이 발효되면서 생성하는 향기로서 대개 오래 숙성하지 않은 약주에서 볼 수 있다. 향기를 즐기는 사람은 이런 계통의 약주를 선택하고, 담백한 취향의 사람은 향기가 적은 쪽으로 약주를 선택하는 것이 좋다.

(3) 맛과 향을 함께 음미한다

전통약주에는 6가지의 맛이 있다. 단맛 · 떫은맛 · 신맛 · 구수한 맛 · 쓴맛과 매운맛 · 청량미이다. 일반적으로 좋은 약주는 6가지의 맛이 두드러지지 않고 함께 어우러져 있는 것이 좋은 약주이다.

▶ 단 맛

와인의 경우에는 발효를 일찍 끝냄으로써 포도당의 잔류량에 따라 스위트(sweet)에서 드라이(dry)까지 단맛의 강약을 조절한다. 그러나 약주의 경우에는 덧술법을 사용한다.

누룩효소에 의하여 생성된 포도당을 효모에 의하여 알코올로 바꾸어짐에 따라 단맛이 줄어들면서 발효가 점차 멈춘다. 이때에 또 한 번 찐쌀을 보충해 주거나, 찐쌀과 누룩을 함께 보충하여 다시 발효가 일어나게 하는 법을 '덧술법'이라 한다.

발효과정에서 일정한 알코올 농도를 지나게 되면 효모의 증식에 저해를 받는다. 누룩효소에 의해 녹말의 당화로 생기는 포도당 생성량이 알코올로 분해되는 속도보다 많으면 단맛이 남게 된다. 일반적으로 정상적인 발효를 인위적으로 중단시키는 경우 이 술을 마시면 두통의 원인이 될 수도 있어서 자연적인 덧술법으로 단맛을 유도하는 약주의 단맛은 매우 과학적인 방법이다.

단맛의 정도에 따라 약주를 선택할 때는 인공적인 감미료에 의한 것인지, 덧술법에 의한 것인지, 또 몇 번의 덧술을 거쳤는지를 확인하는 것이 좋다.

▶ 신 맛

약주의 신맛은 누룩 속에 들어 있었던 미생물의 종류와 발효과정에 따라 생성되는 유산·구연산 등 다양한 유기산에 의하여 생기는 자연적인 신맛이다. 다만 오래된 김치냄새 또는 식초냄새가 나는 경우는 '상한 술'이라고 할 수 있다.

신맛을 음미할 때는 반드시 향과 함께 음미해야 한다. 전통약주의 가장 큰 특징이 구연산·유산·호박산 등의 자연적인 신맛과 어우러진 달콤한 맛이다. 드라이한 취향의 사람은 단맛과 신맛이 조화된 상태인가를 음미하여 제품을 선택하여야 한다.

▸ 떫은맛

떫은맛은 도토리·땡감 등에서 많이 볼 수 있는 맛으로, 미각신경이 마비되어 일어나는 맛이므로 사람에게 불쾌감을 줄 수 있다. 그러나 약주의 약간 떫은맛은 유산에서 나오는 맛으로서 알맞은 경우 고기안주와 잘 어울린다.

▸ 쓴맛과 매운맛

약주의 매운맛은 기본적으로 알코올 성분에 의한 것이다. 약주의 경우에는 사용된 약초의 쓴맛이 영향을 주기도 하며, 효모 자체가 내는 쓴맛이 있다. 알맞은 쓴맛은 식욕을 돋우는 좋은 맛이기도 하다. 전통약주의 알코올 함량은 11%에서 18%까지 다양하다. 약주를 선택할 때에는 주정도수보다는 조화로운 맛에 기준을 두어 선택하는 것이 좋다. 대개 3번 이상 덧술하여 오래 발효시킨 것일수록 주정도수가 높으며 깊은 맛을 가진다.

▸ 구수한 맛

구수한 맛은 약주에서 가장 중요한 맛이다. 곡류를 사용한 발효주의 특징적인 맛으로서, 특히 곡류의 껍질에 들어있던 많은 단백질이 아미노산으로 분해되어 나는 자연스러운 맛이다. 특히 한국인의 입맛에 중요한 요소이다.

구수한 맛은 대체로 술이 숙성되면서 강해지는 경향이 있다. 그러나 이 맛이 지나치면 묵은 술로서, 구수한 맛을 좋아하는 사람은 누룩의 사용량이 많은 술이나 일반적으로 짙은 술을 선택하는 것이 좋고, 보다 경쾌한 맛을 원하는 사람은 옅은 색깔의 술을 선택하는 것이 좋다.

▸ **청량미와 온도**

청량미는 약주의 온도와 매우 밀접한 관계가 있다. 일반적으로 낮은 온도에서는 단맛이 떨어지고 신맛은 증가한다. 그리고 알코올의 자극성은 낮아지고, 구수한 맛은 감소하며, 청량감은 증가한다.

조선시대의 『규합총서』에는 '밥 먹기는 봄같이 하고, 국 먹기는 여름같이 하고, 장 먹기는 가을같이 하고, 술 먹기는 겨울같이 하라'는 말이 있다. 따라서 마시는 술의 온도를 6～15℃로 하며, 가벼운 맛을 선호하는 사람은 가능한 차게 해서 마시는 것이 좋다.

일본청주는 당화력이 높은 한두 종류의 국균(麴菌)을 사용하는데 비하여, 우리의 전통약주는 자연 상태의 다양한 누룩균을 사용하여 양조한다. 이에 따라 일본청주는 따뜻하게 데워 마시지만, 우리의 전통약주를 데우면 오히려 복합적인 향이 때로는 좋지 않게 느껴지기 때문이다. 결국 전통약주의 맛을 즐기기 위하여서는 각 제품의 특성을 고려하여 온도에 신경을 써야 한다.

2) 민속주를 잘 마시는 방법

전통약주는 식사와 함께 반주로 즐기거나, 안주 없이 즐길 수 있는 술이다. 전통약주를 마시고 대접하는 법은 다음과 같다.

(1) 온 도

마실 때의 온도를 8℃ 정도로 차게 해서 마시는 것이 좋다. 담백한 맛을 좋아하는 사람은 보다 차게, 다소 무거운 맛과 향을 좋아하는 사람은 덜 차게 하여 마시는 것이 좋다. 마시는 동안 온도가 변화되지 않도록 하여 마시며, 포도주처럼 얼음 그릇에 놓아두고 마시면 더욱 좋다. 겨울에는 취향에 따라 오히려 따끈하게 데워 마시면 독특한 맛을 느낄 수 있으나, 전통약주는 차게 하여 마시는 것이 좋다.

(2) 술 잔

술의 온도를 맞추기 위하여 도자기 잔을 사용하는 것이 좋다. 유리잔을 사용할 때는 포도주 잔과 같이 손잡이가 있어 체온이 술의 온도를 높이지 않도록 하는 것이 좋다.

(3) 병을 열 때

술병을 열자마자 술을 따르지 말고 술병 마개를 연 다음 잠시 기다린다. 병 속에 차있던 미량의 가스를 날아가게 한 다음, 조용히 잔에 술을 따라야 한다.

(4) 음식에 알맞은 약주의 선택

전통약주는 대부분 단맛과 신맛이 다른 술에 비하여 강하다. 비교적 담백한 약주가 식사와 함께 하는 술로 좋다. 예로부터 반주(飯酒)란 식사 전에 1~2잔의 약주를 마시는 것이 식욕을 돋우고 소화를 촉진시킨다.

식사 전의 반주로 알맞은 약주는 단맛이 많지 않고 조화로운 신맛이 조금 있는 것이 좋다. 식사 중이나 식사 끝에 이야기를 나누며 즐기는 약주는 어느 것이나 개인의 취향에 따르지만, 음식의 종류에 맞는 약주를 선택하는 지혜가 필요하다. 청주에 잘 어울리는 음식으로는 장어구이, 훈제 연어말이, 전, 나물전골, 제육, 감자조림, 낙지볶음 등이 있다.

4. 와 인

1) 와인의 감별

와인(wine) 잔 모양을 보면 투명한 유리로 튤립 꽃 모양의 부분과 손잡이가 달려 있는 것이 보통이다. 마치 여자의 젖가슴처럼 풍만하고 볼록하다. 이것은 와인의 색깔과 향미를 충분히 즐길 수 있게 하기 위한 것으로, 잔의 밑 부분을 가볍게 잡고 마신다.

공기와의 접촉과 순환이 커지면 포도주의 향미가 쉬 잃어버리기 쉽다. 저장고에서 꺼낸 와인 병은 얼음으로 채워진 통에 놓여지고, 코르크(cork) 마개를 돌려 따고는 잔에 와인을 따를 때는 2/3 정도를 따르는 것이 일반적이다.

귀한 명주(銘酒)인 경우에는 큰 잔에 3~4스푼 가량을 따르는 것이 보통이다. 잔을 받을 때는 잔에 손을 대지 않고 다 따를 때까지 기다리는 것이 서양식 에티켓이지만, 우리나라에서는 잔을 손으로 들어서 받는 것도 무방하다.

먼저 눈으로 즐기는 것이 중요하다. 미묘한 금색이 나는 화이트 와인과 분홍색의 로제 와인, 그리고 검붉은 레드 와인은 각기 맑고 빛이 난다. 크리스털처럼 투명한 유리잔에 담긴 와인을 보는 즐거움은 와인을 즐길 줄 아는 사람이 아니면 느낄 수 없다.

유리잔을 원형으로 천천히 흔들어서 와인을 잔의 내부에 묻힌다.

잔의 내면을 타고 흘러내리는 와인을 보면 마치 바닷가에서 밀려오는 파도를 바라보는 것 같은 부드러운 율동을 느낄 수 있을 것이다. 맨 처음은 잔을 밝은 방향으로 향하게 하여 45°가량 기울게 하고 색깔을 본다. 좋은 포도주는 맑음·밝기·윤택함 등이 좋으며, 탁하고 윤택함이 없거나 색깔이 좋지 않은 것은 좋은 와인이 아니다.

두 번째는 향을 즐기는 것이다. 잔을 코끝에 가까이 대서 잔에서 자연스럽게 올라오는 냄새를 맡는다. 잔에 괴어 있는 향기를 들이키게 되면 전체적인 향을 음미할 수 있다. 원래부터 포도에 들어있는 과일 향과 발효나 숙성과정에서 생성된 부케(bouquet)가 조화를 이룬 와인의 은은한 향기는 술꾼을 유혹하기에 부족함이 없을 것이다. 신선하고 상쾌한 느낌을 주는 것이 좋은 와인이다.

우선 눈높이로 올려 색깔과 맑은 정도를 본다. 색깔이 혼탁하거나 침전물이 있으면 좋지 않다. 다음에는 향기를 맡기 위하여 잔을 가볍게 흔들어 공기가 충분히 술 속으로 들어가 향기가 밖으로 나오도록 한 다음, 코에 대고 냄새를 맡는다. 과실의 특유한 향이 살아 있어야 좋은 술이다.

세 번째는 와인을 10 mL 정도 입에 넣고 음미한다. 와인을 한 모금을 입안에 머금고 혀를 돌려서 구석구석까지 퍼지게 하고 맛을 음미한다. 맛도 혀끝에 닿을 때의 맛과 입 속에서 느껴지는 맛, 그리고 목으로 넘어갈 때 느껴지는 맛들을 모두 음미하는 것이 와인의 올바른 감상법이다.

처음에는 단맛이 느껴지고, 그리고 신맛·떫은맛이 어느 정도인지를 느껴본다. 술이 어느 정도 센지(강도), 맛의 정도가 어떤지를 느낀다. 와인이 입안에 있는 채로 숨을 내쉬어 코에 닿는 향기를 느낀다. 마지막으로 와인을 빈 잔에 뱉어 버리고 나서 입 안에 남아 있는 신맛·떫은맛의 정도가 얼마인지를 확인한다.

신맛, 떫은맛, 쌉쌀한 맛, 단맛이 고루 어우러져 조화를 이루고 있는 와인의 맛은 와인의 종류마다 기준이 다르다. 즉 화이트 와인은 신맛이 세고, 레드 와인은 떫은맛이, 그리고 아이스 와인은 단맛이 많다.

와인을 마시는 것은 그의 향기·색깔·맛 등을 음미하기 위한 것이므로 보통 단숨에 마시지 않고 4번 가량 나누어 마신다. 그래서 와인을 마실 때는 한 모금을 들이킨 후 입 안에 잠시 동안 머금어서 충분히 맛을 음미한 후에 목으로 넘기는 것이 좋다. 음식을 입에 넣고 와인과 함께 씹어도 좋은 맛을 느낄 수 있을 것이다. 와인을 마시는 최후의 단계는 뒷맛을 감상하는 것이다. 마신 다음에 입안에 남아 있는 향기와 유기산, 탄닌 등의 성분이 균형이 잘 어우러진 것일수록 뒷맛이 좋기 때문이다.

와인을 감별할 때는 모든 특성을 알아내야 하는데, 색(appearance)·향(bouquet)·맛(taste) 의 3가지가 기본 요소이다. 여기에 덧붙여 뒷맛과 균형이다. 포도주 중에는 숙성을 시키지 않고 새로운 술에 가까운 신선미를 가진 색다른 포도주가 보조레이(Beaujolais)이다. 이 술은 오래 숙성되지 않았으므로 빛깔이 곱고 신선미를 가지고 있는 것이 특징이다.

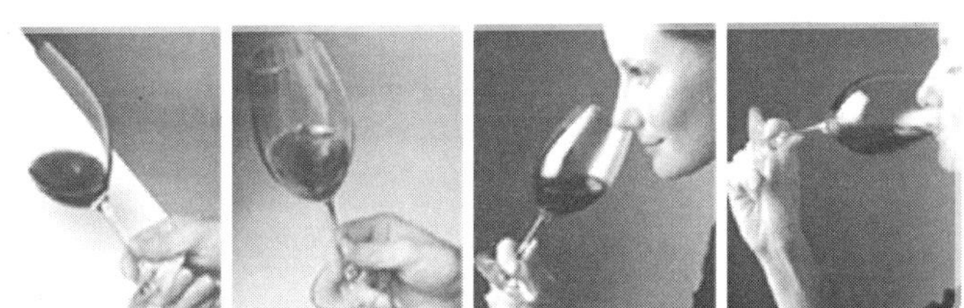

2) 포도주를 마시는 방법

와인은 식욕을 돋우고 로맨틱한 분위기를 연출하는 데는 그만이다. 고기요리에는 적포도주, 굴이나 생선요리에는 백포도주가 잘 어울린다. 그러나 '육류 중에서도 송아지고기·닭고기 등 흰 살이 많은 경우에는 백포도주가 잘 맞는다'는 이야기도 있다. 맛이 강한 요리에는 풍미가 강한 적포도주를 함께 하면 좋고, 담백한 요리에는 산뜻한 백포도주가 알맞다고 보면 좋다.

포도주를 제대로 즐기려면 잔의 2/3 정도만 붓고 마셔야 한다. 더운 여름이라고 하더라도 포도주에 얼음을 넣으면 특유한 향기와 빛깔이 나빠진다. 포도주를 첨잔하여 마시는 것도 삼가야 한다.

마실 때 포도주의 온도는 마시는 사람의 느낌이 가장 중요한 기준이 된다. 일반적으로 백포도주는 냉장고에 2~3시간 정도 보관하여 10~12℃로 조금 차갑게 마시는 것이 좋다. 그러나 적포도주는 냉장고에 보관하면 맛을 잃을 경우가 많다. 17℃ 정도를 유지해야 하므로 서늘한 곳에 보관해야 한다. 온도가 알맞게 맞추었더라도 잔에 따르면 금방 온도가 올라가므로 마실 때 글라스의 줄기를 잡는 것이 좋다.

마시고 남은 와인은 작은 병에 옮겨서 병의 목까지 따른 후 마개로 완전히 밀봉하는 것이 좋다. 와인이 공기에 닿으면 산화가 진행되므로 이를 방지하기 위한 방법이다. 거품이 많은 스파클링(sparkling) 와인은 마시다 남기면 김이 빠지지만, 대부분의 와인은 며칠 정도 보관해도 괜찮다. 남은 와인은 소다수 레몬 등을 넣어 칵테일을 만들거나, 요리에 조금 넣어 향미를 돋우는데 사용하는 것은 생활의 지혜이다.

5. 브랜디

프랑스에선 식사할 때 이야기를 나누며, 브랜디를 스트레이트로 유리잔을 손바닥으로 데우면서 조금씩 음미하면서 마신다. 이후 외국 사람들이 식후에 마시는 것으로 형식을 바꾸기도 하였다. 영국인들도 대부분 스트레이트로 마시는데 비하여 미국사람은 다르다. 미국사람은 희석해서 마시는 것을 좋아하여 코카콜라에 타거나 '코냑 프로트'라고 하여 탄산수에 코냑을 넣어 마시기도 한다. 그러나 코냑 본래의 맛을 즐기려면 스트레이트로 마셔야 한다.

브랜디 잔은 다른 술잔보다 크고 술잔 밑에 펑퍼짐하게 생겼다. 잔은 크지만 따르기는 조금만 따르는 것이 에티켓이다. 그 이유는 수십 년 묵은 브랜디의 향미를 맛보기 위한 방법이다.

먼저 유리잔을 눈높이까지 치켜들어 색깔을 보고 그 향을 천천히 맡아 본다. 이어서 한 손이나 두 손으로 잔을 손바닥에 술잔 밑을 닿게 하여 브랜디를 데운다. 2～3분마다 술잔을 흔들어서 향기가 서서히 솟아오르게 되었을 때 마시는 것이 격식이다. 그렇다고 바로 마셔서는 안 된다. 마시기 전에 다시 한 번 향을 맡는다. 처음 맡은 향과의 차이를 확인하는데, 그 차이가 많을수록 좋은 브랜디이다. 다음이 마시는 차례이다. 처음 한 모금은 혀 전체를 촉촉하게 적시는 정도로 하고 잠시 입 안에 머물도록 한다. 그 향기가 코를 통하여 밖으로 빠질 때 후각신경이 발동을 한다. 이 과정이 브랜디의 진짜 향을 느끼는데 중요하다.

향을 음미한 다음에 술을 목으로 넘긴다. 소주나 맥주 마시듯이 단숨에 술을 마시는 사람은 브랜디를 마실 자격이 없는 사람이다. 브랜디는 그 마시는 과정이 중요한 술이다.

양파를 가늘게 다진 것과 사과를 다진 것의 차이는 겉보기나 향을 맡으면 누구나 쉽게 식별할 수 있다. 그러나 눈을 감고 코를 꽉 쥔 다음 먹어 보면 둘을 구별하기가 어렵게 된다. 이상하다고 느낄지 모르지만 조금도 이상한 일이 아니다. 사람의 미각이란 얼마나 믿을 수 없는 것인지를 알게 된다.

시각과 후각이 미각에 얼마나 중요한 영향을 끼치는가 하는 것을 이 실험으로 알 수 있다. 브랜디를 마시는 사람은 이러한 점을 명심하고, 브랜디는 먼저 눈으로 보고, 다음으로 코로 향을 맡은 다음 마시는 것이 세월에 대한 예우라는 것을 알아야 한다.

6. 위스키

위스키를 마실 때 알아 두어야 할 것이 있다. 독한 술을 마시면 위장의 맨 아랫부분에 있는 유문이 심한 경련을 일으키고 움츠러든다. 장으로 내려가는 출구가 순간적으로 막혀 버리는 것이다. 이렇게 되면 알코올이 위장에 머무는 시간이 그만큼 길어지고, 위 점막의 손상도 커지게 된다. 아울러 다른 음식물의 소화를 어렵게 한다.

독한 술을 급히 마셨을 때 구토를 하거나 속이 울렁거리는 것도 이런 까닭이다. 빈속에 마시면 그 정도가 훨씬 더하다. 빈속에 위

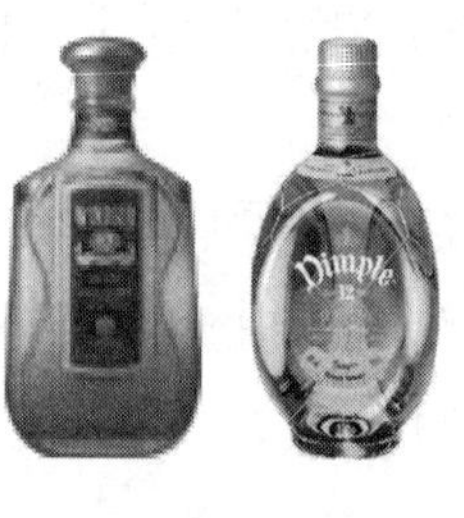

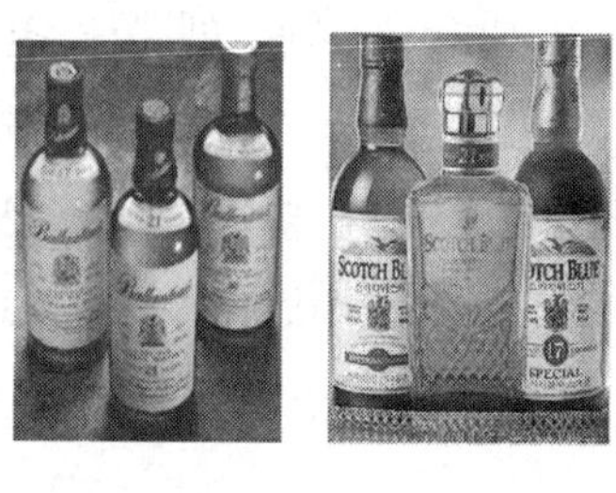

스키는 절대 금물이다. 위스키 음주로 일어날 수 있는 위험을 막기 위하여 되도록 얼음에 타서 묽게 마시는 습관을 길러야 한다. 알코올 농도를 자기 체질에 맞게 조절할 수 있어 마시기 좋고, 위스키의 참맛을 느낄 수 있다. 또한 스트레이트로 마시면 위 점막이 독한 알코올에 직접 노출되어 세포가 손상될 가능성이 그만큼 커지기 때문이다.

그리고 절대로 과음하지 말아야 한다. 양주를 마시고 취하면 간장의 손상은 물론이고 위장에도 큰 타격을 주게 된다. 가볍게 1~2잔으로 만족하는 것이 양주를 즐기는 요령이다. 굳이 스트레이트를 즐기겠다면 먼저 물을 마시도록 하라. 위장을 보호하는 데는 안주보다 물이 훨씬 효과적이다.

위스키는 서양 술로서 육식으로 위가 튼튼한 서양 사람들보다 오히려 우리나라 사람들이 과음, 폭음, 빈속에 마시는 경향이 많다. 무식하기 짝이 없는 음주습관이다. 양주가 뒤끝이 좋다고 여기는 사람들이 의외로 많은데, 그것 또한 잘못된 생각이다. 위스키와 같은 양주에는 알코올 외에 다른 성분이 많이 들어 있다. 이러한 성분을 협잡물이라고 하며, 숙취의 원인 중 하나로 꼽힌다.

7. 진

진은 처음부터 술로 개발된 것이 아니고 이뇨 촉진제로 개발한 약품의 일종이었다. 진의 원료가 되는 두송나무 열매에 이뇨 성분이 많이 들어 있다는 사실이 알려지자 여기에 알코올의 이뇨작용을 더하면 좋은 이뇨제가 될 것이라고 생각하여 진을 만들었다.

시판하고 있는 진의 대부분은 두송나무 열매가 주성분이고, 알코올이 보조용매이었던 당시의 진과는 달리 소나무 향을 약간 첨가한 것에 지나지 않은 알코올음료라고 할 수 있다. 진을 마신다고 하여 이뇨제와 견줄 정도의 이뇨효과는 기대할 수 없다. 다만 알코올 성분이 가지고 있는 고유의 이뇨작용 밖에는 없다.

진은 40%나 되는 독한 술이므로 잘 알려진 대로 칵테일로 하여 마시는 것이 좋다. 취향에 따라 얼음과 섞어 마시든 탄산수와 함께 마시는 게 좋다. 역시 이 술도 협잡물이 많아 과음하면 두통이 심해진다.

8. 샴페인

샴페인(champagne)은 마시기 전에 차게 한다. 30분 전에 얼음통 사이에 담그는데 5~8℃ 정도로 차게 되었을 때 마개를 딴다. 냅킨으로 병을 싼 다음 헝겊 끝을 가볍게 마개를 걸고, 철사를 풀어 마개를 뺀다. 코르크 마개를 펑하고 날리는 것은 좋지 않으며, 마개를 빼는 앞쪽에 사람이 없는 것을 확인한다.

술잔에 가득 따르지 말고 잔의 2/3 정도만 따른다. 병을 되도록 흔들지 않는다. 거품이 지나치게 많이 나면 우선 조금만 따르고 잠시 후에 따른다. 술잔에 얼음을 띄우지 않는다. 병 윗부분에 있는 라벨은 절대로 떼어내지 않는다. 손님에게 그 샴페인의 종류를 알려야 한다. 샴페인을 보관할 때는 포도주의 경우와 마찬가지로 병 입구를 조금 아래로 뉘어 둔다.

제 8 장

음주수칙

잘 마시면 약이 되고, 인생을 기름지게 하는 것이 술이다. 술에는 알코올 외에도 건강에 도움을 주는 물질이 많다. 당분과 각종 펩티드, 핵산과 아민류, 칼슘·인·철과 같은 무기질과 비타민 B 등 무려 100여 종이나 된다.

알맞게 잘 마신 술은 신진대사를 개선해 주고, 빈혈·감기·소화·식욕증진·수면·심장병 예방에 도움을 준다는 사실은 잘 알려져 있다. 또한 술은 응급처치나 이뇨제로 쓰이기도 하고, 비만증을 조절하는 데도 이용된다.

'노동은 나날을 풍요롭게 하고, 술은 일요일을 행복하게 한다'(프랑스의 시인 보들레르). 이렇듯 술은 즐거운 삶의 촉매제로서 두려울 때는 안심을, 슬플 때는 위안을, 기쁨은 2배로 크게 해주며, 늘 인간과 함께 해왔다. 또한 전통적으로 결혼식, 장례식, 제사 같은 관혼상제에도 빠질 수 없는 중요한 음식이기도 하다.

우리는 모임의 분위기를 돋우기 위해서나 인간관계를 부드럽게 하기 위하여, 또는 몸과 마음의 피로를 풀기 위하여 술을 마신다. 그러나 술은 자신에 대하여 예의와 질서를 지켜주는 사람에게만 건강한 즐거움과 풍요함을 선물로 주는 짓궂은 친구이다. 우리의 건강을 지켜주는 음주수칙이다. 늘 마음에 두고 이를 지킬수록 몸에 좋다.

1. 음주수칙

1) 과음과 폭음을 피하라

알맞은 술은 사람을 명랑하게 하고 활력을 높여 주며, 인체의 조직에도 좋은 영향을 많이 준다. 술이 사람의 몸에 유익하다는 것은 '알맞게 마시는 술꾼이 전혀 마시지 않는 사람보다 오래 산다'는 사실이다.

매일 저녁에 과음하지 않는 한 반주로 1~2병의 맥주나 2홉 정도의 청주, 또한 1홉 정도의 소주나 양주는 건강에 좋은 결과를 가져온다. 술은 사람의 마음을 안정시키는 진정작용이 있고, 혈압을 떨어뜨리는 작용이 있다. 알맞게 술을 마시면 식욕이 왕성해지고 위액이 많이 분비되어 맛있는 식사를 할 수 있다.

술은 우울한 기분을 없애 주고, 여러 가지 고민이나 정신적 긴장을 풀어주어 잠을 잘 자게 하는 숙면 작용도 있다. 따라서 지나치게 과음하지 않고 알맞은 양의 술을 고기 안주와 함께 먹는 한 혈압을 높이거나, 간을 나쁘게 하지 않고 생활을 즐길 수 있게 만든다.

하루 2잔씩 술을 마시는 사람이 술을 전혀 마시지 않는 사람보다 심장혈관 질환에 의한 사망률이 낮고, 평균수명도 2~3년은 긴 것으로 나타났다. 알맞은 음주는 혈전을 막는데 중요한 역할을 하는 플라스미노젠 활성화 인자 항원의 분비와 연관이 있다.

과음과 폭음은 신체적·정신적으로 커다란 손상을 가져오며, 여러 가지 병의 원인이 된다. 각종 간 질환, 위장병, 심장질환, 뇌세포의 손상을 일으킨다. 또한 이로 인한 건강과 자제력의 상실은 가족과 대인관계에 피해를 주기도 하고, 사회생활에 치명적인 결과를 낳기도 한다.

2) 마시기 어려울 때는 술을 거절하라

정에 약한 사람이 술꾼이다. 그러나 몸을 해치면서까지 정에 이끌려 술을 무리하게 마셔야 할 일은 없다. 어떤 술을 마시든 그것은 나의 마음에 있다. 술을 더 마실 것인가, 아니면 그만 마실 것인가도 나의 결정에 달려 있다. 아무리 약한 술도 더 이상 마시고 싶지 않을 때는 거절하는 것이 좋다. 가능한 첫잔은 오래, 그리고 천천히 마셔라.

3) 안주를 잘 먹으면서 마셔라

술자리는 늘 빈속에 시작하는 경우가 많다. 공복에 마시면 알코올의 흡수속도가 빨라지고 혈중 알코올 농도는 급속히 상승한다. 또한 술을 마신 뒤 컨디션을 나쁘게 하고, 위 점막에 자극을 주기도 한다.

음주 전에 반드시 음식을 먹어두거나, 술을 먹을 때 안주를 잘 먹도록 해야 한다. 지방이 많은 음식은 지방간의 원인이 될 수 있고, 고단백 음식은 간장의 알코올 해독에 에너지원 구실을 한다. 단백질은 간장의 기능을 돕고, 간세포의 파괴를 방지하고 간을 보호해 준다.

안주를 잘 먹자. '안주킬러', 술보다 안주를 주로 먹는 사람에게 붙여주는 별명이다. '안주발' 그만 세우라는 경고의 의미가 담겨 있다. '술자리에서는 술을 주로 먹고, 안주는 그저 술의 독기를 잊을 정도만 먹는다'는 우리의 술 문화에서 나올 수 있는 발상이다.

예로부터 체통이 없이 비싼 안주에 자주 젓가락을 대는 것을 못마땅하게 여겼음이 틀림없다. 술에 대한 인심은 후했어도 안주에 대한 인심은 야박하기 그지없었다. 먹을 것이 귀했던 옛날에는 그랬다고 하더라도 음식이 남아도는 오늘날까지 이를 고집하는 까닭은 무엇일까. 아무래도 그 속에는 '사나이답지 못하다'는 관념이 남아 있는 듯싶다. 우리는 안주도 없이 독한 술을 잘 마시는 것을 남자다움으로 쳐주었기 때문이 아닐까.

사나이답지 못하다는 소리를 들을지라도 '안주발'은 세우는 것이 몸에는 좋다. 안주는 술의 독한 기운을 없애고 몸을 보호하기 위해 먹는 음식이다. 술을 즐기기 위해 안주는 꼭 필요하다.

안주는 위장과 간장을 보호해 준다. 안주를 통해 영양분을 충분히 공급받지 못하면 알코올을 분해시켜 주는 간이 힘들어진다. 술을 마시는 사람의 체면을 세우느라 간이 피해를 볼 이유가 없다. 특히 단백질이 풍부한 안주를 많이 먹는 것이 좋다. 당신의 건강을 위하여 '술 한 잔에 안주 다섯 젓가락' 하는 식의 나름의 기준을 세워두는 것도 좋은 방법이다.

(1) 안주는 고단백질로, 지방질은 백해무익

술을 마실 때는 평소보다 많은 단백질을 섭취하는 것이 좋다. 간장이 알코올을 해독하는데 단백질이 중요한 에너지원 구실을 하기 때문이다. 단백질을 섭취하는 데도 요령이 필요하다. 동물성 단백질과 식물성 단백질을 균형 있게 섭취해야 한다.

동물성 단백질에는 간장에서 알코올을 분해하는 효소의 활동을 도와주는 물질이 많이 들어 있다. 그러나 계란, 우유, 쇠고기 등 동물성 단백질만 주로 섭취하게 되면 효과는 줄어든다. 동물성 단백질을 섭취한 만큼 식물성 단백질도 섭취해야 아미노산이 균형을 이루어 제대로 효과를 낼 수 있다. 특히 찌개가 좋다. 찌개에는 동물성 및 식물성 단백질이 골고루 들어 있다.

많은 사람들이 콜레스테롤을 걱정하여 술자리에서 고기안주를 피하는 경향이 있다. 어느 정도의 콜레스테롤은 우리 몸에 꼭 필요하다. 특히 애주가들에게 콜레스테롤은 없어서는 안 될 소중한 물질이다. 콜레스테롤은 간장의 대사를 촉진시키는 역할을 한다. 또한, 콜레스테롤은 장의 소화흡수를 돕는 담즙산을 만드는 데 기여하고, 간장 내의 호르몬의 합성을 도와준다. 따라서 콜레스테롤에 구애받지 않고 단백질을 많이 섭취하는 것이 실속이 있는 안주의 섭취이다.

지방질은 하나도 좋을 게 없다. 술을 마시기 전에 위를 보호한다고 기름진 음식을 먹는 사람들이 있다. 이는 위벽을 기름기로 발라놓으면 알코올을 덜 흡수하여 간장의 부담을 줄일 수 있다고 생각하지만 잘못된 생각이다. 지방질은 위장에서 다른 음식물과 뒤섞여 알코올 흡수에 오히려 해롭다. 그리고 간에 지방질이 끼어 지방간의 직접적인 원인이 된다.

(2) 간에 좋은 술안주

민간요법에 '동물의 뇌를 먹으면 머리가 좋아지고, 동물의 뼈를 먹으면 뼈가 튼튼해지고, 신경통이 있는 사람은 관절이 잘 발달된 고양이를 고아 먹으면 효과가 있다'고 한다. 중국에서는 이를 '이류

보류(以類補類)'라 이른다. 동물의 특정한 부위로 사람의 몸을 튼튼하게 한다는 말이다.

동물의 생간을 먹으면 간에 효과가 있다. 동물의 간 가운데 어떤 성분이 좋은 영향을 미치는지는 자세히 밝혀지지 않았으나, 간세포 재생에 동물의 간이 효과적이라는 사실은 확인되었다. 동물의 간에는 각종 비타민이 풍부하게 들어있다. 대표적으로 비타민 A · B_1 · B_2를 들 수 있으며, 임산부와 환자 등 몸이 허약한 사람들의 간 기능을 돕는 데 효과가 있다. 현명한 안주킬러라면 동물, 특히 소의 생간을 안주로 먹는 것이 간에 커다란 도움이 된다는 사실을 알아둘 만하다.

4) 술을 마시며 피우는 담배는 독이다

니코틴은 알코올에 잘 용해된다. 따라서 술을 마실 때 담배까지 피우면 술이 더 빨리 취하고 녹초가 된다. 니코틴 외에도 담배에 포함된 각종 유해물질과 발암물질이 알코올에 잘 용해되어 알코올에 의해 암의 발생을 억제하는 저항력이 낮아진 몸을 공격한다. 술을 마시면서 담배를 많이 피우는 사람은 구강암 · 식도암 · 후두암 등에 걸릴 위험성이 높다.

술을 마시면서 담배를 함께 피우면 1차적으로 간이 지쳐 나가떨어진다. 술을 해독하는데도 벅찬데 담배의 유독성분까지 해독해야 하기 때문이다. 담배에 들어있는 발암물질이 알코올에 녹아서 훨씬 쉽게 우리 몸의 저항을 돌파한다. 특히 취약한 곳은 입안 · 식도 · 후두이다. 간암의 경우 술을 마시면서 하루 30개 피 정도를 피우는 사람은 담배를 피우지 않는 사람에 비해 무려 40% 이상 높은 발병률을 보인다.

술을 마실 때에 커피는 담배에 못지않게 인체에 부담을 준다. 커피에 들어있는 카페인 성분이 알코올에 의하여 영향을 받은 중추신경에 2차적으로 영향을 준다. 술과 커피를 함께 마시면 훨씬 빨리 취하고 판단력도 흐려진다.

커피나 코코아처럼 카페인이 많이 들어있는 차 종류도 삼가야 한다. 카페인은 각성효과 뿐만 아니라 심장의 박동을 증가시켜 가슴을 두근거리게 하고, 이뇨작용을 촉진시켜 자주 소변을 보게 한다. 따라서 약을 복용하면서 카페인이 들어있는 커피 등을 함께 마시면 체내에 카페인 과잉을 초래하여 부작용을 일으키게 된다.

술・담배・커피가 모두 건강에 해로운 만큼 가능하다면 이들 모두를 한꺼번에 끊어버리는 것이 최선의 방법이지만, 이는 여간 어려운 일이 아니다. 먼저 손쉽게 상대할 수 있는 커피를 끊는 것이 좋다. 커피 대신에 술 찌꺼기를 없애고 건강에도 도움이 되는 대용차를 이용하는 방법을 생각해 보자.

5) 대화를 안주삼아 마셔라

혼자서 술을 마시면 속도도 빨라지고 양도 많이 마시게 된다. 기분이 나쁠 때 주로 혼자 마시게 되는데 그만큼 빨리 취하게 되고, 감정도 고조되어 좋지 않은 결과를 유발하기도 한다. 우리나라와 같이 술잔을 주고받는 대작문화에서는 술자리에 적어도 세 사람은 되어야 한다.

여러 사람과 즐거운 대화를 나누며 마시면 대화만큼 덜 마시게 되고, 기분도 좋게 되어 몸과 마음이 상하는 것을 막을 수도 있다. 가능한 대화도 서로의 의견이 상충될 수 있는 내용보다는 부담이 없는 취미 이야기가 좋다.

6) 무리하게 술을 권하지 마라

술자리에서는 다른 사람의 의견을 존중하고 술을 억지로 강요하지 않아야 한다. 사람마다 그날의 컨디션과 주량 등이 다 같을 수 없다. 지나친 강요는 결국 상대방의 생활리듬과 건강을 훼손시키고, 가정에 문제를 일으키는 등 해만 끼칠 따름이다. 우리의 음주문화는 격식은 없지만 기본적으로 사람을 생각하는 데 있다.

7) 술이 세다고 자만하지 마라

술은 마실수록 늘기는 하지만 알코올 저항력이 높아지는 것은 아니다. 술이 세다고 자랑하는 사람들 중에서 술에 강한 체질이 있긴 하지만, 엄청난 양의 알코올에도 끄떡없는 '슈퍼 간'을 가진 사람은 없다. 술 앞에서 겸손하자.

단체행동에서 과시를 하고 싶어 하는 한국인은 자주 '누가 주량이 더 세고 남자다운가'하는 경합을 벌인다. 특히 대학생이나 젊은 회사원에게 이런 경쟁이 많이 있다. 주량이란 '한 자리에서 얼마나 많은 양의 술을 마시고 소화할 수 있는가'하는 양적인 척도이다. 대부분 각 개인의 식사 여부 · 스트레스 · 당뇨 · 비만 · 심장병 등의 질환 여부와 같은 환경적인 요소, 알코올 대사에 관여하는 여러 효소들의 유전적 정보에 따라 달라질 수 있다.

일반적으로 체중이 무거운 사람이 체중이 가벼운 사람보다 간이 크고 수분 함량이 많아 술을 더 마실 수 있다. 그러나 안면 홍조증을 나타내는 알데히드 탈수소효소의 돌연변이를 가진 사람이라면 술을 적게 마셔도 아세트알데히드가 축적되어 얼굴이 빨개지고 숨이 가빠져서 술을 잘 못 마시게 된다.

매일 술을 조금씩 마셨던 사람은 뇌에서의 기능적 내성과 간의 알코올 대사에 관여하는 대사성 내성이 생겨 그 만큼 술을 더 마실 수 있다. 그러나 경쟁 또는 주위의 강요 때문에 자기 몸이 받지 않는데도 불구하고 계속해서 술을 마신다면 혈중 알코올 농도 또는 아세트알데히드 농도가 높아져 간이나 뇌를 비롯한 조직의 손상이나 혼수상태, 심장마비 등의 급박한 상황에 이를 수 있다.

8) 임산부는 절대 마시지 마라

임신 중에 술을 마시면 자기 자신은 물론 태아에게까지 치명적 피해를 입힌다. 아이를 가진 여성이 술을 마시면 기형아를 낳을 수 있다. 임신 중에 음주가 원인이 되어 기형아를 출산한 사례는 수없이 많다. 임산부가 마신 알코올은 태반을 따라 태아에게 직접적인 영향을 미친다. 어머니 몸의 혈중 알코올 농도와 아기의 혈중 알코올 농도가 같아지기 때문이다.

독성물질인 아세트알데히드도 마찬가지이다. 어른들도 감당하기 어려운 알코올이 아직 채 형성되지도 않은 태아의 신체 곳곳에 치명적인 타격을 가하는 것은 너무도 당연한 이치다. 임산부가 마신 알코올 때문에 태아가 입는 상처를 '태아성 알코올 증후군'이라고 한다. 이 증후군의 특징은 출생을 전후하여 성장이 늦어지고, 눈 사이의 폭이 좁으며, 윗입술이 두드러지게 얇은 용모를 갖게 하며, 지능장애나 발육부진 등 중추신경계의 이상을 보인다.

임산부에게는 약간의 술은 물론이고 담배도 절대 해롭다. 특히 임신 초기와 말기에는 특별한 주의가 요구된다. 다른 시기에도 술과 담배를 삼가 해야 하지만, 특히 임신 초기와 말기에 마시는 술은 그 피해가 더욱 크기 때문에 절대로 삼가 해야 한다.

일반적으로는 임신 초기 3개월 사이에 술을 마시면 기형아 출산의 원인이 되고, 후기 3개월 동안은 성장부진을 초래하는 것으로 알려져 있다. 그리고 출산 후 1개월 동안에도 아기에게 먹이는 모유에 알코올이 녹아 들어갈 우려가 많으므로 술을 마시지 않는 것이 좋다.

9) 간을 쉬게 하라

어느 정도 술을 마셨으면 적어도 2~3일 동안은 술을 참아야 한다. 간도 2~3일은 쉬어야 정신을 차리고 다시 일을 할 수 있다. 알코올 성분은 간에서 탈수소효소에 의하여 아세트알데히드와 수소로 분해되고, 6~10시간이 지나면 탄산가스와 물로 분해되어 숨을 쉴 때 몸 밖으로 나오거나 땀과 같은 분비물에 섞여 배출된다. 우리 몸에 거대한 화학공장이라고 불리는 간은 복잡한 과정을 거쳐 알코올을 완전히 분해할 수 있는 능력을 가지고 있다.

간이 분해할 수 없을 정도로 많은 알코올을 섭취하면 아세트알데히드가 분해되지 않고 간에 남아 있게 된다. 간에 남아 있는 아세트알데히드는 간 조직을 자극하거나, 지방을 쌓이게 하여 간 질환의 원인이 된다. 사람마다 조금 차이는 있지만 일반적으로 맥주 1병 이상이나 소주 3~4잔, 양주 2잔 이상을 마시면 간세포가 파괴되거나 지방간이 축적되기 시작한다.

간에 쌓인 지방은 그 양이 지나치게 많지 않을 경우에는 2~3일이 지나면 해독이 된다. 따라서 조금 지나치다 싶을 정도로 술을 마신 경우, 간에 쌓인 지방이 해독되는 데 필요한 2~3일 동안은 술을 마시지 않아야 한다. 과음을 한 뒤 충분히 쉬지 않은 상태에서 다시 술을 마시면 간에 지방이 첩첩이 쌓여 지방간으로 완전히 자리를 잡게 된다. 그리고 이러한 지방간은 알코올성 간염·간경변·간암 등의 간 질환으로 발전할 가능성이 높아진다.

10) 약과 함께 절대 마시지 마라

약을 복용하면서 술을 마시면 간은 약과 알코올 2가지를 동시에 대사하지 않으면 안 된다. 알코올이 간에 들어오면 우선적으로 분해한다. 자연히 약의 분해가 늦어져서 혈중에 오래 정체하기 때문에 약의 작용이 지나치게 나타난다. 항상 사고가 나는 것은 아니지만 간과 위 등에 지나친 부담을 준다. 심각한 부작용이 생길 수 있는 음주자의 약물복용은 절대 피해야 한다.

술을 마실 때나 일상생활에서 약의 남용이 좋지 않은 것은 사실이다. 약의 남용은 간과 위에 부담을 주어 이들의 기능을 떨어뜨린다. 감기약·두통약 등을 항시 복용하는 일은 약물에 의한 간 장애와 약물 알레르기의 위험이 높다. 항생제도 알레르기성 간 장애를 일으킬 수 있다.

약물을 복용하면 간세포에 들어있는 효소에 의하여 그 성분이 분해되고 대사된다. 그런데 알코올에도 이 효소를 분해시키는 작용이 있으므로 약과 술을 함께 먹게 되면 화학반응이 일어나 전혀 예측할 수 없는 부작용이 생길 수 있다. 드링크제도 마찬가지다. 술꾼은 술을 마시기 전이나 또는 술을 마신 뒤에 드링크제를 복용하는 습관이 있는데, 시판되는 드링크제에는 40여 종에 가까운 성분이 들어있어 이 성분들에 의해 발열·오한·습진·알레르기가 일어날 수 있다.

역시 가장 좋은 방법은 몸이 불편할 때는 술을 멀리 하는 일이다. 몸이 아픈 상태에서는 간이 제대로 활동하지 못한다. 따라서 정상적인 알코올의 분해, 대사가 이루어지지 않아 알코올의 부작용이 커진다. 술을 마실 때 도움이 되는 약은 변비 해소와 담즙 분비를 돕는 약밖에 없다. 어쩔 수없이 약을 복용해야 하는 경우 술을 마시고 최소한 4시간은 지난 다음이라야 한다.

가벼운 음주는 건강에 좋다고는 하지만 과음은 여러 가지 문제를 일으킨다. 우선 췌장액의 분비를 막아 지방과 단백질의 소화기능을 억제하고, 간에 지방을 축적시키며, 단백질 합성을 저해한다. 위에서는 위산의 분비, 위 점막의 상해 등의 변화를 일으켜 식욕부진·위통·영양결핍을 초래한다. 또한 소장 등에서는 지방과 비타민류의 흡수를 억제시킨다.

술을 자주 마시는 사람의 대부분은 주량이 세다는 것을 자랑하기 위하여 폭주를 하게 된다. 이런 사람이 과음으로 두통에 아세트아미노펜과 같은 진통제를 복용하면 간에 치명적인 부작용을 초래할 수 있다. 대부분의 약물은 흡수된 후 간에서 대사되어 체외로 배출되는데, 위 점막 및 간 등에 많은 부담을 주게 된다.

술과 약물을 병용하게 되면 위 점막 및 간에 부담을 한층 더 가중시킨다. 특히 아스피린과 같은 진통제는 혈액응고를 저해하고, 위 점막에 출혈을 일으키는 부작용이 있기 때문에 숙취 후 복용은 위험한 위장 출혈을 초래할 가능성도 있다. 이밖에 알코올은 중추신경계에 작용하는 진정제 등과 같이 마실 때 약의 작용을 강화시키기도 한다.

결과적으로 숙취 후 진통제와 같은 약의 복용은 피하고, 지병으로 약을 복용하는 사람은 최대한 술을 멀리하는 것이 좋다. 또한 자신의 질환, 복용약과 술의 영향에 대하여 전문가에게 자문을 구하는 것이 바람직하다.

두통 해소를 위하여 복용하는 acetylsalicylic acid 제제의 경우에도 위장형 ADH에 대하여 비슷한 저해효과를 나타낸다. 이 제제의 복용은 음주 후 혈중 알코올 농도를 높이게 될 뿐만 아니라 이 제제 자체가 위장을 자극하는 효과가 있어 위의 통증이나 위염 발생에도 영향을 준다.

대표적인 예로, 진통제의 주성분으로 사용되고 있는 아세트아미노펜은 위장형 ADH에 대한 영향은 없다. 그러나 그 성분 자체가 간에서 대사되는 특성을 지니고 있어서 만성 과음 뒤에 이 제제의 복용은 이미 많이 유도된 microsomal system에 의하여 이 성분의 독성 대사물 생성을 촉진시켜 간 손상을 초래하기도 한다. 에세트아미노펜은 시토크롬 P450에 의하여 독성이 매우 강한 물질인 벤조퀴논(benzoquinone)으로 변환된다. 술을 마신 후 먹어서는 안 되는 약물의 예를 들면 다음과 같다.

- Acetaminophen : 간 장애의 증대
  (타이레놀, 쿠울펜, 아세트아미노펜)
- Aspirin : 위장장애의 증대(아스피린, 로날)
- Chlorpheniramine Cimetidine : 지나친 진정작용
- Cimetidine : 위궤양의 악화(시그나틴정, 에취투, 타가메트)
- Cortisone : 위궤양 발생에 대한 위험 증대
- Dexamethasone : 위궤양 발생에 대한 위험 증대(덱사소론정)
- Dextromethorphan : 지나친 진정작용(덱시트로판정, 러미라정)
- Diazepam : 지나친 진정작용(바류제판정, 바리움)
- Enalapril : 지나친 혈압강하(레니텍정, 알프린정, 에나파린정)
- Furosemide : 탈수, 숙취 등의 부작용 증대(라식스, 후릭스)
- Ibuprofen : 위장장애의 증대(모트린정, 부루펜, 콜쓰린)

- Mefenamic acid : 위장장애의 증대(폰스텔, 폰탈)
- Metronidazole : 부작용의 증대(로도질, 후라시닐)
- Nitroglycerin : 금기(니트로그리세린 설하정)
- Ranitidine : 약효의 감소(유란타, 잔탁, 큐란)
- Sucralfate : 약효의 감소(복합아루사루민)

11) 체질을 알고 마시자

술은 무턱대고 마실 게 아니라 자신의 체질을 확인하고 마셔야 한다. 남들과 맞추려다 간을 망가뜨리기 십상이기 때문이다.

(1) 술 체질은 어떻게 아는가?

우선 술을 마신 뒤에 얼굴이 붉어지는 정도를 관찰하는 방법이 있다. 어떤 사람은 아무리 술을 마셔도 얼굴이 붉어지지 않는데, 조금만 마셔도 금방 얼굴이 붉어지는 사람이 있다. 얼굴이 잘 붉어지지 않는 사람은 어느 정도 술에 버틸 수 있는 체질의 소유자이다. 반대로 금방 얼굴이 붉어지는 사람은 체질적으로 술에 약한 사람이다.

술을 마신 뒤에 설사를 하는 사람도 술에 약한 체질이다. 몸 안에서 알코올이 제대로 분해되지 않아 설사가 나는 것이다. 음주 후에 설사가 잦으면 자칫 영양실조까지 이어질 수 있다. 심하면 췌장에 무리가 가고, 설사가 만성화된다.

(2) 술이 약한 사람이 계속 마시면

드링크만 마셔도 취하는 사람은 술을 받지 않는 체질이다. 술에 세어지려고 노력하는 일은 금물이다. 자꾸 마시다 보면 주량은 늘지만 그만큼 아세트알데히드도 증가하여 간을 상하게 된다. 조금만 마셔도 숨이 가쁘고 얼굴이 붉어지는 사람도 알코올의 2차 분해효소인 ALDH와 보효소인 NAD의 선천적 결핍자임으로 술을 조금이라도 지나치게 마시면 위험할 수도 있다.

술 체질이 아닌 사람도 자꾸 마시면 주량이 는다. 뇌가 알코올의 부작용에 익숙해진 나머지 좀처럼 마취를 당하지 않기 때문이다. 그리고 간에서 알코올을 분해하여 몸 밖으로 배설하는 속도도 빨라지기 때문에 술에 강해진다. 그러나 술이 는다고 하여 체질 자체가 바뀌는 것은 아니다. 따라서 술을 못 마시는 사람이 억지로 훈련을 통해 주량이 늘면 그만큼 알코올을 분해할 때 생기는 아세트알데히드도 증가하여 간이 망가져 간다.

우리나라에는 체질적으로 술을 마실 수 없는 사람은 전체 인구의 25% 정도이다. 의학계의 조사결과 이런 체질의 소유자는 알코올과 관련한 질환도 적은 것으로 나타났다. 술을 마시지 않기 때문이다.

12) 음주운전은 살인기도나 다름없다

지나친 음주는 질병 외에도 각종 사고의 원인이 되기도 하며, 가장 대표적인 것이 음주운전으로 인한 사고이다. 운전은 뇌와 손발이 감각적으로 호흡을 맞춰야 하는 기술이다. 작은 실수로도 자신과 다른 사람의 생명을 잃게 할 수 있다. 그런데도 시각과 감각을 무뎌지게 하는 술까지 마시고 운전한다는 것은 정말 위험한 일이다. 술을 마시면 감각기관이 느낀 것을 뇌로 잘 전달시키지 못하기 때문이다.

지나친 음주는 교통사고 외에도 추락사고, 화재, 해상사고 및 익사 사고와도 관련이 있고, 산업재해에도 영향을 미쳐 외국 여러 나라의 산업재해의 15～25%가 음주로 인한 영향이라고 하였다.

13) 음주 후 스포츠는 위험하다

술을 마시고 스키 등의 격렬한 스포츠를 하는 일은 위험하다. 술을 마시면 반사신경과 판단력이 둔해져 상처를 입거나 남을 다치게 할 수 있다. 취한 상태에서의 수영도 심장에 2중으로 부담을 주어 심하면 사망에 이르는 경우도 있다. 술에 취한 상태에서 사우나를 한다든가 사우나를 하며 술을 마시는 일은 매우 위험하므로 피해야 한다.

14) 몸을 움직이며 마시면 적게 마실 수 있다

나이트클럽에서 춤추며 마시는 술은 빨리 취하며 음주량도 줄어든다. 나이트클럽에서 과음하는 사람은 그리 많지 않다. 술을 마시고 몸을 움직이면 알코올이 몸 안에서 빨리 순환되기 때문에 혈중 알코올 농도가 급속히 높아진다. 술을 마신 효과가 생각보다 빨리 나타나게 된다. 따라서 한꺼번에 많은 술을 마실 수 없게 되고, 마시는 전체 양도 줄어든다.

그러나 너무 심하게 움직이는 것은 좋지 않다. 심한 운동을 하면 간은 물론 심장에도 강한 자극을 주게 된다. 간에 공급되는 혈액의 양이 줄어들고, 체내의 알코올 대사도 떨어지기 때문이다. 일반적으로 앉아 있다가 일어나면 간에 보내지는 혈액의 양이 15% 정도 줄어드는 것으로 알려져 있다.

가장 좋은 것은 가볍게 몸을 흔들면서 노래를 부르는 일이다. 알맞은 운동으로 알코올의 대사를 촉진시키기도 하지만, 노래를 부르는 행위 자체로도 상쾌한 기분을 느낄 수 있기 때문이다.

15) 빈속에 술은 자살행위이다

빈속에 술을 마시는 사람이 있다. 첫잔에 짜릿한 맛을 즐기기 위하여 일부러 속을 비워 놓는 사람도 있다. 빈속에 술을 마셔야 속이 편하다고 하는 술꾼들이 바로 그들이다. 그러나 빈속에 술을 마시는 일은 위험하다. 사람에 따라서는 빈속에 위스키 석 잔만 들이켜도 급성위염이 일어날 정도다. 빈속에 마셔대는 술꾼들 때문에 우리나라는 '위장병 왕국'이 되었다.

위염의 발생에 가장 중요한 요인은 술·스트레스·약물이다. 이 중에서도 빈속에 술이 가장 치명적이다. 사람의 위는 위벽 세포에서 분비되는 위산과 펩신에 의해 그 기능이 이루어진다. 위산과 펩신이 지나치게 분비되면 오히려 이들은 위 점막을 파괴하는 공격적인 인자로 작용한다. 맥주처럼 낮은 도수의 술이라고 할지라도 위산의 분비를 촉진시키는 역할을 한다.

양주처럼 알코올 농도가 높은 술은 아예 위 점막을 파괴시켜 버리는 힘을 발휘한다. 알코올에 의하여 위벽이 파괴되면 위산 및 펩신이 위벽 내로 침투하여 위 혈관을 자극하여 위염을 일으킨다. 빈속에 술을 마시는 것이 만성화될 경우 암으로 발전할 확률은 10%나 된다.

빈속에 술은 간에도 치명적이다. 속이 비어있을 때는 알코올이 위에서 흡수되어 곧바로 간을 자극하기 때문이다. 따라서 술을 마시기 전에는 꼭 알맞은 정도로 위를 채워 알코올 자극으로 인한 부담을 줄여야 한다. 급한 경우에는 우유 한 컵이라도 마시는 것이 좋다. 위에 음식물이 있으면 소화되면서 장으로 내려가는 알코올의 양도 많아지기 때문에 간에 부담도 훨씬 적어진다. 약국에서 판매하는 위장약 팩을 복용하는 것도 불가피할 경우에 이용할 수 있는 방법이다. 이 약물이 위에 막을 씌워 알코올의 공격을 어느 정도는 막아 주기 때문이다. 그러나 상습적으로 복용하게 되면 효력이 없어지고 만다.

2. 술자리에의 지침

1) 4훈(四訓)

① 술잔을 돌릴 때 가급적이면 주량이 센 사람에게는 권하지 말고, 술을 잘 못하는 사람에게 권하라. 주량이 센 사람한테 술잔을 권하면 자신에게 빨리 되돌아올 확률이 높다.

② 술잔에 1/3의 양은 항상 남겨 놓고, 다른 사람이 권할 때나 비로소 비우고 돌려라.

③ 가급적 술잔은 2~3개 갖고 있는 사람한테 집중 공격하라. 술잔이 그 사람으로부터 자신에게 돌아올 확률은 늦어지거나 적어진다.

④ 가능한 자신의 술잔을 비워두지 않는다. 술잔이 비면 자꾸만 돌려야 하고, 잔이 없는 자신에게 돌아올 확률이 높다. 다만 입에 술잔을 대지 않으면 강요를 받으므로 늘 1/3은 남겨야 한다.

영업적으로 마시는 술이거나, 직장의 윗사람과 같은 자리를 하게 되어 행여 실수를 하면 안 되는 경우이다. 허물없는 친구와의 술자리에서도 늘 이렇게 술을 마신다면 왕따가 될 수도 있다. 술자리에 따라 술을 마시는 방법도 달라지는 법이다. 항상 편한 마음으로 술을 마셔야 술꾼이다.

2) 6계(六戒)

① 전체의 대화중에 옆 사람하고만 심취하지 말라.

② 상호간 의견대립이 민감한 화제는 가능한 한 피하고, 서로 공감대 형성이 쉬운 화제를 나누라.

③ 전체적인 화제를 주도하게 될 때 자신만이 잘 아는 화제로 이끌어 가면 다른 사람들이 피곤해 한다.

④ 부득이한 사정으로 먼저 좌석을 떠나려면 화장실 가는 척 자연스럽게 벗어나라.

⑤ 지나친 점잔을 빼지 말고 알맞게 취한 척 분위기에 어울려라.

⑥ 다음날 직장엔 꼭 출근하고, 전날 술좌석의 해프닝은 가급적 화제로 삼지 말라.

출세할 때까지는 늘 참는 게 좋다. 술이 중요한 것보다는 술을 통하여 서로의 마음이 와 닿으면 술은 술 자체로서 좋은 것이다. 늘 열심히 살며 자중해야 하는데도 참을 수 없다면 때로는 표출하는 것도 한 가지 방법이 될 수도 있다. 그래도 세 번을 참을 수 있다면 참는 게 좋을 것이다.

3) 3보(三補)

① 술을 깨는 확실한 방법은 충분한 휴식이다. 꿀물이나 수정과, 생강차 같은 당분을 섭취해 알코올대사 효소의 작용을 촉진한다.

② 음식으로 숙취를 해소한다. 푹 곤 쇠뼈 국물이나 콩나물국, 시금치를 넣은 시래기 국으로 얼큰하게 끓인 술국으로 속을 푼다. 동치미국, 매운탕, 북어 같은 단백질과 아미노산이 풍부한 것도 좋다.

③ 한 번 술을 마시면 최소한 3~4일 동안은 술을 먹지 말아야 한다. 위와 간을 보호하는 첩경이다.

술을 마시고 나서 힘들 때는 스스로 지킬 수 있는 게 좋다. 자기 자신을 자신만큼 아는 사람은 없다. 자기중심적인 세계는 자신을 아끼는 일이 중요하다. 나를 대신하여 살아주는 사람도, 내 인생에 나보다 아름다운 사람도 없지 않는가.

제 9 장

체질과 술

한의학 문헌에서 술에 관한 내용은 약 3천 년 전의 책으로 추정되는 『황제내경소문(黃帝內經素問)』에 '술을 장 먹듯(以酒爲醬) 하면 오래 살지 못하고, 50세가 되면 노쇠하게 된다'고 하였다. 『맹선(孟詵)』에는 '오래 마시면 신장이 상하고, 목숨에 손해를 보며, 뼈를 무르게 하고, 취하여 냉수에 목욕하면 통증을 일으킨다'고 하였다.

『양생훈(養生訓)』에는 '술은 적게 마시면 혈액순환을 잘 시키고 기분이 언짢은 것을 없애고, 양기를 돋워 주고, 근심을 덜어 준다'고 하였다. 『본초습유(本草拾遺)』에는 '술은 혈액을 통하고 장과 위(腸胃)를 좋게 하고, 피를 윤활하게 하며, 기를 흩어버리고, 근심을 사라지게 하고, 노여움(怒)이 생기기도 하며, 말이 많아지고 의기양양하게 한다'고 하였다.

『본초강목(本草綱目)』에는 '술에 말고기와 오동나무기름(桐油)은 독을 풀고, 모든 병이 생길 때 뜨겁게 하여 마시면 좋으며, 소주는 차가운 기운을 다스리고, 설사를 그치고 학질이나 가슴이 차가움을 다스리며, 대소변을 이롭게 한다. 포도주는 허리와 신장을 덥게 하고 안색을 좋게 한다'고 하였다.

이와 같이 술을 알맞게 마시면 건강에 도움이 될 수 있고, 병을 치료하는 데도 술을 이용하였다. 알맞게 술을 마신다는 것이 어느 정도를 말하는 것일까. 조금만 술을 많이 마시면 섭취한 열량의 과잉으로 비만이 되는 경우도 있다. 사람에 따라 알코올이 뇌에 있는 중추조절 신경에 영향을 주어 입맛을 돋우어 지나치게 많이 먹게 되는 경우도 있다. 술을 지나치게 많이 마실 경우에는 고혈압·동맥경화·심장병·당뇨병·통풍·간장 질환 등에 영향을 미치게 된다.

체질에 따라 어떤 술이 좋으며, 또한 술을 보약이 되도록 마시는 방법에 대하여 알아보자. 사람은 개인에 따라 차이가 있으므로 음식이나 약물의 선택에도 구별된다. 많은 사람들을 비슷한 체질끼리 분류할 경우 소음인·태음인·소양인·태양인으로 크게 나눌 수 있다.

1. 소음인

1) 체형과 용모

비위가 약하고, 신장·방광부가 발달되어 상체보다 하체가 좋으며, 위와 아래가 균형이 잘 잡혀 있다. 키는 작은 편이 보통이지만 큰 사람도 있고, 용모가 잘 짜여 있어 여자는 미인이 많다.

눈·코·입이 크지 않으며, 눈에 정기가 없다. 피부는 부드럽고 땀이 적으며, 겨울에도 손이 잘 트지 않는다. 몸은 균형이 잡혀 자연스럽게 걷고 얌전하다. 말할 때에는 눈웃음을 짓고, 조용하고 침착하며 조리 정연하다. 가끔 한숨을 쉬는 경우가 있다.

2) 심리상태

내성적이고 세심하고 과민성이 있으며, 늘 마음이 불안정한 경우가 많다. 겉으로는 유순해 보이나 속은 강하다. 머리는 총명한 편이고 판단력이 빠르며, 조직적이고 사무적이다. 맡은 일은 빈틈없이 처리하며, 윗사람의 비위도 잘 맞추는 편이다.

자기가 한 일에 남이 손대는 것을 싫어하며, 남이 잘하는 일에 질투심이 강하다. 기분 나쁜 일이 있으면 잘 풀리지 않으며, 이해타산이 빠르다. 여자는 살림을 잘 하며, 아기를 잘 낳고 가정적이다.

3) 잘 걸리는 병

소화기질환(위・십이지장염・궤양 등), 신경성 질환

4) 음주방법

비위가 약하고, 몸이 냉(冷)하고, 기(氣)가 부족하기 쉬운 체질이기 때문에 찬 맥주는 좋지 않으며, 소주나 고량주・양주・찹쌀동동주・사과술・대추술・인삼술 등이 좋다. 안주로는 닭고기・감자・사과・귤・토마토・복숭아 등이 좋으며, 돼지고기나 찬 우유・땅콩・수박은 소화 장애나 양기(陽氣)를 상하게 하여 좋지 않다.

소음인으로서 불가피하게 술을 많이 마셔야 할 경우에는 미리 인삼을 먹어 두면 술도 덜 취하고 피로도 덜하게 된다. 술을 마신 후에는 인삼차, 생강차, 꿀물, 북어국 등을 먹으면 다소 빨리 회복된다. 특히 음주 후에 설사가 나면 건강이 빨리 나빠지기 쉬우므로 찹쌀 미음이나 생강차를 자주 마시는 것이 좋으며, 절대로 사우나에서나 찜질방 등에서 땀을 내어서는 안 된다. 만약 땀을 많이 흘리게 되면 본래 양허(陽虛)한 소음인은 혈압이 떨어지고 기운이 빠지며, 심한 경우에는 쓰러지게 된다.

5) 이로운 음식

팥, 현미, 찹쌀, 차조, 통밀가루, 흰콩, 유색 콩, 옥수수, 감자, 황설탕, 천일염, 푸른 상추, 양배추, 시금치, 파, 양파, 생강, 마늘, 고추, 취나물, 후추, 카레, 참기름, 무, 연근, 우엉, 미역, 김, 다시마, 파래, 가지, 호박, 닭고기, 개고기, 쇠고기, 양고기, 염소고기, 생선, 사과, 귤, 오렌지, 토마토, 복숭아, 대추, 인삼, 녹용, 꿀, 구연산, 비타민 B와 C, 소주

6) 해로운 음식

보리, 팥, 흰 밀가루, 메밀, 수수, 검은콩, 녹두, 율무, 땅콩, 검은깨, 들깨, 흰 설탕, 소금, 배추, 케일, 유색상추, 미나리, 샐러리, 도라지, 더덕, 당근, 오이, 참외, 수박, 멜론, 돼지고기, 조개, 새우, 굴, 오징어, 낙지, 갈치, 고등어, 청어, 감, 곶감, 포도, 밤, 잣, 배, 바나나, 영지, 결명자, 오미자, 비타민 E, 찬 음식, 맥주, 신선초

2. 태음인

1) 체형과 용모

허리가 발달되고 목덜미 위가 약하다. 체격은 크며 골격이 굵고 살이 찐 사람이 많다. 손발은 큰 편이며, 피부 근육이 단단하고 땀

구멍이 성글며 항상 땀기가 있다. 얼굴 윤곽은 뚜렷하며, 눈 · 코 · 입이 크고 입술이 두텁다. 양반걸음같이 걸으므로 교만한 인상도 준다. 남자는 호랑이 상이 많고, 여자는 눈매의 자태는 없으나 시원스럽다. 찬밥을 먹어도 땀을 흘리는 사람이 많고, 겨울에 손발이 잘 튼다. 대식가가 많다.

2) 심리상태

겉으로는 점잖으나 속마음을 잘 드러내지 않는다. 뻔히 잘못된 일인 줄 알면서도 무모하게 밀고 나가는 고집과 우둔성이 있어 소에 비유한다. 한번 시작한 것은 끝까지 붙들고 늘어지는 지구력이 있으며, 남보다 생각하는 시간이 더디나 한번 발언을 시작하면 무게 있고 폭넓은 내용이 있다.

3) 잘 걸리는 병

기관지, 폐, 인후, 코, 간, 대장, 심장병, 고혈압, 피부병

4) 음주방법

식성이 좋고 음식을 잘 먹으며, 선천적으로 간의 기능이 다른 체질에 비하여 좋기 때문에 술을 잘 마시는 사람이 많다. 그러나 30대 이전에 너무 과음하여 40대에 간 질환에 시달리는 경우가 많으므로 주의하여야 한다.

이 체질은 어떤 술이나 잘 마시지만 장이 나쁜 경우는 맥주보다는 매실주가 좋고, 안주는 쇠고기 · 우유 · 치즈 · 두부 · 콩나물 · 은행 · 밤 · 배 · 버섯 · 마 · 당 · 무 등이 좋다. 이런 체질도 부득이 너무 자주 술을 마시거나 과음할 기회가 많은 경우는 술 마시기

전에 웅담이나 소나 돼지의 쓸개를 미리 먹고 가거나 간을 보호하는 한약을 먹는 것도 도움이 된다.

이 체질은 호흡기 계통이 약하기 때문에 술을 마신 후에 체온조절을 잘 하지 않으면 감기에 걸리기 쉽다. 과음했을 경우에는 칡차·율무차·우거지탕·무국·콩나물국 등을 먹고, 특히 운동이나 목욕을 하면서 땀을 많이 내게 되면 큰 도움이 된다.

5) 이로운 음식

쌀, 현미, 통밀가루, 찹쌀, 수수, 흰콩, 땅콩, 유색 콩, 율무, 감자, 고구마, 황설탕, 천일염, 무, 당근, 도라지, 더덕, 연근, 마, 우엉, 시금치, 양배추, 상추, 취나물, 마늘, 파, 양파, 생강, 두부, 콩나물, 가지, 호박, 미역, 김, 다시마, 쇠고기, 닭고기, 수박, 밤, 호두, 잣, 은행, 녹용, 갈근, 구연산, 비타민 A와 B, C, D, 소주, 오미자

6) 해로운 음식

메밀, 보리쌀, 흰 밀가루, 검은콩, 팥, 녹두, 검은깨, 들깨, 흰 설탕, 초콜릿, 흰 소금, 배추, 케일, 유색 상추, 미나리, 신선초, 샐러리, 숙주나물, 조개류, 게, 새우, 굴, 오징어, 낙지, 갈치, 고등어, 청어, 꽁치, 참치, 감, 곶감, 포도, 대추, 참외, 멜론, 모과, 영지, 결명자, 구기자, 오가피, 비타민 E, 술

3. 소양인

1) 체형과 용모

흉곽이 발달하고 허리 아래가 약하다. 몸은 뚱뚱하지 않은 편이

며, 걸음걸이가 가볍고 불안정해 보인다. 머리는 앞뒤가 나오거나 둥근 편이며, 얼굴은 명랑하고, 특히 눈이 반짝인다. 입술은 얇고, 턱은 뾰족하며, 피부는 희지만 윤기가 적고 땀이 별로 없다. 말소리는 낭랑하고, 쓸데없는 이론을 싫어하며 논리가 부족하다. 보기에 경솔하고, 무슨 일이나 빨리 시작하고 빨리 끝내기 때문에 실수가 많다. 여자는 자궁이 약하고, 남자는 양기부족이 많다.

2) 심리상태

항상 밖의 일은 좋아하고 가정이나 자기의 일은 경솔히 여긴다. 판단력이 매우 빠르며 봉사정신이 강하고, 의분이 생길 때는 물불을 가리지 않으며, 오래도록 마음속에 깊이 간직하지는 않는다. 무슨 일을 만들거나 개척하는 데는 잘 하지만, 조직과 마무리하는 데에는 부족하다.

3) 잘 걸리는 병

신장병, 허리, 무릎, 관절, 고혈압, 양기부족

4) 음주방법

열이 많고 음(陰)이 부족하기 쉬운 체질이므로 생맥주가 좋으며, 양주나 고량주는 많이 마시면 좋지 않다. 양주나 고량주를 소양인이 많이 마시면 혈열(血熱)이나 조열(燥熱)이 잘 생겨 번열(煩熱)이나 종기가 발생되기도 한다.

안주는 돼지고기, 굴, 전복, 새우, 배추, 오이, 수박, 참외, 파인애플 등이 좋다. 과음 후에는 특히 변비가 생기지 않게 주의하여야 한다. 배추국, 야채즙, 오이냉채, 복어국 등이 도움이 된다. 이 체질의 주독을 빨리 푸는 약으로는 육미지황탕(六味地黃湯)이나 사령산(四笭散) 등이 있다.

5) 이로운 음식

쌀, 녹두, 보리, 팥, 통밀가루, 유색 콩, 메밀, 검은깨, 땅콩, 황설탕, 천일염, 배추, 상추, 푸른 야채, 시금치, 열무, 미나리, 샐러리, 신선초, 취나물, 오이, 마늘, 무, 연근, 토란, 우엉, 가지, 호박, 돼지고기, 쇠고기, 계란, 대부분의 어패류, 배, 감, 곶감, 포도, 참외, 수박, 딸기, 메론, 바나나, 파인애플, 영지, 결명자, 구기자, 비타민 C와 E, 구연산

6) 해로운 음식

찹쌀, 차조, 수수, 흰 밀가루, 흰콩, 율무, 감자, 고구마, 참깨, 참기름, 흰 설탕, 흰 소금, 파, 양파, 당근, 도라지, 더덕, 마, 생강, 카레, 후추, 겨자, 유색 상추, 미역, 김, 다시마, 닭고기, 개고기, 노루고기, 양고기, 조기, 사과, 귤, 오렌지, 레몬, 밤, 대추, 호두, 인삼, 녹용, 꿀 화분, 비타민 B, 술, 현미, 옥수수

4. 태양인

1) 체형과 용모

목덜미가 실하고 머리가 크다. 얼굴은 둥근 편이고 살이 찌지 않으며, 보통 이마가 넓고 광대뼈가 나왔으며, 눈에는 광채가 있다. 척추와 허리가 약하여 오래 앉아 있지 못하고 기대어 앉기를 좋아한다. 여자는 몸이 건강해도 불임이 되는 경우가 많다.

2) 심리상태

남들과 잘 소통하고 사고가 깊고 과단성·진취성이 강하다. 영웅심과 자존심이 강하여 일이 안될 때에는 심한 분노를 터뜨린다. 머리가 명석하고 뛰어난 창의력이 있어 남이 생각하지 못하는 것을 연구한다.

3) 잘 걸리는 병

병에 잘 걸리지 않으나 일단 발병하면 난치가 많다. 열격반위, 하지 무력

4) 음주방법

간이 비교적 약하고 열이 많기 때문에 술이 잘 받지 않지만 술을 좋아하는 사람도 많다. 건강이 좋지 않을 경우에는 화를 잘 내고, 다른 사람의 의견을 무시하는 경우가 많으므로 술자리에서는 주의가 필요하다.

술은 생맥주가 괜찮은 편이고, 소주·양주 등은 좋지 않다. 태양인이 알코올 도수가 높은 술을 많이 마시면 음식을 토하거나 거부하는 증상인 반위증(反胃症)이 잘 생기고, 혹은 다리에 힘이 빠져 걸음이 불안전해지는 수가 있다. 안주는 화학조미료를 첨가한 것은 모두 해롭고, 조개류·포도·머루·다래·김·신선한 야채 등이 좋다. 특히 소변이 시원하게 나와야 하므로 조갯국, 포도주스, 야채주스 등이 도움이 된다.

5) 이로운 음식

쌀, 통밀가루, 보리, 팥, 검은콩, 색이 있는 콩, 호밀, 검은 깨, 들깨, 메밀, 메조, 포도당, 황설탕, 천일염, 초콜릿, 배추, 양배추, 케일, 상추, 푸른 야채, 취나물, 가지, 오이, 토마토, 김, 미역, 다시마, 새우, 조개, 게, 굴, 오징어, 청어, 고등어, 배, 감, 곶감, 포도, 귤, 오렌지, 모과, 복숭아, 잣, 살구, 딸기, 바나나, 파인애플, 구연산, 비타민 C, 오가피, 녹차

6) 해로운 음식

찹쌀, 차조, 수수, 흰 밀가루, 흰콩, 율무, 땅콩, 흰 설탕, 참깨, 참기름, 무, 당근, 도라지, 더덕, 마, 열무, 미나리, 샐러리, 유색상추, 모든 육류, 우유, 요구르트, 두유, 계란, 기름진 음식, 흰 소금, 사과, 밤, 대추, 호두, 은행, 참외, 멜론, 수박, 꿀, 로얄젤리, 화분, 인삼, 녹용, 영지, 홍차, 커피, 비타민 A와 B, D와 E, 술.

어떠한 체질이라도 과음을 하면 건강을 해칠 수 있으므로 바람직한 음주문화를 위하여서는 가족끼리나 이웃 사이에 술자리를 마련하는 것도 한 방법이 될 수 있다. 그리고 자기 체질에 맞는 술과 안주, 음식을 선택하는 일이 중요하다.

그러나 앞에서 설명한 내용은 절대적인 것이 아니다. 잘 맞지 않는 술이라 하더라도 오랜 기간 동안 자기 몸에 익숙해 있거나, 안주의 선택에 따라 별 문제가 되지 않는 경우도 많다. 술을 잘 마시는 사람과 그렇지 않은 사람은 이미 유전인자에 의하여 정해져 있으나 노력에 따라서는 조금씩 변화될 수 있다. 그러나 그 유전인자가 반드시 사상체질과 관련이 있는지는 더 연구해야 할 과제이다.

제 10 장

여자와 술

유교적 가치를 소중하게 생각해온 우리 사회는 전통적으로 여성의 음주를 금기해 왔다. 술을 마시는 여성을 곱지 않은 시선으로 바라보고 '천한 사람'으로 매도하기도 하였다. 그러나 시대가 바뀌면서 여성의 음주를 그리 특별한 것이 없는 평범한 일로 여기는 풍조가 넓게 자리를 잡아가고 있다.

여성 취향의 TV 드라마 가운데 상당수가 주부들의 음주 장면을 담고 있다. 심지어 술을 마시지 못한다고 사양하는 주부들은 세련된 여성이 아닌 것처럼 묘사하는 경향도 있다. 그만큼 여성의 음주가 보편화되었다.

광고회사에서 조사한 자료에 따르면 우리나라 여성 가운데 55%가 '술을 마신다'고 응답하였으며, 날마다 술을 마신다는 상습 음주자의 비율도 전체 응답자의 5%를 차지하고 있다. 여성 음주자의 구성도 크게 변하고 있다.

얼마 전까지만 해도 폐경기가 지난 노년층이나 직업여성 등 '특수한 계층'이 여성 음주자의 주를 이루고 있었으나, 요즘에는 계층의 구별이 없을 정도로 거의 모든 여성들로 확산되고 있다. 특히 고학력층 젊은 여성들이 새로운 음주인구의 중심으로 떠오르고 있다. 여성 음주인구를 학력별로 구분한 조사에 따르면 전문대 졸업 이상의 학력을 가진 여성의 44%가 술을 마시는 것으로 나타나, 중졸 이하의 14%에 비하여 훨씬 높은 음주비율을 나타내었다.

연령별로는 20대가 48%로 가장 높게 나타났으며, 전통적인 여성 음주계층인 50대의 10%를 압도하는 경향을 나타내었다. 또한 여대생의 70%, 직장여성의 90%가 자주 술을 마실 기회를 갖는다고 응답하여 젊은 여성들이 음주기회도 그만큼 많은 것으로 드러났다.

여성의 음주가 보편화되고 있는 것은 매우 자연스러운 일이다. 사회생활을 하면서 동료들과 어울리는 수단으로 알맞게 술을 마신다면 잃는 것보다는 얻는 것이 더 많기 때문이다. 또한 부부가 함께 술을 마신다면 남편의 폭음을 막을 수 있다는 장점도 무시할 수 없다. 술에는 항상 대화가 따른다. 부부가 함께 술을 마신다면 많은 대화를 나눌 수 있다는 점에서도 여성, 특히 가정주부들의 알맞은 음주는 가정의 행복을 지키는 윤활유 역할을 할 수 있다.

1. 여자의 음주량

남자보다 여자가 술에 강하다는 주장도 있다. 여성 중에 술을 좋아하는 일부가 남자와 함께 마시다 보니 여성들은 일단 마셨다 하면 술고래로 변하는 것으로 오인할 수도 있다. 실제로 술을 가까이 할 기회가 많은 여자들 중에는 소주 3~4병쯤 마셔도 까딱하지 않는 사람도 있다.

그러나 술에 강하고 약한 차이는 성별에 의하여 결정되는 것은 아니다. 술에 강하게 만드는 것은 오로지 알코올을 분해하는 효소 때문이다. 알코올 분해효소를 선천적으로 많이 가지고 있는 사람은 술에 강하고, 적게 가지고 있는 사람은 술에 약하다.

섹스에 있어서 술이 남녀 어느 쪽에 영향을 미치기 쉬운가 하는 문제도 간단히 설명하기가 어렵다. 남녀는 성적 자극에 대한 반응이 근본적으로 차이가 난다. 그리고 어떤 성적 자극에 반응하기 쉬운가 하는 문제도 중요하다. 남자는 눈으로 사물을 보는 것만으로 성적 충동을 느끼는 직선적인 자극에 반응하는데 비하여, 여자는 분위기에 약하다는 점에서도 차이가 난다.

알맞은 음주로 긴장이 풀리면 여성은 행복한 기분에 젖는다. 여성은 알코올이 들어가면 분위기가 있는 다른 뭔가를 원하게 되어 상대적으로 술을 줄이는데 비하여, 남자는 술이 들어가 기분이 좋아지면 과음을 하게 된다. 이어 섹스를 하게 되면 틀림없이 파트너를 실망시키게 된다. 남녀의 성적반응에 대한 차이에서 생각한다면 흥분속도는 남성 쪽이 훨씬 술의 영향을 많이 받는다.

2. 여자의 알코올 중독

술 마시는 여성들이 주의해야 할 점이 하나가 있다. 술에는 남녀평등이 없다는 사실이다 불공평하게도 여성은 남성에 비하여 술을 잘 마시지 못하는 체질로 타고났다. 각종 음주질환이나 알코올 중독의 위험도 남성에 비하여 2배나 된다. 절대로 남성의 기준에 맞추어 음주량을 조절해서는 안 된다.

여성이 가지고 있는 알코올 분해효소는 남성의 절반밖에 없다. 같은 양의 술을 마셔도 알코올을 분해할 수 있는 능력이 남성의 절반 밖에 되지 않아 빨리 취하고 음주 장애도 많아진다. 특히 위험한 것은 상습적인 음주이다. 매일 술을 마실 경우 남성은 10년이 지나면 알코올 중독환자가 되지만, 여성은 6년 정도에 같은 현상이 온다.

이러한 이유 때문에 여성의 음주가 일찍부터 보편화된 서구에서는 여성의 알코올중독이 심각한 양상을 보이고 있다. 우리의 경우도 예외는 아니다. 여성 음주자의 수가 늘어나는 것만큼이나 빠른 속도로 여성 알코올 중독환자의 수도 급속하게 늘어나고 있다. 더욱 위험한 것은 가정주부들의 상습적인 음주다. 아직은 젊은 여성들의 경우 술을 마시는 인구에 비하여 알코올 중독의 위험은 작은 편이다. 사회적인 이목 때문에 과음을 하는 일이 드물고, 술을 마시는 횟수도 아주 가끔씩이기 때문이다.

중년층 이상의 가정주부들은 사정이 다르다. 생각보다는 훨씬 상습적인 음주자가 많으며, 알코올 중독현상을 보이고 있는 사람들 가운데 가정주부들이 차지하는 비중도 점차 높아지고 있다. 특히 50대 가정주부들이 차지하는 비중도 점차 높아지고 있다. 50대 가정주부들 가운데 7.9%가 하루도 쉬지 않고 술을 마신다는 조사결과가 있을 정도다.

'키친 드렁커(kitchen drinker)'라는 말이 있다. 요리에 맛을 돋우기 위하여 사용하는 맛술을 조금씩 마시다가 자기도 모르는 사이에 술의 포로가 되어버린 주부들을 일컫는 말이다. 우리 주변에서도 이런 여성들이 조금씩 늘어가고 있다.

여성 음주자 가운데 30대가 되어 처음으로 술에 입을 대는 사람이 약 27.6 %에 이른다는 조사결과가 이러한 사실을 뒷받침해 주고 있다. 고졸 이상의 학력을 가지고 있고, 가정살림도 넉넉한 편에 속하는 보통사람들이 '키친 드렁커'의 대부분을 차지하고 있다. 중년을 넘긴 평범한 주부들의 음주가 위험한 이유는 또 있다.

술을 마시는 까닭이 별로 바람직하지 못하다는 점이다. 가사노동에 따른 스트레스를 풀기 위하여 술을 마시거나, 이혼이나 남편의 무관심 등 가정불화가 음주의 원인이 되는 경우가 많다. 자녀가 커서 독립하게 되면 부모들은 커다란 상실감을 맛보기 마련이다. 이런 순간을 슬기롭게 견디지 못하고 술에 의존하기 시작하면 머지않아 술잔을 놓지 못하는 중독환자가 될 가능성이 커진다.

중년 여성들이 쉽게 술의 포로가 되는 다른 이유는 폐경기 이후에 나타나는 특유의 생리현상과 상실감을 들 수 있다. 폐경기를 전후하여 알코올 중독이 많이 발생한다는 통계도 있다.

이런 까닭으로 혼자 마시는 술은 일종의 '홧술'에 속한다. 대화상대도 없이 혼자서 외로움을 안주 삼아 술을 마신다. 그러다 보니 몸도 빨리 축난다. 더 무서운 것은 정신적 의존이다. 술 외에는 자기의 고민이나 외로움을 달래줄 상대가 없다 보니 술을 유일한 낙으로 삼는다. 알코올 중독에 걸리지 않을 재간이 없다.

3. 여성호르몬과 술

폐경기의 여성은 알코올 중독에 걸릴 가능성이 많아진다. 여성호르몬이 알코올 중독과 밀접한 관련이 있기 때문이다. 여성호르몬 속에 들어있는 에스트라디올(estradiol)이라는 물질이 간장에서 알코올을 분해하는 효소의 활동을 방해한다. 따라서 여성호르몬이 많이 축적되어 있을 때 간은 알코올 분해능력이 떨어지기 때문에 술에 쉽게 취한다.

폐경기의 여성들 가운데 알코올 중독환자가 많은 것도 이런 까닭이다. 폐경기에 접어들면 여성호르몬의 활동은 크게 줄어든다.

따라서 폐경기 이전에는 조금만 마셔도 취기를 느끼던 사람이 폐경기에 접어들면 어지간히 마셔도 좀처럼 취기를 느끼지 못하는 현상이 발생한다. 이때에 술을 마시는 양이 늘어나기 쉽고, 이런 상태가 지속되면 알코올 중독의 덫에 걸려들고 만다.

일반적으로 생리를 앞둔 여성의 몸에는 여성호르몬이 많이 축적되어 있다. 따라서 평소보다 주량이 떨어지고, 이때는 평소의 주량에 맞춰 술을 마시면 간 장애를 일으킬 가능성이 커진다. 경구 피임약을 사용하는 경우에도 똑같은 현상이 발생한다. 경구 피임약을 사용하면 여성호르몬의 분비가 많아지기 때문이다.

4. 여성의 숙취

여자는 술에 약하다. 따라서 여성의 숙취 증상은 남자에 비하여 심하고 빈번할 수 있다. 위에서의 알코올 대사량에 남녀 차이가 있어서 여자의 경우 섭취한 알코올 양의 10% 정도까지만 대사될 수 있다. 이는 체격의 차이나 체지방 양의 차이까지도 감안하여 같은 양의 술을 마신 경우라도 남자와 여자 사이에는 그 반응이 다를 수 있다.

여자의 경우 1차 통과대사에 의하여 제거되는 알코올의 양이 적은 만큼 뇌에 도달하는 혈중 알코올 농도(BAC)가 남자보다 높다. 따라서 알코올의 systemic effect가 커지게 된다. 따라서 여자는 빨리, 그리고 쉽게 취하며, 간에 주어지는 부담도 남자에 비하여 커서 숙취 증상도 심하게 겪을 수 있다.

단순히 숙취 증상만이 아니라 간 손상에 있어서도 취약하여 남자에 비하여 보다 짧은 기간의 음주에 의한 간 손상이 나타나며,

그 정도도 심하다. 또한 임신 중인 여성의 음주는 태내 알코올 증후군(fetal alcohol syndrome, FAS)이라는 신체적 · 정신적 장애를 출생아에게 초래하며, 얼굴의 기형과 함께 학습능력 · 인지능력 · 운동능력에 손상을 가져올 수 있다.

여자가 술에 약한 것은 적은 양의 술에도 쉽게 취하게 됨으로써 여자가 마실 수 있는 절대적인 술의 양과 빈도를 제한받게 되어 장애아의 출생을 방지할 수 있게 하기 위한 진화론적인 결과일지도 모른다.

제 11 장

술과 섹스

1. 술기운에 의존하는 섹스

술의 힘을 빌려 성의 능력을 높이려는 사람들이 있다. 특히 스스로 조루증이 있다고 생각하는 남성들은 술을 마시면 사정 시간이 길어진다는 점을 생각하여 성 관계를 가지기 전에 술을 마시는 경우가 있다. 이런 경향은 젊은 층일수록 많다.

술이 사정 시간을 지연시키는 것은 확실히 근거가 있는 것 같다. 조루의 원인은 성감이 지나치게 예민하거나, 긴장 때문에 비롯된 것이라면 알코올이 중추신경을 마비시켜 성감을 둔화시키고, 긴장도 풀어주는 효과가 있기 때문이다. 그러나 이러한 효과는 조루증을 치료하는 데는 아무런 도움이 되지 않는다. 일시적으로 술의 힘을 빌린데 지나지 않으며, 오랜 기간 동안 지속되면 알코올에 대한 의존만 커질 뿐이다.

조루는 나이가 들면 저절로 해결되는 경우가 많다. 더욱이 조루의 기준도 애매하기 그지없다. 사정 시간이 어느 정도이면 조루증이라고 판단할 수 있을까. 성감이 지나치게 예민해서 여성의 질 내에 삽입을 하기도 전에 사정한다면 분명한 조루에 속한다. 그러나 삽입시간에 대해서는 30초 정도면 정상이라고 주장하는 사람이 있는가 하면, 킨제이 보고서에서는 남자의 75% 정도가 2분 안에 사정을 끝낸다고 하였다. 일본의 조사결과도 조사 대상자의 1/3이 3분 이내, 2/3가 5분 이내에 사정을 한다고 밝히고 있다. 이러한 사실에서 확인할 수 있듯이 사정 시간의 길고 짧음을 가지고 조루 여부를 판단하기는 매우 어렵다.

일반적으로 통용되고 있는 조루의 판단 기준으로 사정 조절이 자기 의사대로 이루어지는가, 그렇지 않는가 하는 점이다. 세계보건기구(WHO)도 이러한 기준에 따르고 있다. 조루는 성적 자극에 민감한 '특이현상'으로 병은 아니다. 따라서 아내의 협력을 바탕으로 사정에 대한 조절훈련을 하면 얼마든지 자기 마음대로 조절할 수 있다.

스스로 조루라고 생각하여 술을 마시고 사정 시간을 늘리는 것은 바람직한 일이 못된다. 이런 일이 반복되면 술을 마시지 않고서는 정상적인 부부관계를 가질 수 없는 상황이 벌어질 수 있다. 본질적으로 알코올은 성 능력을 감퇴시키는 구실을 한다.

알코올을 분해하는 보조효소(coenzyme)와 남성호르몬을 만드는 데 필요한 보조효소는 같은 성질을 가지고 있다. 따라서 술을 많이 마시면 보조효소가 알코올을 분해하는 데 주로 작용하여 남성호르몬의 분비가 적어진다. 더욱이 상습 음주자의 간은 약물의 대사를 처리하는 훈련이 잘 되어 있기 때문에 남성호르몬을 분해하는 속도도 매우 빠르다. 알코올이 남성호르몬의 생성은 억제하고, 남성호르몬의 분해를 촉진시키는 것이다.

따라서 정상적인 상태에서 성 관계를 갖는 것이 좋으며, 사정 시간을 늘리고 싶다면 사정에 대한 조절 훈련을 거치는 것이 현명한 방법이다.

2. 술과 섹스

지나친 과음은 성 능력에도 타격을 준다. 자칫 '남성'으로서 제구실을 할 수 없는 상태가 될 수도 있다. 과음에 의한 성기능 장애는 다양한 형태로 나타난다. 우선 생각할 수 있는 것이 1회성 임포텐스(impotence)이다. 폭음을 한 날에는 발기가 되지 않는 현상이다. 이런 현상은 지나친 알코올이 본능을 관장하는 대뇌까지 마비시키기 때문에 나타난다. 따라서 술이 깨고 나면 곧 정상으로 돌아오게 된다. 이런 일이 반복되면 자칫 발기부전, 즉 고질적인 임포텐스가 될 가능성이 많아진다. 알코올 중독환자들에게 임포텐스가 많은 것은 이런 까닭이다.

발기부전의 가장 커다란 이유는 역시 심리적인 요인이다. 지나친 스트레스에 시달리거나 강박관념을 갖고 있는 사람들 가운데 상당수가 발기부전에 시달린다. 이런 경우에는 약간의 술이 오히려 발기를 부추기는 역할을 할 수도 있다. 알맞은 알코올이 마음의 평화를 회복하는데 도움이 될 뿐만 아니라 척추 하부에 있는 발기중추를 자극해서 발기하기 쉬운 상태로 만들어 주기 때문이다. 알코올 때문에 생기는 성 기능의 장애 가운데 빼놓을 수 없는 것으로 남성불임증을 들 수 있다.

알코올에는 남성호르몬의 생산을 방해하는 성질이 있기 때문에 정자가 만들어지지 않는다. 이와 함께 정자를 만들더라도 운동능력이 없는 비정상적인 정자를 생성하거나, 기형의 정자가 만들어지는 경우가 있다.

알코올은 여성 음주자의 성 기능에 더욱 큰 피해를 준다. 습관적으로 술을 마시는 여성은 성 기능이 파괴될 뿐만 아니라 남성보다도 간경변이 되기 쉽다. 남성보다 적은 양을 마시고도 빠른 시간 안에 여성은 간을 해치게 된다. 월경 전기, 배란 전기, 피임약 복용 중, 임신 중에 술을 마시면 알코올을 분해하는 알코올 탈수소효소(ADH)의 활성이 떨어져 간 등 여러 장기에 장애를 끼친다. 또한 생리현상을 방해하거나 불감증에 빠지도록 만들 수도 있다.

3. 여자와 마시는 술

1) 포장마차에서 마시는 술

여자와 함께 포장마차에서 술을 마신다면 상당한 자신을 가진 남자이거나, 신경이 무딘 남자, 정직한 남자 중 어느 하나이다. 여자 앞에서 섬세한 연출을 할 수 없는 남자가 여자를 포장마차로 같이 가서 남자다움을 겉으로 드러내는 일이다. 여자는 의외로 이런 남자에게 약하다. 포장마차에서 여자가 술을 마시는 태도에서부터 성격을 거의 알 수 있다. 마음 편하게 남자와 함께 소주를 마시는 여자는 성격이 강한 여자다. 포장마차의 안주에 손도 대지 않는 여자는 섬세한 성격을 가졌다.

남자의 얘기에 맞장구치며 의기투합해오는 여자는 사랑스러운 여자다. 주위 사람들에게 신경을 쓰는 여자는 자기도취에 강한 여자이다. 술은 마시지 않더라도 포장마차에서 나오는 안주를 즐거운 듯이 먹는 여자는 순진한 여자다.

남자에게 이끌려 포장마차에서 술을 마시는 여자라면 겉으로의 연출보다 내면적인 마음을 공격하는 편이 좋다. 포장마차라는 장소에서는 곧 태도가 흐트러질 것 같은 느낌이지만, 포장마차이기 때문에 깨끗이 마시는 모습을 보일 절호의 기회이다. 그렇게 하고 나면 갑자기 멋진 남자로 보일 것이다. 술은 분위기다. 분위기는 장소에서 결정된다. 포장마차의 분위기를 최고의 멋으로 만드는 남자야말로 남자다운 남자일지도 모른다.

2) 여자의 방에서 마시는 술

여자는 웬만하여 대부분 자기 집에 남자를 데려 오지 않는다. 자기 집에 남자를 초대할 때는 이미 그 남자에게 마음을 허락한 상태이다. 더욱이 남자가 여자의 방에 들어갔을 때 여자가 커피도 아닌 술을 내어 왔을 경우는 남자를 유혹하려는 상황인지도 모른다.

여자의 방에서 술을 마신다는 건 어떤 남자도 한번쯤 경험하고 싶을 것이다. 그 방에 오디오가 있고, 여자가 좋아하는 색깔의 멋진 커튼이 처져 있으며, 소파에는 쿠션, 적당히 흩어져 있는 그녀의 옷의 분위기 속에서 여자와 둘이서 술을 주고받는다고 상상해 보자.

술을 다 마신 후 돌아갈 걱정을 하거나, 여자에게 어떤 이야기를 할까 하고 꼬집어 생각해 내지 않아도 된다. 여자의 방에서 술 마실 때, 여자의 사생활에 대하여 묻지 않는다. 오디오의 가격이나, 전세로 얼마이고 월세는 얼마나 하는지 따위는 묻지 않는 것이 좋다. 이런 얘기가 나오면 분위기는 금방 깨진다.

여자가 남자를 자기 방으로 초대한 일은 무엇을 의미하는지, 여자의 마음을 잘 살펴가며 마시는 것이 에티켓이다. 그리고 조금 편안한 태도와 웃는 얼굴을 짓는 것이 중요하다.

제 12 장

술과 건강

우리 조상들은 술을 음식으로 여겨 지나치지 않게 마시도록 하였다. 그러나 개방화된 사회의 변화 속에 절제되지 않은 음주문화는 많은 폐해를 주기도 하였다. 술은 양면성을 가지고 있어서 지나치게 많이 마시는 경우 여러 가지 질병의 원인이 되기도 한다. 술로 생기는 여러 가지 질병에 대하여 알아보자.

1. 술의 양면성

인간이 사는 곳에는 언제, 어느 곳에나 술이 있었다. 사람이 모이면 술을 빚었고, 술이 있으면 사람이 모이고 문화가 싹텄다. 술은 사람을 기쁘게 하고, 시름을 잊게 하며, 마음의 문을 열어 주기에 술잔을 가운데 두면 모든 은혜와 원한은 녹아내리고, 우정이 싹트며, 문화와 인종의 벽도 허물어진다.

그러나 술로서 몸을 해치고, 싸움이 일어나고, 나라가 망하기도 한다. 술의 양면성은 술이 사람을 취하게 만들기 때문이다. 인간이 술의 힘을 빌어하는 일일 뿐, 술은 그저 술일뿐이다. 다만 술을 다스리는 민족과 문화는 번성하고, 술에 사로잡힌 민족과 문화는 몰락하였다. 술을 다스릴 줄 아는 성숙한 문화는 술을 아름다운 것으로 키워내었다.

흔히 술은 건강을 해치는 것으로 알려져 있으며, 술을 마시는 것이 생명을 단축시키는 것으로 알고 있다. 그러나 술은 사교 또는 사회활동에서 오는 스트레스의 해소, 긴장감을 줄이는 등 많은 좋은 기능이 있다. 지나치게 과음만 하지 않는다면 술처럼 스트레스를 빨리 해소시킬 수 있는 좋은 것은 찾기 어렵다. 기분이 좋아지고, 근심이나 걱정을 잊게 하여 정신건강에도 유익하다.

식사 전에 1～2잔의 술은 위장을 따뜻하게 해주어 소화를 돕는다. 술의 화기(和氣)는 위와 장을 따뜻하게 하면서 점막을 알맞게 자극함으로써 위산의 분비를 활발하게 한다. 입맛이 없을 때 반주는 식욕을 돋우는 구실도 한다. 그리고 음식을 잘 먹고 잘 소화시켜 배설하고, 꿀맛 같은 단잠을 자면 건강은 저절로 얻어진다. 잠이 안 와서 고생하는 사람에게 잠자리에 들기 전에 약간의 음주는 수면제보다 효과적이다.

추운 겨울날 조금의 음주는 혈액순환을 활발하게 하여 추위를 잊게 한다. 술은 소화과정을 거치지 않고 바로 흡수되기 때문에 즉시 효과를 나타내어 응급용으로 활용된다. 술을 마시면 대사량이 8% 정도 증가하여 체온이 0.6℃ 높아진다. 조금의 술은 성욕을 자극하고 성 기능을 원활하게 해주는 역할을 한다.

옛날부터 주색(酒色)이라 하여 술과 성(性)은 뗄 수 없는 상관관계에 있었으며, 이는 술이 성욕을 자극한다는 것을 말해준다. 그러나 술이 근본적으로 정력을 높여주는 것이 아니라 자극제 역할을 하기 때문에 상습적인 음주는 좋지 않다. 또한 약주(藥酒)라고 하여 알맞은 음주는 오히려 건강에 좋다. 특히 알맞은 양의 음주는 성인병의 원인이 되는 동맥경화나 심장병의 발병률을 감소시키며, 매일 1~2잔 정도의 포도주의 섭취는 수명을 늘린다고 한다.

알코올에 대한 많은 연구결과는 술의 주성분인 에탄올과 알코올 발효 부산물인 퓨젤유(fusel oil) 성분인 이소아밀 알코올(isoamyl alcohol), 이소부틸 알코올(isobutyl alcohol) 등의 저급 알코올에 의하여 유발되는 유해성만을 취급하고 있다. 더욱이 이들 실험 중에 만성적 알코올 중독실험을 제외하고는 대부분 한 번에 소주 2~3병의 분량인 체중 1 kg당 3~5 g 정도의 순수 에탄올을 한꺼번에 투여한 후 나타나는 유해성을 검증하고 있다.

그러나 사람들은 순수한 에탄올을 마시지도 않으며, 한꺼번에 그렇게 지나친 양의 술을 마시는 경우는 드물다. 따라서 이러한 연구결과가 알코올에 의하여 일어나는 부작용이기는 하지만 생체 내에서 알코올을 섭취했을 때 발생하는 알코올의 부작용이라고 말하기는 어렵다.

감미료가 첨가되지 않은 순수한 주정의 경우 대부분의 에탄올과 소량의 퓨젤유가 함께 들어 있다. 자주 마시는 희석식 소주의 경우 여기에 여러 가지 식품첨가물과 당 등이 첨가되어 시판하는 술이 된다. 그리고 포도주 등의 과실주는 각 과실을 발효시켜서 얻어지기에 순수한 주정과는 다르다.

술의 주성분인 알코올은 양면성을 가지고 있어서 인체에 좋은 면이 있는 반면 나쁜 영향을 끼친다. 술을 마시는 방법에 따라 잘 마시면 약이 되고, 잘못 마시면 독이 된다.

2. 술에 의한 각종 질환

1) 간 질환

술 앞에는 장사가 없다. 술을 마시면 알코올은 위에서 10% 정도, 소장에서 90% 정도 흡수되어 온몸의 핏줄을 타고 돈다. 간에서는 혈중 알코올의 90%를 물과 이산화탄소로 분해하는데, 이 과정에서 부산물로 생긴 지방이 간세포에 쌓이는 현상이 나타난다. 초기에는 3~5일 동안 술을 마시지 않으면 정상 간으로 회복한다.

(1) 간의 기능

알코올은 대부분이 간에서 해독된다. 따라서 과음이나 폭음으로 간이 쉬지 못할 정도로 계속하여 술을 마시면 간에 이상을 일으킨다. 우리나라 사람들이 간 질환이 많은 것은 유전적인 요인도 있지만 그보다는 과로, 스트레스, 지나친 음주가 주요 원인이다.

간은 사람 몸에서 가장 무거운 장기로 그 무게가 1.0~1.5 kg 가량 된다. 여러 가지 영양소를 만들고, 유해물질을 처리하는 역할을 하여 인체의 화학공장으로 비유된다. 간이 하는 일은 크게 대사기능, 배설기능, 해독기능이다. 또한 생명력이 매우 강하여 전체의 70% 이상을 잘라내도 열흘 뒤면 원래 크기로 회복된다. 그러나 간세포의 파괴속도가 재생속도보다 빠를 정도로 손상되면 대책이 없다.

웬만큼 아파도 말이 없기에 '침묵의 장기'로 불린다. 간은 사람 몸의 오른 쪽 배의 윗부분에 자리한다. 그 속에 들어있는 세포만 해도 3천억 개이다. 이들이 하루에 하는 일은 500가지가 넘는다. 지칠 줄 모르는 힘과 넘치는 생명력으로 책임 있게 일하는 놀라운 장기다. 간은 하루도 쉬지 않고 일을 하고 있다. 여기에 과로, 스트레스, 폭음, 과음, 흡연 등으로 시달리고 있다. 계속 일을 시키면서 필요로 하는 단백질은 안주로 먹지 않고 부담이 되는 지방질만 자꾸 들여보내니 버티기 어려워진다.

(2) 알코올성 지방간

알코올성 지방간은 지방 변성의 풀릴 틈을 주지 않고 술을 마셔 지방이 간 무게의 5%를 넘도록 쌓이는 것을 말한다. 이때는 약간의 피로를 느끼거나 식사 후에 더부룩하고 오른쪽 갈비뼈 아래에 거북함이 느껴지기도 한다. 혈액검사를 받으면 glutamic oxalo-acetate transamininase(GOT), glutamic pyruvate transamininase (GPT) 수치가 정상보다 2~3배 높게 나온다.

1~6주일 동안 술을 마시지 않고 영양을 골고루 섭취하면 낫는다. 그러나 이 신호를 무시하고 하루 80 mg(소주 2홉들이 1병, 맥주 1,500~2,000 mL, 위스키 150 mL) 이상의 알코올을 1~2년 동안 계속하여 섭취하면 간염이나 간경변으로 진행된다.

(3) 알코올성 간염

지방간인 사람의 10%가 알코올성 간염에 걸리고, 술을 못 마시는 사람이 폭음해도 발병한다. 식욕이 떨어지고 구역질이 나며, 쉽게 피곤해지며 미열이 지속된다. 설사가 잦으며 변에 기름이 둥둥 뜨기도 한다. 황달이 나타나고, 오른쪽 윗배에 통증을 느끼기도 한다. 6개월 이상 술을 끊고 단백질과 비타민의 일종인 티아민(thiamine) 등을 투여하는 치료를 받으면 70%는 정상 간으로 회복한다.

2) 구강 및 식도 질환

술을 마시게 되면 위장으로 가서 흡수되기 전에 가장 먼저 접촉하는 신체 부위가 구강과 식도이다. 알코올 도수가 비교적 낮은 맥주나 와인 정도는 괜찮으나 알코올 도수가 높은 소주·위스키·고량주 등을 물에 희석하지 않고 그대로 마시면 구강 점막이나 식도를 싸고 있는 표피층(상피층)에 강한 자극을 주고 탈수현상을 일으킨다.

심하면 접촉 부위가 벌겋게 달아오르고 염증을 유발하여 아프게 된다. 오랜 기간 많은 양의 술을 마시면 구강과 식도의 표피세포에 존재하는 알코올 유도성 P450 효소(CYP2E1)의 양을 증가시킨다.

3) 근육 질환

알맞은 양의 음주는 술을 안 마신 경우보다 관상동맥 질환에 좋다. 그러나 오랜 기간 동안 과음을 계속하면 심근·골격근·평활근 등의 약화와 마비를 가져온다. 통계적으로 질병 숫자와 알코올의 음주량과의 관계가 U자 형태의 관계를 갖는데, 어느 정도의 음주는 건강에 좋다는 의미를 포함한다.

실제 오랜 기간 동안 과음을 하면 심장근 병변 또는 경색증, 고혈압, 부정맥, 그리고 뇌졸중(중풍) 등을 가져온다. 따라서 청소년 또는 대학 신입생 환영회나 파티에서 술을 갑자기 많이 마신 후 사람이 죽는 경우가 일어난다. 이들의 사인을 보면 대개 술에 의한 심장마비나 호흡정지로 나타난다.

음주 후 뒤따르는 영양실조로 지나친 양의 음주는 골격근의 주요 단백질인 미오글로빈(myoglobin)을 파괴하여 가끔 근 경련 및 통증을 일으킨다. 오랜 기간 동안 음주자의 오줌에 이런 단백질이 검출되는데, 이는 골격근의 파괴 및 악화를 의미한다. 오랜 기간 동안 음주를 하면 남성호르몬의 감퇴로 남성고환이 줄어들고, 성적 욕구도 없어진다. 이때에 남성 성기의 근육이 약화되어 발기부전을 유발할 수도 있다.

4) 뇌 질환

술은 뇌신경을 흥분시키는 작용을 한다. 술에 취하면 수치심이 없어지고, 행동이 대담해져서 행패를 부리기도 한다. 지나치게 마셨을 경우 신경기관을 마비시켜 혀가 꼬부라지는 소리를 하고, 몸을 자유롭게 움직일 수 없게 된다.

알코올을 조금 마시면 처음에는 중추신경과 말초신경이 흥분되고 위산 분비가 촉진된다. 또한 도파민이라는 신경전달 물질이 분비되어 기분이 좋아지게 된다. 그러나 술을 과음하거나 오랜 기간 동안 남용 또는 과음하면 술은 뇌 세포의 파괴를 촉진시켜 뇌의 기능을 억제시킨다. 정상적으로도 매일 십만 개씩 뇌세포가 사멸하는데, 알코올을 다량 마시면 더 많은 뇌세포가 죽는다. 학업 성취능력, 기억력, 사고능력이 모두 떨어지며, 이 현상은 알코올의 농도에 비례한다.

일시적으로 술에 취하게 되면 좌우 평형감각이나 거리 감각이 둔화되거나 없어지고, 언어구사 능력의 억제, 사고력과 판단능력이 떨어진다. 따라서 여러 가지 교통사고, 안전 및 상해사고의 원인이 되며, 심지어는 방화·살인·강간·폭행 등의 강력한 형사범죄를 유발하게 된다. 또한 알코올성 치매는 성인 치매 중 약 10%를 차지하는데, 그 증상은 노인성 치매와 비슷하게 심한 기억상실 증세를 보인다. 특히 최근에 얻은 정보에 대한 기억이 크게 떨어진다. 이들 뇌 구조의 축소와 기능 감소는 유전적인 요인과 알코올의 지나친 섭취로 인한 영양실조에 의하여 좌우된다.

5) 뼈 질환

세포 내에서 신호전달 및 단백질 기능 조절을 가지는 칼슘은 2가지 형태로 존재한다. 뼈나 치아에 들어있는 칼슘은 저장 상태로 존재하며, 뼈나 치아의 형태보존과 강도를 결정해 준다. 다른 형태는 세포 내에서 용해된 상태로 존재하며, 세포 내에 중요한 기능에 관여한다.

칼슘의 농도는 음식물의 섭취와 흡수에 의하여 좌우된다. 특히 부갑상선 호르몬, 비타민 D, 갑상선에서 만들어지고 혈중의 Ca을 조절하는 호르몬인 칼시토닌(calcitonin)에 의하여 조절된다. 술을 짧은 시간에 지나치게 많이 마시면 부갑상선 호르몬의 결핍과 오줌으로 배설되어 칼슘의 체내 농도가 떨어진다.

오랜 기간 동안 술을 마시면 비타민 D의 대사 장애로 칼슘의 흡수를 떨어뜨린다. 또한 알코올은 조골세포에 직접 손상을 주어 뼈의 구조와 기능을 약화시킨다. 이 경우에 부갑상선 호르몬의 이상, 비타민 D의 대사장애, 칼슘의 배설촉진 및 흡수 저하로 칼슘의 저해와 알코올에 의한 조골세포의 손상으로 골다공증에 쉽게 걸린다.

6) 비만증

알코올 1 g의 열량은 7 kcal, 탄수화물이나 단백질의 열량이 1 g에 4 kcal인데 비하여 2배가량 높다. 양주 1잔에는 140 kcal, 맥주 1캔에 130 kcal, 소주 1병에 630 kcal의 열량이 들어있는 셈이다.

알코올의 열량은 다른 영양소와 달리 체내에 축적되지 않고 완전히 소비된다. 그러나 알코올은 섭취된 다른 영양소의 소비를 방해하고, 지방의 형태로 체내에 저장되도록 유도한다. 특히 알코올을 g당 열량이 9 kcal나 되는 지방과 함께 섭취하면 지방이 체내에 잘 흡수된다. 술과 함께 고기를 먹으면 살이 많이 찌는 것도 이 때문이다.

술을 즐기는 사람은 술을 마시지 않은 사람에 비하여 식사량이 많고, 특히 지방이 피하보다 내장에 많이 축적된 내장형 비만인 과체중의 경우가 더 많은 것으로 나타났다. 술을 마실 때 삼겹살, 돼지갈비, 등심 등 지방 함량이 많고 칼로리가 많은 음식을 안주로 먹는 경우가 많기 때문이다.

술자리에 가더라도 천천히 마시고 야채, 생선 등 칼로리가 적은 안주를 먹도록 한다. 음주량만 줄여도 간 기능이 회복되고 내장에 축적된 지방이 줄어들며 고혈압, 고지혈증, 당뇨병 등도 개선된다. 비만증이 있는 사람에게 절주는 건강을 유지하는 필수조건이다.

7) 소화기관의 질환

술은 구강과 식도를 통하여 위장에 도달하며, 일부는 위에서 흡수되고, 나머지는 대부분 소장 및 대장으로 전달되어 흡수된다. 20% 이상의 알코올을 함유하는 술을 마시면 입에 온감(溫感)이 생기며, 30～40%가 되면 타는 듯한 감각을 나타낸다. 50% 이상의 알코올을 함유하는 술을 희석하지 않고 마시는 경우 위궤양을 일으킬 수도 있다.

알코올 도수가 높은 술을 빈속이나 알맞은 음식을 들지 않고 오랜 기간 동안 마시면 위장의 상피점막 세포들을 자극하고, 탈수현상을 일으키거나 손상을 입혀 염증이 생기고 따가운 느낌을 준다. 심하면 주위 근육층을 파괴하여 위궤양을 일으킬 수 있다. 심한 스트레스나 불규칙적인 식사, 위산의 지나친 분비로 생기는 위의 염증에도 불구하고 음주를 계속하면 신체에 더욱 해로운 결과를 가져올 수 있다.

한국인을 비롯한 동양인은 위염 또는 위궤양을 일으킨다고 알려진 헬리코박테리아를 75% 이상 가지고 있다. 헬리코박테리아를 가지고 있는 사람들이 음주를 많이 하면 위장의 정상기능에 더 나쁜 영향을 미쳐 위염이나 위궤양으로 진전되는 것으로 추정된다. 과음은 신체에 꼭 필요한 필수아미노산, 지방산, 비타민, 미네랄 등의 흡수를 억제하거나 떨어뜨린다.

알코올 그 자체가 장의 상피 중 점막세포들의 염증을 유발시켜 장염이나 설사를 일으킬 수 있고, 심하면 궤양까지 유발할 수 있다. 이미 다른 원인에 의하여 장의 질환을 가지고 있는 사람은 술을 마시지 않는 것이 좋다.

8) 심혈관의 질환

술은 심장을 흥분시키고, 박동횟수를 빠르게 한다. 건강한 사람도 술을 많이 마시면 가슴이 두근거리고 맥박이 빨라진다. 술은 혈압을 높이고 호흡을 가쁘게 하므로 심장병 또는 고혈압 환자에게 해롭다. 술을 마시면 얼굴이 화끈거리고 빨갛게 되는 사람은 얼굴이나 손과 발 등 온몸의 혈관이 확장되어 그 곳에 혈액이 많이 흐르기 때문이다. 반대로 술을 마시면 얼굴이 창백해지는 사람은 혈관이 오히려 수축되기 때문에 혈압이 오르기 쉬우므로 주의할 필요가 있다.

술의 종류에 관계없이 하루에 1잔 정도이면 심혈관 질환에 좋다. 알코올 섭취는 동맥 내부에 침적되어 동맥경화증을 일으킬 수 있는 저밀도 지질단백질(low density lipoprotein, LDL)을 몸에 유익한 고밀도 지질단백질(high density lipoprotein, HDL)로 바꾸어 준다.

하루에 5잔 이상씩 오랜 기간 동안 과음을 하면 알코올성 심근경색증을 일으켜 정상인에 비하여 심장의 근육이 약화되거나, 심장의 부피가 20～30% 정도 늘어난다. 이는 알코올이 심장근육의 칼슘을 비롯한 전해질 대사에 영향을 주는 것으로 보인다.

9) 암 질환

실험동물에서는 알코올 자체가 직접 암을 일으킨다는 연구결과는 거의 없으나 알코올이 간접적으로 암을 일으키는 역할을 한다. 사람의 경우 행동방식이나 취미가 다르고 식사의 패턴과 주거환경이 각기 다르지만 암의 발생빈도와 음주량과는 밀접한 상관관계가 있다. 특히 구강암과 식도암의 경우는 음주량과 암의 발생빈도가 비례한다.

간암의 경우 알코올은 중요한 요인으로 알려져 있다. 이 경우에 간암바이러스 존재 여부가 가장 중요한 원인이 되고, 알코올이 보조역할을 한다. 알코올이 발암의 중요 요소로 작용하는 기준은 아직도 잘 구명이 안 되었지만 다음과 같은 몇 가지 주장이 있다.

① 알코올은 유기용매로 작용하거나 세포막의 유동성을 변화시켜 여러 종류의 발암물질들의 세포막 통과를 쉽게 한다.

② 술을 마실 때 증가되는 알코올 유도성 P450 효소가 알코올

뿐만 아니라 여러 발암물질들을 대사하여 더욱 독성이 강한 대사산물로 만들고, 이들이 돌연변이나 암을 일으키는 물질로 작용한다.

③ 술을 마실 때 흔히 따르는 필수 영양분들의 소화 및 흡수 장애로 항산화 또는 항암물질들의 저하에 기인한다.

④ 음주가 생체 내 면역기능을 크게 감소시켜 질병의 감염이나 발암이 쉽게 일어난다.

⑤ 알코올과 흡연 또는 다른 약물과의 상호 상승작용을 들 수 있다.

⑥ 위에서 설명한 여러 요인들이 동시에 또는 연계적으로 작용하여 암과 같은 비가역적 질병이 생성된다.

10) 췌장 질환

췌장은 소화액을 분비하는 신체 장기이다. 오랜 기간 동안 만성적으로 술을 마시면 췌장염을 일으킬 수 있다. 췌장염이 진행하여 오랜 기간 동안 지속되면 췌장의 기능 장애로 인슐린의 분비기능이 떨어져 당뇨병이 발생하기도 한다. 이는 알코올성 급성 또는 만성 췌장염으로 밝혀질 때가 많다.

미국인의 경우 췌장염 환자의 65~70% 정도가 알코올 음주와 관련이 있다고 하였다. 췌장 내에서 생성하여 분비되는 소화효소나 인슐린 같은 호르몬의 분비에 이상이 생기면 체내 당분조절이 잘 안 되어 당뇨병 증상이 나타난다.

알코올에 의한 간 기능의 약화로 간에서 형성되는 췌장효소의 억제제들의 생성을 떨어뜨리고, 췌장의 분해효소가 많이 분비되어 만성췌장염을 일으킬 수 있다. 자주 반복되는 췌장염의 경우 알코올에 의한 영양분의 흡수 장애에 기인할 수도 있는데, 이 경우에도 여자들이 남자보다 더 잘 걸린다.

11) 기타 질환

알코올 중독환자들은 정상인에 비하여 20배나 많은 정신과 질환을 앓고 있다. 비사교적인 성격으로 자주 고립되고, 격리되어 사람과의 접촉을 회피한다. 사소한 일에도 감정이 격분하여 시비를 잘 걸고, 난폭한 언행을 하기 쉽다. 이들은 우울증이나 자폐증에 걸릴 확률이 높다. 이들은 자신감이 없고 불안과 초조한 행동을 많이 한다.

신장은 정력을 주관하며, 신진대사에서 생기는 체내의 노폐물을 걸러내고 체액을 조절하는 기관이다. 신장이 나쁘면 온몸이 붓고 몸을 움직이기 힘들어지는 것은 체액을 조절하는 기능을 잃어 몸 안에 수분이 고이기 때문이다. 술은 색(色)이 따르고, 과음하는 사람은 신장 기능이 떨어져 정력이 약해진다. 특히 신장에는 찬술이 해롭다. 부스럼, 버짐, 두드러기 등 피부병이나 종기, 절상(折傷), 창상(創傷) 등 외과질환, 특히 화농성 질환이 있을 경우 술이 해롭다.

3. 술과 면역

술을 지나치게 마시면 신체의 보호능력을 떨어뜨려 병원성 미생물에 대한 저항력이 약해진다. 그리고 알코올성 간경변, 암 등의 발생빈도가 높아진다. 과음하면 여러 가지 면역기능에 이상이 생길 수 있다.

여러 가지 병원성 세균, 기생충 및 바이러스 감염에 대하여 대항하고 잘 견디도록 방어해 주는 기능이 면역기능이다. 여기에는 백혈구 및 거식세포들과 같은 특수한 세포와 흉선, 비장, 임파선, 골수와 같은 조직들로 구성되어 있다. 백혈구는 골수에서 성숙되는 B임파구 세포와 흉선에서 성숙되는 T임파구 세포로 구성되어 있다.

B임파구 세포는 외부에서 침입한 병원균이 항원에 대하여 항체를 생성하여 중화시키는 반면, T임파구는 항원에 의하여 감염된 세포나 종양으로 변형된 세포와 직접 대응하여 면역능력을 가지게 된다. 이들 T임파구는 B임파구 및 natural killer cells라는 면역세포와 상호 협동으로 침입한 병원균이나 암세포들을 제거한다.

1980년대 이후 후천성 면역결핍증(AIDS)의 발견으로 일반 사람들이 면역기능에 대한 관심이 높아졌다. 여러 중금속들과 발암물질들을 포함한 각종 독성물질들도 우리의 면역기능을 떨어뜨린다. 임산부가 음주를 할 경우 아이가 태어나면 이들은 다른 아이들에 비하여 면역기능이 크게 떨어져 질병에 잘 걸린다.

지속적인 음주는 모든 종류의 백혈구 양을 크게 떨어뜨리고, 면역단백질인 항체의 생성량도 감소시킨다. 그 결과 과음자는 정상인에 비하여 훨씬 낮은 면역기능 때문에 외부의 세균성 또는 바이러스성 질환에 걸릴 확률이 훨씬 높다. 인간은 술에 어느 정도 취하면 윤리적·도덕적 사고의 혼돈이 일어나 여러 사람과 무분별한 성교를 할 수 있고, 같은 주사기를 이용하여 마약을 주입하여 에이즈-HIV(human immune deficiency virus) 바이러스나 간염 바이러스에 감염이 되는 등 생체에 치명적인 해를 줄 수 있다.

동양인들은 약 6~12% 정도의 사람들이 간염 바이러스를 가지고 있어 구미 선진국보다 훨씬 높은 보균율을 나타낸다. 이들 간염 바이러스는 급성 또는 만성적으로 간의 염증을 일으킬 수 있고, 심하면 간암으로 발전되며, 간경화증도 유발시켜 사망을 초래한다.

4. 술과 스트레스

사람마다 스트레스에 대한 반응은 유전, 훈련과 교육에 의하여 달라진다. 일단 자극을 받으면 거의 모든 조직에서 스트레스 반응이 나타난다. 식욕이 감퇴하고, 목이 마르며, 열이 나고, 주의력과 집중력이 떨어지고, 기분이 바뀐다. 또한 위산이 지나치게 많이 분비되고 근육이 약해지고, 저장되어 있던 지방이 분해되어 결국 몸이 마르게 된다.

스트레스는 알코올 소비량과 비례관계를 가지고 있다. 대부분이 외부의 스트레스를 잊어버리려는 의도에서 술을 1~2잔씩 시작하여 기분전환을 꾀하고 있다. 실제로 알맞은 음주는 사람에게 기분을 좋게 하여 여러 가지 스트레스 요인을 잠시나마 잊게 한다. 그러나 오랜 기간 동안 또는 과음이나 폭음을 하면 알코올 자체가 스트레스 반응에 관여하는 조직인 뇌하수체, 부신 등에 직접 작용하여 호르몬 분비를 증가시켜 스트레스를 더 심하게 한다.

5. 술과 영양

맥주를 즐기는 뚱뚱한 사람을 보면 '맥주살이 붙었다'고 한다. 이에 비하여 오랜 기간 동안 과음하면 몸이 마르는 사람들을 많이 볼 수 있다. 이러한 서로 다른 현상에 대한 이유는 정확히 알려져 있지 않다.

알코올은 7.1 kcal/mol의 높은 열량을 가지고 있으며, 음주는 영양에 직접 또는 간접적으로 인체에 영향을 미친다. 살아있는 생물체는 신체의 각 장기나 부위에 정상적인 기능을 유지하기 위하여 알맞은 영양분 공급이 절대적으로 필요하다.

술을 마시면 알코올 산화에서 얻어지는 일시적인 에너지의 공급으로 뇌를 자극하여 음식물의 섭취를 줄인다. 이에 따라 각종 영양분의 소화 및 흡수, 저장과 이용, 분비를 억제하거나 방해함으로써 하루 5잔 이상씩 오랜 기간 동안 과음하면 영양결핍증에 걸려 체중이 줄어들고, 신체 여러 조직의 기능 장애를 초래한다.

만성적으로 음주를 하였을 경우에는 일부 알코올이 대사되면서 소모성 에너지로서 방출되므로 실제 생체 에너지 차원에는 도움이 되지 않아 체중이 줄 것이라는 주장도 있다. 그러나 확실한 것은 과음할 경우 음식물의 섭취량이 줄어들고, 알코올에 의한 비효율적인 영양분의 이용으로 몸이 마른다고 할 수 있다. 알코올은 췌상에서 소화효소들의 분비를 억제하고, 위장 및 소장에서 각종 영양분들의 흡수를 억제한다.

일단 흡수된 영양분이라도 혈액을 통하여 간이나 뇌 외의 다른 조직으로 운반되어 대사된 후 저장되며, 영양분이 필요할 때는 즉시 분비하여 이용되어야 한다. 알코올이 이런 모든 과정에 장애를 주기 때문에 원활한 영양공급이 일어나지 않는다. 3대 영양소인 탄수화물·지방·단백질은 어느 정도 생체 내의 대사반응에 의하여 필요할 때 즉시 상호교환이 가능하다. 그러나 꼭 필요한 각종 비타민이나 칼슘·아연·마그네슘 등의 미네랄은 체외로부터 음식물로 공급되고 흡수되어 저장이 되어야 한다.

알코올은 이들의 흡수 및 이용되는 과정도 억제하여 질병 등의 부작용을 초래한다. 정상적인 발육에 필요한 비타민 A나 엽산이 부족하면 알코올성 태아증후군처럼 신생아의 발육부진과 두뇌기능이 떨어지게 된다. 비타민 A, B, C, E, K의 결핍으로 상처가 생겼을 때 재생이 늦어지기도 한다.

술을 마시면 뇌세포 막을 구성하고 있는 필수지방산인 DHA (dehydroacetic acid)가 적어져 뇌세포 사이의 상호 신호전달이 제대로 이루어지지 않음으로써 기분의 상승에 관여하는 세로토닌, 도파민 등의 신경전달 물질들이 제대로 작용하지 않는다. 결과적으로 기분이 좋지 않게 되며, 알코올 중독자에게 많은 우울증이나 자살 또는 비사교성 성격 같은 정신적 질환이 많아진다.

DHA와 같은 필수지방산은 심해어류에 많이 있고, 음식물에서 공급되어 뇌에서 만들어진다. 오랜 기간 동안 과음하면 DHA 지방산의 분해를 증가시킴으로써 DHA 양이 감소한다. 알코올과 두뇌기능의 저하, 알코올과 영양이라는 측면이 서로 긴밀한 상관관계가 있음을 보여 준다.

제 13 장

알코올 중독

생체 내에 알코올 내성(耐性)으로 술을 마시는 양이 점차 늘어나 자신도 모르게 알코올 습관성이나 의존성이 되어 버린다. 술이 몸에 나쁜지 알면서도 술을 다시 마시게 된다. 만약 술을 습관적으로 마시다가 갑자기 금주를 하면 금단현상이 일어난다. 대부분 6~48시간 이내에 금단현상이 생기는데, 손발이 떨리고 식은땀이 나고, 제정신을 잃고 불안해한다. 심한 경우에는 정신 혼돈과 착란이 일어난다.

이러한 금단현상으로 생기는 불쾌한 감정이나 신체적인 장애 때문에 술을 마시게 된다. 이런 금단현상도 술에 한정된 것이 아니고, 정도의 차이는 있지만 습관성 담배 흡연자나 마약 상습자들도 갑자기 중단하면 금단현상이 나타난다.

1. 알코올 중독의 자가진단

알코올 중독은 알코올 의존성이라고도 한다. 알코올 중독은 정신과적인 치료를 필요로 하는 질환이다. 알코올 중독은 마시는 술의 종류와 관계가 없으며, 술을 마신 기간, 마시는 양으로 진단하는 정신장애가 아니다. 술에 대한 자기조절 능력이 있는지, 가족관계, 대인관계, 직업수행 능력 등 심리적·사회학적 기능이 얼마나 유지할 수 있는지가 중요하다.

1) 미국 정신의학회 자가진단법

알코올 중독의 정신의학적 진단기준을 보면, 다음 사항을 1년간 3개 이상 만족하면 알코올 중독이라고 진단한다.

음주정도 자가진단 : SMAST
(Short Michigan Alcoholism Screening Test)

1. 자신을 정상음주자라고 생각하십니까? 예 ☐ 아니오 ☐
2. 배우자나 나른 친지늘이 당신의 음주에 대하여 걱정이나 불평을 한 일이 있습니까? 예 ☐ 아니오 ☐
3. 음주에 대하여 죄의식을 느낍니까? 예 ☐ 아니오 ☐
4. 친구나 친지들이 당신을 정상음주자라고 생각하고 있습니까? 예 ☐ 아니오 ☐
5. 원할 때면 언제라도 음주를 중단할 수 있습니까? 예 ☐ 아니오 ☐
6. 단주(斷酒) 친목에 나가본 적이 있습니까? 예 ☐ 아니오 ☐
7. 당신의 음주 때문에 배우자나 혹은 부모, 친구들과 당신 사이에 문제가 생겼던 적이 있습니까? 예 ☐ 아니오 ☐

8. 음주 때문에 직장에서 문제가 생긴 일이 있습니까? 예 □ □

9. 음주 때문에 한 번에 이틀 이상 직장을 빠지거나 가정에서의 의무를 게을리 한 적이 있습니까? 예 □ □

10. 음주 때문에 다른 사람의 도움을 받으러 간 일이 있습니까? 예 □ □

11. 음주 때문에 병원에 입원한 일이 있습니까? 예 □ □

12. 음주운전으로 체포된 일이 있습니까? 예

13. 음주로 인한 행동 때문에 단 몇 시간이고 체포된 일이 있습니까? 예 □ □

판정방법

위 항목 중 1, 4, 5는 '**예**'라고 답하고, 나머지 항목은 '**아니오**'라고 답하는 것을 정답으로 보고,

▷ 오답 5개 이상: 알코올 중독

▷ 오답 3~4개: 알코올 중독 가능성

▷ 오답 2개 이하: 정상 음주자이다.

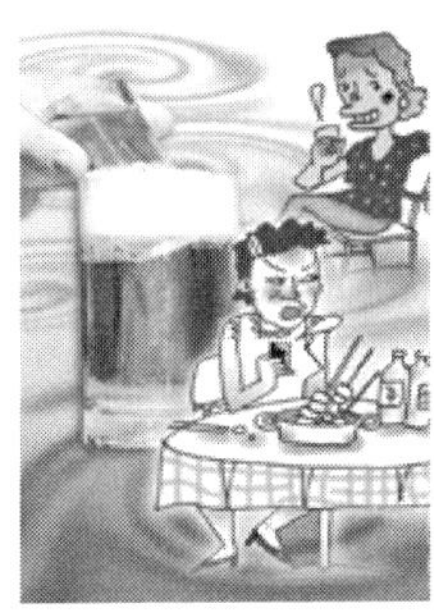

2) 알코올 중독의 자가진단 42문항

1. 술이 원인이 되어 인간관계에 금이 간 일이 있다. 예 ☐ 아니오 ☐

2. 음주문제로 부부싸움을 자주 한다. 예 ☐ 아니오 ☐

3. 술을 마시고 가족들을 폭행한 적이 있다. 예 ☐ 아니오 ☐

4. 오늘은 술을 안마시겠다고 결심했는데도 다시 마시게 된다. 예 ☐ 아니오 ☐

5. 술을 끊기 위해 굿, 기도, 점 등의 방법을 시도한 적이 있다. 예 ☐ 아니오 ☐

6. 음주문제로 인하여 별거·이혼한 경험이 있다. 예 ☐ 아니오 ☐

7. 술을 많이 마신다는 얘기를 타인으로부터 듣는다. 예 ☐ 아니오 ☐

8. 아침에 술을 마시고 출근한 경험이 있다. 예 ☐ 아니오 ☐

9. 술에 취해 정신이 없을 정도로 마시는 일이 잦다. 예 ☐ 아니오 ☐

10. 술이 깬 다음 지난밤의 일을 제대로 기억하지 못하는 일이 자주 있다. 예 ☐ 아니오 ☐

11. 휴일에는 아침부터 술을 마신다. 예 ☐ 아니오 ☐

12. 당뇨병·간장병·심장병이라고 진단 받은 일이 있다. 예 ☐ 아니오 ☐

13. 음주문제로 직장에서 쫓겨난 적이 있다. 예 ☐ 아니오 ☐

14. 자신의 술 문제를 감추려고 다른 동료를 비난한 적이 있다. 예 ☐ 아니오 ☐

15. 술을 마시고 이웃 간에 사소한 일로 다툰 경험이 있다. 예 ☐ 아니오 ☐

16. 대인 관계에 있어서 꼭 술을 필요로 한다. 예 ☐ 아니오 ☐

17. 술을 장기간 못 마셨을 때 땀이 나거나, 손이 떨리거나, 불면으로 고생한 적이 있다. 예 ☐ 아니오 ☐

18. 업무상 자주 술을 마신다. 예 ☐ 아니오 ☐

19. 술좌석에서 다른 사람보다 더 많이 마시려는 경향이 있다. 예 ☐ 아니오 ☐

20. 술을 마시지 않고는 잠을 못 잔다. 예 ☐ 아니오 ☐

21. 소주로 따져서 매일 3홉 정도를 마신다. 예 ☐ 아니오 ☐

22. 술로 인하여 경찰의 신세를 진 일이 있다. 예 ☐ 아니오 ☐

23. 술에 취하면 언제나 화를 낸다. 예 ☐ 아니오 ☐

24. 헛소리(환청), 헛것(환시)을 보고 들은 적이 있다. 예 ☐ 아니오 ☐

25. 음주로 인해 치료를 받은 경험이 있다. 예 ☐ 아니오 ☐

26. 술로서 모든 문제를 해결하려고 한다. 예 ☐ 아니오 ☐

27. 주위 사람들을 지나치게 의식하여 행동이 부자유스러운 적이 있다. 예 ☐ 아니오 ☐

28. 음주 후 난폭한 성질로 변한다. 예 ☐ 아니오 ☐

29. 술을 마시기 위해 물건 또는 돈을 훔친 경험이 있다. 예 ☐ 아니오 ☐

30. 술로 인해 교통사고(경상, 중상)를 당한 적이 있다. 예☐ 아니오☐

31. 음주 후의 행동으로 즉결 이상의 처벌을 받은 적이 있다. 예☐ 아니오☐

32. 음주문제로 인해 다른 사람의 도움을 구한 적이 있다. 예☐ 아니오☐

33. 자신이 정상적으로 술을 마실 수 있다고 생각한다. 예☐ 아니오☐

34. 술좌석에서 자신의 주량을 조절할 수 없다. 예☐ 아니오☐

35. 여러 사람들과 어울리기보다는 혼자 술 마시기를 즐긴다. 예☐ 아니오☐

36. 음주 후 실현되지 않을 일들을 자주 상상한다. 예☐ 아니오☐

37. 술을 마시지 않으면 의욕이 떨어진다. 예☐ 아니오☐

38. 가족들 몰래 술을 감추었다가 혼자 있을 때 마신 경험이 있다. 예☐ 아니오☐

39. 음주 후 돈과 명예에 대하여 허세를 부린다. 예☐ 아니오☐

40. 술을 마시면 식욕이 떨어진다. 예☐ 아니오☐

41. 술을 마시지 못하면 불안하거나 공포에 사로잡힌다. 예☐ 아니오☐

42. 매일 정해진 시간에 음주를 한다. 예☐ 아니오☐

위의 42개의 문항 중에 5개가 적용되면 아직은 안전한 정도이고, 10개가 적용되면 문제점이 있는 음주자이고, 15개이면 알코올 남용에 해당되는 주의형이고, 20개이면 중독성 만성주의자로 요주의형이고, 25개 이상이면 알코올 중독 말기상태로 생명이 위험한 음주자이다.

3) 알코올 중독의 자가진단

	예	아니오
1. 음주문제로 부부싸움이 잦다.	예 ☐	아니오 ☐
2. 술값으로 생활비의 일부를 사용한 적이 있다.	예 ☐	아니오 ☐
3. 친목관계에 꼭 술을 필요로 한다.	예 ☐	아니오 ☐
4. 술좌석에서 다른 사람보다 더 많이 마시려고 은근히 애쓴다.	예 ☐	아니오 ☐
5. 음주시의 행동을 기억하지 못할 때가 많다.	예 ☐	아니오 ☐
6. 음주로 인해 체중 감소, 식은땀, 헛구역질을 경험한 적이 많다.	예 ☐	아니오 ☐
7. 술을 마신 이유에 대해 변명, 거짓말을 하거나 알리바이를 만든 적이 가끔 있다.	예 ☐	아니오 ☐
8. 술을 남모르는 곳에 숨겨 두고 마신 적이 있다.	예 ☐	아니오 ☐
9. 첫잔을 비우자마자 다음 잔을 기다리며, 마시는 속도가 점점 빨라진다.	예 ☐	아니오 ☐
10. 원하는 만큼의 술을 마시지 못하면 기분이 나빠진다.	예 ☐	아니오 ☐
11. 술로 인해서 사귀던 친구를 잃은 적이 있다.	예 ☐	아니오 ☐

12. 집에 술이 없으면 불안하며 여유분의 술을 비축해 둔다. 예 ☐ 아니오 ☐

13. 아침에 술을 마시고 출근한 적이 있으며, 술 때문에 가끔 결근을 하는 편이다. 예 ☐ 아니오 ☐

14. 주위 사람에게 음주문제로 충고 또는 경고를 받은 적이 있다. 예 ☐ 아니오 ☐

15. 손 떨림을 멈추기 위해 술을 마신다. 예 ☐ 아니오 ☐

16. 술을 끊기 위하여 점이나 기도 등의 방법을 동원해 본 적이 있다. 예 ☐ 아니오 ☐

위에 제시한 16개 질문 중에서 6개 이상에 '**예**'의 경우 술 문제를 심각하게 고려하든지 술을 끊어야 한다. 이제는 술은 더 이상 즐기는 내상이 아니라 경계의 대상으로 변화된 상태이다.

4) 슈미트 박사의 알코올 중독 자가진단

1. 최근 술이 깬 상태에서 손이 떨린 적이 있는가? 예 ☐ 아니오 ☐

2. 술을 마신 후 구토를 하거나 목이 아픈 적이 있는가? 예 ☐ 아니오 ☐

3. 술을 마시면 구토 증상이나 손 떨림이 없어지는가? 예 ☐ 아니오 ☐

4. 최근 들어 신경질이 늘었는가? 예 ☐ 아니오 ☐

5. 술을 많이 마시면 식욕이 없어지는가? 예 ☐ 아니오 ☐

6. 호흡 곤란이나 악몽에 시달린 적이 있는가?	예 ☐	아니오 ☐
7. 술을 마시지 않으면 긴장하게 되고 초조해지는가?	예 ☐	아니오 ☐
8. 한 잔을 마시면 계속해 마시고 싶은가?	예 ☐	아니오 ☐
9. 취하면 기억을 못하는가?	예 ☐	아니오 ☐
10. 술을 조금만 마셔도 기분이 좋아지는가?	예 ☐	아니오 ☐
11. 돈이 없어도 술을 마시는가?	예 ☐	아니오 ☐
12. 술을 끊으려고 시도한 적이 있는가?	예 ☐	아니오 ☐
13. 직업적으로 술을 마셔야 하는가?	예 ☐	아니오 ☐
14. 술로 인해 직장 상사로부터 주의를 받은 적이 있는가?	예 ☐	아니오 ☐
15. 술로 인해 일을 못했거나 하지 않은 적이 있는가?	예 ☐	아니오 ☐
16. 혼자서라도 술을 마시는가?	예 ☐	아니오 ☐
17. 사람들을 만나기만 하면 술을 마시는가?	예 ☐	아니오 ☐
18. 술을 마시면 마음이 편안해지고 의식이 또렷해지는가?	예 ☐	아니오 ☐
19. 집이나 직장에 항상 술을 준비해 두고 있는가?	예 ☐	아니오 ☐
20. 스트레스나 괴로운 일이 있으면 술을 마시는가?	예 ☐	아니오 ☐
21. 술로 인해 재정적인 어려움을 겪은 적이 있는가?	예 ☐	아니오 ☐
22. 음주운전을 하다 적발된 적이 있는가?	예 ☐	아니오 ☐

위에 제시한 질문에서 6개 이상 '**예**'의 경우 알코올 중독일 가능성이 높다.

2. 알코올 중독의 신체적 징후

알코올 중독은 자각증상이 대단히 미약하다. 꼼꼼하게 신경을 쓰지 않으면 스스로 증세를 느끼지 못 하고 지나가게 되는 경우도 많다. 어지간히 술을 마시는 술꾼들이라면 한 번쯤은 '나도 알코올 중독일 수 있다'는 생각을 가지고 증상을 체크해 보는 것이 현명한 방법이다.

알코올 중독의 여러 가지 증상 가운데 가장 쉽게 느낄 수 있는 신체적 징후는 다음과 같다. 이 가운데는 다른 질병에 감염되었을 경우에도 비슷한 증상을 나타내는 것도 있다. 이런 경우 알코올 중독에 의한 증상인지 아닌지를 구별하는 간단한 방법이 있다. 이런 증상이 있다가도 술을 마시면 씻은 듯이 사라진다면 틀림없는 알코올 중독이라고 생각하면 된다.

1) 초기증상

① 손끝의 경련
② 심한 불안감
③ 잠잘 때 식은땀을 많이 흘림
④ 잠을 자주 깨 항상 잠이 모자라거나 불면증

2) 말기 증상

① 손발이 심하게 떨린다.

② 벌레가 몸속을 기어 다니는 것처럼 느껴진다.
③ 가구가 움직인다거나 하는 환상을 자주 본다.
④ 가족들의 얼굴을 잘 알아보지 못하고 무서운 괴물처럼 보일 때도 있다.
⑤ 환청을 듣는다.

그러나 이러한 '신체 의존형' 알코올 중독과는 달리 '정신 의존형' 알코올 중독은 뚜렷한 자각증상이 없다. 따라서 정신 의존형 중독을 발견하려면 상당한 주의가 필요하다.

일반적으로 사용되는 정신 의존형 중독의 판별에 대표적인 것은 '연속 음주'를 들 수 있다. 연속 음주는 열흘 이상씩 술을 마시지 않다가도 한 번 마시기 시작하면 2～3일 동안 쉬지 않고 술을 마시는 것을 말한다. 이밖에 술 때문에 주변 사람들의 걱정을 끼치는 일이 있거나, 일도 팽개치고 술을 마시는 정도라면 알코올 중독에 매우 가까이 있는 것으로 볼 수 있다.

3. 알코올 중독환자

알코올 중독환자와 정상인을 판별하는 기준을 간단히 말하기 어렵다. 하루에 소주 4홉 이상을 마시는 사람, 습관성 음주가 10년을 넘긴 사람을 알코올 중독환자로 의심할 수 있지만 정확하지 않다. 술을 마신 기간이나 마신 술의 총량만으로 알코올 중독 여부를 구별할 수 없기 때문이다.

알코올 중독의 새로운 개념은 '알코올에 대하여 어느 정도로 의존하고 있는가'라는 점이 알코올 중독을 판별하는 합리적인 기준이라고 할 수 있다. 그러나 이러한 기준은 본인만이 알 수 있는 것이기 때문에 객관성을 잃을 우려가 크다. 어떤 사람을 알코올 중독환자라고 할 수 있을까. 우선 술을 끊었을 때 신체에 이상을 느끼는 사람이라면 알코올 중독을 가지고 있다고 할 수 있다. 그것도 치료가 어려운 중기 이상의 중환자라고 할 수 있다.

알코올 중독환자가 술을 끊었을 때 겪게 되는 대표적인 증상으로는 손과 발의 경련, 식은땀 등을 들 수 있다. '정신 의존형' 알코올 중독을 판별하는 기준은 좀 더 복잡하다. '술을 마시고 싶은 충동을 자주 느낀다'는 1차적인 증상만 가지고 알코올 중독 여부를 판별할 수 없다. 이런 충동을 느끼더라도 스스로 절제할 수만 있으면 아직 알코올 중독까지 진행된 것은 아니다.

아울러 가끔 술을 마시고 싶은 충동을 이기지 못하는 사람이라고 하더라도 모두 알코올 중독환자라고 단정할 수 없다. 그러나 중요한 일이 있는데도 이를 제쳐놓고 술을 마시거나, 건강에 위험이 있는 줄 뻔히 알면서도 알코올의 유혹을 이기지 못하는 사람이라면 알코올 중독환자일 가능성이 많다.

술을 마시고 결근을 하는 일이 많은 사람, 특히 잦은 결근 때문에 사회활동에 많은 문제가 있는데도 술잔을 놓지 못하는 사람들은 대부분 치료가 필요한 알코올 중독환자들이다. 알코올 중독증은 다른 어떤 질병보다도 조기 발견이 중요하다. 발견이 늦어질수록 치료가 어려워지기 때문이다.

4. 알코올 중독의 유전

알코올 중독의 원인은 다양하다. 사람마다 다르게 타고나는 술 체질이 가장 중요하며, 부모로부터 물려받는 유전인자 때문에 지나친 음주를 한다는 지적도 있다. 이러한 타고난 원인과 성장하면서 형성되는 성격이 결합되어 알코올 중독환자가 된다고 여기는 사람들도 있다.

알코올 중독도 유전한다고 하는데, 이는 간세포에 들어있는 아세트알데히드 탈수소효소(ALDH)가 유전하기 때문이다. 학생과 학부모의 음주량을 조사한 결과, 술이 센 부모의 자식들이 역시 술에 강한 체질을 가지고 있었다. 이러한 점을 들어 부모가 '술고래'일수록 자녀의 음주문제에 대하여 보다 세심한 주의를 기울여야 한다.

1) 술 체질

사람마다 술 체질이 다르다. 간에 알코올 분해효소가 잘 발달되어 있는 사람은 술이 세고, 그렇지 않은 사람은 술에 약하다. 그러나 술 체질이 알코올 중독에 가장 큰 원인이라고 말하기는 어렵다.

술에 강한 체질을 타고난 사람들이 술을 많이 마시지만, 모두가 무턱대고 술을 퍼마시는 것은 아니다. 알맞게 마시면 간장에서 알코올을 잘 분해하기 때문에 알코올 중독에 걸릴 가능성이 오히려 적다고 할 수 있다. 반대로 술에 약한 체질을 가진 사람이라고 알코올에 의존할 가능성이 적어지는 것은 아니다. 조금만 마셔도 금방 술기운을 느끼기 때문에 오히려 쉽게 알코올 중독이라는 덫에 걸려들 수도 있다.

술 체질은 개인의 특성일 뿐이다. 물론 술에 약한 체질을 타고난 사람이 자신의 체질을 모르고 남들처럼 술을 마신다면 문제가 되지만, 대부분의 경우 스스로 자기의 술 체질을 잘 알고 대처한다. 이러한 체질을 감안하여 술을 마시는가, 아닌가 하는 문제는 본인의 의지에 달렸다.

부모로부터 물려받는 유전적 원인도 마찬가지이다. 술고래의 자식이 오히려 술과는 담을 쌓고 지내는 경우도 볼 수 있다. 부모의 전철을 되풀이하지 않기 위하여 술을 마시면서도 애써 절제하기 때문에 오히려 술의 피해를 줄일 수도 있다. 따라서 알코올 중독의 가장 큰 책임은 개인의 성격 탓이다.

2) 성장 환경

많은 전문가들은 주변 환경의 중요성을 강조하고 있다. 특히 성격 형성의 기초가 되는 유아기의 환경이 장차 술고래가 될 것인가 아닌가를 구별하는 중요한 기준이라는 것이다.

부모의 과잉보호를 받으며 자란 어린이나, 거꾸로 부모의 사랑을 받지 못하고 자란 어린이는 '술고래'가 되기 쉽다. 과잉보호를 받으면서 자란 아이는 커서도 쉽게 사회생활에 적응하지 못하는 경우가 많다. 치열한 경쟁사회에서 이런 어린이들은 자라서 쉽게 좌절하고 만다. 부모도 이미 나이가 들었기 때문에 별 도움을 주지 못하게 마련이다.

누군가에게 의지하는 일이 버릇처럼 굳어버린 자식이 의지할 곳을 찾다가 술을 발견하게 된다. 사면초가의 신세가 된 자신의 현실을 잊기 위한 방편으로 술을 마시기 시작하고, 이런 습관성 음주는 알코올 중독으로 가는 지름길이 된다.

부모의 사랑을 받지 못하고 자란 경우도 비슷하다. 어린 시절부터 자기와 주변 사람에게 혐오감을 가지고 살아가기 쉬운 이런 타입의 사람들도 사회생활에 쉽게 적응할 수 없다. 뿐만 아니라 공격적인 성격을 갖게 되는 경우도 많다. 이런 사람들의 특징적인 음주 현상은 폭음과 습관성 음주로 알코올 중독으로 가게 된다.

삐아제는 '인지발달 이론'에서는 인지의 첫 번째 단계로 '구강기'로 설정하고 있다. 어머니의 젖을 빠는 반사작용을 통하여 성격의 기초가 형성된다는 것이다.

정상적인 유아기를 보내지 못한 사람은 욕구를 충족하기 위하여 입을 많이 사용하게 된다. 어려서는 손가락을 자주 빠는데 그치지만, 자라서는 무엇인가 입 안에 넣어야만 스트레스가 해소되는데, 특히 자연스럽게 이용되는 것이 술이라고 한다. 너무 지나치지도, 부족하지도 않게 자녀를 키우는 것은 자녀를 '술고래'를 만들지 않기 위한 부모의 최소한의 도리인 셈이다.

제 14 장

우리 음주문화의 흐름

1960년대에서부터 1970년대에 걸쳐 국가적인 경제개발정책에 따라 '잘 살아 보자'는 구호 아래에서 낮과 밤을 가리지 않고 일했던 아버지들에게 소주 한잔의 힘이 없었다면, 오늘날의 우리 경제가 가능하였을까.

매일 직장에서 혹사를 당하면서도 서로에게 마음을 열고 함께 일을 할 수 있도록 사람과 사람을 연결해 준 것이 퇴근 후 한 잔의 술이었다. '신바람 문화', '시너지(synergy) 효과'는 우리의 음주문화가 가져다 준 결과일 수도 있다. 술은 한국인에게 그 의미가 특별하다.

이제는 시대변화에 따라 음주문화도 바뀌었다. 집단적인 폭음문화에서 개인적인 휴식문화로, 그리고 남성다움을 과시하는 문화에서 개성 존중의 문화로 바뀌면서 술은 자체의 목적에서부터 수단으로 변화하였다. 술의 참된 기능적 가치에 가깝게 매개체로서 역할을 하고 있다. 우정·사랑·사업·인간관계가 있는 곳에 술이 있으며, 혼자만의 시간을 가치 있게 보내기 위하여 술이 필요하다. 우리의 음주문화의 변천에 대하여 알아보자.

1. 선사시대에서 조선시대

고대의 우리 조상들은 어떻게 술을 마셨을까. 부여의 영고, 고구려의 동맹, 동예의 무천, 그리고 삼한의 농경의례 등 부족국가시대의 제천의식에는 마을 단위로 술을 빚어 음주와 가무를 한 기록이 있다. 식량이 남지 않는 한 서민들이 일상적으로 술을 빚기는 어려웠기 때문이다. 따라서 고대에는 일종의 종교행사로 추수 후에 전체 백성이 함께 술을 마시고 춤을 추며 놀았던 것 같다.

삼국시대에는 귀족 중심으로 술이 자체적으로 만들고 소비되는 형태였다가, 후기에는 귀족들을 대상으로 술을 판매하는 업소가 생긴 것 같다. 김유신 장군이 드나들던 기생 천관(天官)의 집에 대한 이야기는 신라시대에 귀족들을 대상으로 한 술집이 있었다는 것을 입증한다.

백제의 의자왕은 삼천 궁녀와 주지육림(酒池肉林) 속에서 노닐어 결국 국가를 망하게 하였다. 이때의 음주문화는 귀족들의 전유물이라 할 수 있다. 통일신라의 원효대사 이야기로 볼 때 특수 계층이 아닌 서민들을 대상으로 하는 술집도 생긴 것 같다. 원효는 중생을 구제하기 위하여 스스로 거리에 나서서 술을 마시고 서민들과 어울렸다. 이것은 매우 파격적인 일로 여겨졌다. 승려라서 그런 것이 아니라 보통 사람이라도 당시 그런 일은 상상하기 어려운 일이었다.

고려시대에는 불교를 국교로 하여 많은 사람들이 술을 마시지 않는(不飮酒) 계율을 의식했을 것이기 때문에 일반 서민들이 술을 마실 기회는 많지 않았을 것이다. 그러나 송·원나라로부터 양조법과 증류법이 체계적으로 전해져 청주와 소주, 그리고 약주가 발달하였다. 왕실과 무인들, 그리고 문인들은 다양한 술을 즐긴 것 같다.

조선시대에는 술 이야기가 풍부하다. 유교에서는 조상 숭배, 제례(祭禮)를 매우 중요하게 여겨졌으며, 이때에 제물 중에 술은 필수이었다. 제사 후에 식구들이 제주(祭酒)를 나누어 마시는 음복의 관습은 오늘날까지 내려오고 있다. 따라서 조선시대에는 사대부들뿐만 아니라 서민들에게도 술을 마실 기회가 많이 늘었다. 정월 대보름, 오월 단오, 칠월 백중, 팔월 한가위, 구월 중양절 등 절기 때마다 민속놀이와 함께 절기주(節期酒)를 마셨기 때문이다.

서민들의 농무(農舞)가 어우러진 떠들썩한 음주문화와는 대조적으로 선비들의 풍류문화도 발달되었다. 술과 시, 그리고 음악이 한적한 경치와 어우러진 야외놀이가 선비들 사이에 여가를 보내는 방식이었다. 조선시대의 음주문화라고 하면 조선 중기에 정착된 향음주례(鄕飮酒禮)를 모델로 삼아야 할 듯싶다. 향음주례는 향교나 서당에서 가르치던 예법 중의 하나로서 세종과 중종의 계주교서를 근간으로 하였다.

술은 윗사람을 공경하는 마음으로 들어야 하며, 자세와 위엄을 흐트러지지 않게 하며, 취하여 몸을 상하게 하거나 일을 그르치게 해서는 안 된다. 즉, 조선시대에는 다른 사람에게 예의에 벗어나지 않으면서 술을 마시도록 하였다.

2. 1910년대에서 1950년대

1910년 한일합방 후 우리나라의 지식인들은 나라를 잃은 우울과 통분을 삭히는 수단으로서 술을 마셨다. 문예지 『폐허』의 동인이었던 변영로의 『명정 사십년』의 한 구절에서 당시 지식인들의 음주문화를 엿볼 수 있다.

「나는 거의 술로서 일생을 보냈다. 새삼스레 울고불고 몸부림칠 까닭은 추호도 없고, 일이 이렇게 된 바에야 나의 여생이 얼마나 될지, 변절을 개자식이나 돼지 손자로 아는 이상 끝끝내 한결같이 마시고 또 마시고, 꽃을 꺾어 수를 세며 또 마시다가 마지막 날이 찾아올 때 의사(義士)나 용사처럼 기꺼이 죽을 뿐이다.」

한일합방 전인 1909년에 주세령을 시행하였다. 일제는 1916년부터 강제로 술을 빚는 일을 단속하기 시작함으로써 우리나라의 다양한 전통 가양주(家釀酒)를 말살시켰다. 이때부터 우리나라의 술은 개량식 약주 및 막걸리, 그리고 소주로 획일화되었다. 이에 따라 가난한 서민들에게는 술을 마실 기회도 줄어들었다. 또한 일제의 민족문화 말살정책으로 우리나라의 명절도 제대로 지킬 수 없었으므로 조선시대의 음주문화도 이때에 단절된 듯하다.

해방 후 미군의 주둔과 한국전쟁을 통하여 서양술이 선보였고, 이에 따라 부유층들은 고급 양주를 선호하게 되었다. 서민들은 집에서 술을 담그기 시작하였으며, 조선시대의 명주들은 사라지고 획일적인 개량식 막걸리가 주를 이루었다. 한국전쟁 이후에도 백성들은 정치적 불안과 가난에 시달렸다. 이때의 술은 현실을 잊게 해주는 역할을 했던 것 같다. 김진섭의 주찬(酒讚)의 한 구절에서 시대상황이 잘 나타난다.

「술 한 잔을 마신 우리는 근심을 잊고 속취를 벗는다.(중략) 우리가 이 각박한 현실의 한없는 근심과 괴로움, 그리고 뜻과 같지 않은 속에 살되 언제든지 속박을 벗어날 수 있는 것은 모두 술의 위대한 은택(恩澤)이며, 우울의 안개가 자욱한 이 세상에서 술이 있다는 것을 생각만 해도 우리의 가슴이 한결 가벼워진다.」

당시의 술은 시름을 달래 주는 약이었다. 시름의 장에는 모든 격식이 사라진다. 조선시대 선비들의 풍류와 서민들의 흥, 그리고 엄격한 취기 조절 등의 전통 음주문화는 이렇게 자취를 감추었다.

3. 1960년대에서 1970년대

경제개발로 한강의 기적을 일으키던 시절 우리나라의 정치·경제·사회·문화 모든 부분이 변혁을 겪었다. 사람들은 도시로 이동하였으며, 의식주에 대한 생활방식이 달라졌다. 농경문화에서 산업사회 문화로 바뀌면서 사람들은 바빠지고, 평가 기준은 능률이나 돈이 되었다. 외국과의 무역을 통하여 걷잡을 수 없이 들어온 미국식 문화도 사람들의 사고와 행동방식을 흔들어 놓았다.

이런 와중에 음주문화도 큰 변화가 일어났다. 우선 술의 공급이 폭발적으로 늘어나 면 단위마다 막걸리 양조장이 들어서고, 생산량이 해마다 늘었다. 1965년부터는 정부의 양곡정책으로 쌀이나 보리 등의 곡물을 술의 원료로 쓸 수 없게 되어 희석식 소주가 대량 공급되었다. 서민들은 소주를 주로 마시게 되었으며, 점차 경제수준이 높아지면서 각종 행사에 술을 넘치도록 내놓는 일이 관례가 되었다.

이때부터 폭주로 인한 사회적인 문제가 생긴 것 같다. 음주문화는 짧은 시간에 술을 연거푸 마시는 형태로 바뀌었다. 한편, 전통적 가치관이 힘을 잃어 가면서 술에 취한 후의 행동에도 매우 관대해졌다. 조선시대의 술좌석에서는 용납될 수 없는 행동도 아무런 제재가 없이 이루어졌다.

매스컴을 통한 술의 광고나 선전도 사람들의 폭주에 많은 기여를 하였다. 술을 마시는 것에 대한 제약이 없어졌기 때문이다. 또한 정부의 대민정책 중 하나에는 '술을 마시고 심각한 정치 문제는 잊어 버려라'는 것도 있었다. 주세에 있어서 막걸리와 소주는 서민의 술로 취급을 해왔다.

1970년대 초반에 인기를 끈 '한 잔의 술'이라는 대중가요 가사를 보면 당시 음주문화를 짐작할 수 있다. '마시자 한 잔의 술, 마시자, 마셔 버리자' 걱정을 쓸어버리자는 것이었다. 급작스레 단절되어 가는 전통의 가치관과 새 시대의 문화적인 충격 속에서 생기는 고민을 술로 씻어버리기 위하여 통음(痛飮)이 필요했었나 보다.

당시 사람들의 눈에는 술이 어떻게 비쳤을까. 마시면 취하는 것이었을까, 취하면 골치 아픈 일을 잊는 것이었을까. 1970년대 중반에는 대학의 체육행사나 축제 등에 술이 널려 있었다. 누구나 만나면 술을 마시는 게 인사처럼 되었고, 또한 빨리 그리고 많이 마시는 게 잘 하는 것으로 여겨졌다. 바로 앞 세대의 사람들은 먹는 것이 충분치 않아 실컷 먹어 보는 것이 소원이었던 시대적 보상심리에서였을까.

직장인들과 자영업자들은 경기호황을 타고 사업 때문에 술을 마셨다. 팽창되는 인력수요와 일감을 맞추기 위하여 늦게까지 일하고 나서 짧은 시간에 술을 마셔야 되기 때문이었다. 더구나 당시에는 밤 12시부터 아침 4시까지 통행금지이었기에 폭음을 하는 역할을 했다. 당시의 지식인들 중 반체제 인사들은 군사독재에 항거하며 술을 마셨다. 그들은 마치 일제시대의 우국지사들이 느꼈던 것 같은 분노를 삭이기 위하여 술을 폭음하였다.

이때에 주로 마시던 술은 막걸리·소주이었다. 1970년대 말에는 맥주의 소비가 폭발적으로 늘었다. 전통 주막과 소줏집에서부터 서구화된 맥주집이 늘어났고 가정 소비도 꾸준히 늘었다. 1960~

1970년대는 경제도약과 더불어 술을 마구잡이로 마신 취함의 시대이었다.

4. 1980년대

1980년대에 들어 대중주인 막걸리의 소비량은 갈수록 줄어들고, 맥주의 소비량은 지속적으로 늘어났다. 진・보드카・위스키의 소비량이 급속히 늘었다. 특히 이때의 특징은 주류 소비의 고급화가 진행되었고, 접대용 술의 비중이 커진 점이다.

고급술집은 삼국시대로부터 서민들과는 상관없이 이어져 내려왔다. 이곳에서 권세가들이 정치적 담론을 해왔고, 그들만의 여흥을 즐겼다. 그러나 1970년대 말부터 고급술집인 룸살롱이 폭발적으로 늘어났다. 특수계층만 드나들던 고급 술집에 일반 서민이 드나들게 되었다. 우리나라의 모든 법은 시대의 변화를 따라잡지 못하였다. 또한 경제적인 성취에 대한 사회문화적인 뒷받침이 없어 파생된 것이 바로 비뚤어진 접대문화이었다.

합리적인 방법으로는 일이 처리되지 않으니 향응을 베풀어 뒷거래를 하여 일을 성사시키기 위해서였다. 접대용 술은 최고의 술과 최고의 서비스를 요구한다. 따라서 당시 최고의 술이던 위스키와 접대부의 수요가 급증하였다. 접대부의 조달을 싸고 인신매매가 큰 사회적인 문제로 등장하기에 이르렀다.

1980년대에는 룸살롱, 스탠드바, 카페 등의 업태가 많이 늘었다. 이 모든 업태에는 접대여성이 들끓었다. 1988년 올림픽을 전후하여 한국인들의 음주문화가 크게 변화하였다. 정치적으로는 1987년에 6.29선언으로 군사독재가 크게 약화되어 국민들의 요구는 거세졌다. 부동산 가격이 치솟아 근검절약의 미덕은 없어지기 시작하였다. 더욱이 올림픽 이후 사회개방으로 사람들의 가치관은 소비 지향적으로 바뀌었다.

음주에 있어서도 사람들은 절제가 없는 폭음을 일삼았다. 주류 판매 업소는 더욱 고급화·대형화되었다. 사람들은 술의 참맛을 즐기기보다는 술을 통하여 허영과 과시를 드러내기 위하여 술을 마셨다. 1980년대의 음주문화는 거품에 들뜬 사회를 만들었으며, 우리나라의 음주문화사에서 가장 퇴락한 시대이었다.

5. 1990년대

1990년대에 들어서 우리나라의 음주문화는 서서히 변화하였다. 1991년 주류의 수입개방으로 세계의 술이 밀려왔다. 고급 위스키나 브랜디로부터 값싼 와인과 맥주에 이르기까지 들어왔다. 따라서 사람들은 세계의 유명한 술에 대하여 많은 경험을 하게 되었다. 더욱이 해외여행의 자유화로 많은 사람들이 세계 각지의 음주문화를 경험할 기회가 늘어났다. 30여 년 동안 성장과 개발로 치달아 온 한국인들은 점차 환경과 건강에 관심을 가지게 되었다.

여기에는 자가용에 대한 열기도 한몫을 하였다. 1990년대에 불어닥친 자가용 붐으로 음주와 운전 둘 중 하나를 선택해야 할 상황이 많게 되었다. 음주운전의 위험성에 대한 인식이 확산된 결과이다. 정부의 주류정책에도 변화가 있었다. 1996년에는 모든 술에는 건강에 대한 경고 문구를 기재하도록 국민건강증진법에 규정하였다. 이보다 앞서 1993년에는 알코올 농도가 17% 이상인 술은 TV나 라디오를 통한 광고나 선전을 할 수 없게 되었다.

1998년 이후 한국경제의 구조적 불황으로 거품경기가 사라지면서 사람들은 점점 실속을 찾게 되었다. 주류 판매업태도 룸살롱에서부터 좀 더 개방적이고 저렴한 형태인 단란주점 등으로 많이 옮겨지고, 접대부의 고용도 점차 줄어들었다.

국제화와 더불어 주류 수입이 개방되고, 여성들을 대상으로 개발된 술이 늘어났다. 1970년대 말까지 막걸리와 소주가 주도하던 주류시장이, 1990년대에는 맥주와 포도주, 그리고 양주의 비중이 매우 커졌다. 또한 여성들이 선호하는 맥주와 양주의 가격이 상대적으로 낮아져 여성들의 술 소비가 늘게 되었다. 이러한 경제적 여건과 더불어 여성들이 술을 마시는 것에 대하여 사회적 인식이 매우 관대해졌기 때문이다.

여성들의 음주에 따른 편견이 사라졌으며, 술집들도 여성들의 취향에 맞게 변화하고 있다. 일반적인 사회경제적 이유와는 별도로 여성이 술을 더 찾게 되는 개별적인 문제가 있다. 여성들은 가정과 사회활동 사이에서 남성 못지않은 스트레스를 받고 있다. 여성이 가정 일을 하면서 육아를 담당하던 전통을 버린 죄책감, 즉 '빈 둥지 신드롬'을 느끼는 여성은 훨씬 스트레스를 받는다. 이러한 스트레스를 해소하기 위하여 술을 찾는 경우가 많다. 이와 같은 여러 가지 이유로 여성들의 음주는 지속적으로 늘어날 전망이다.

6. 2000년대 이후

IMF의 경제위기에 대한 인식으로 주춤하였던 소비심리가 2002년 월드컵을 계기로 자신감을 심어 주는 계기가 되었다. 경쟁력을 우선하는 정부정책으로 심한 구조조정을 겪었고, 신용카드의 남발은 신용불량자의 양산으로 계층구조의 변화가 심화되면서 퇴폐향락적인 음주문화와 더불어 양주 소비가 급속히 증가하는 이상한 현상을 빚기도 하였다.

내수부진으로 장기적인 경기침체가 계속되는데도 일부 대기업은 수출로 호황을 누리는 극심한 양극화 현상은 음주문화에도 많은 변화를 가져왔다. 회사의 접대비 사용에 대한 규제와 더불어 성매매특별법의 시행은 양주 소비의 감소와 더불어 음주 형태를 바꿔 놓았다.

서민층에서는 불투명한 미래와 현실의 불만을 토로하기 위한 소주 소비가 증가하는가 하면 단란주점이나 룸살롱에서는 당연히 양주를 마셔야 하는 것으로 인식되었다. 웰빙(well-being) 바람을 타고 건강에 대한 인식이 높아지면서 세대 간에 음주문화도 더욱 양극화를 보이고 다양화되는 경향을 보이고 있다.

음식문화에도 많은 변화가 일어나 음식에 대한 인식이 양에서 질로, 영양 중심에서 다이어트식품으로 변화하였다. 술을 마실 때도 건강을 생각하여 덜 마시는 경향이 뚜렷하게 나타났다. 소주도 한 병의 용량이 작아지고 알코올 농도가 낮은 순한 소주 형태로, 그리고 숙취해소를 위한 기능성 물질의 첨가가 늘어나기 시작하였다. 결혼하는 나이가 늦어지고 저 출산으로 고령화 사회로 접어들면서 가족관계의 변화도 음주문화에 많은 영향을 주고 있다. 여성의 사회진출이 보편화되면서 여성 음주인구가 꾸준히 늘고 있다. 여성을 상대로 한 술의 광고가 많이 눈에 띄는 것도 여성고객의 중요성이 점점 커지고 있기 때문이다.

직장을 갖는 여성들이 많아졌으며 수입도 늘어났다. 이에 따라 여성들이 돈에 구애받지 않고 술을 마실 수 있게 되었다. 새로운 음주문화의 특징은 여성 음주인구의 증가와 함께 단순히 취하기 위한 폭음이 줄고, 생활의 여유와 멋을 창출하는 음주가 늘어가고 있다. 음주의 감성시대로 진입하였다.

제 15 장

우리의 음주문화

1. 우리 음주문화의 특징

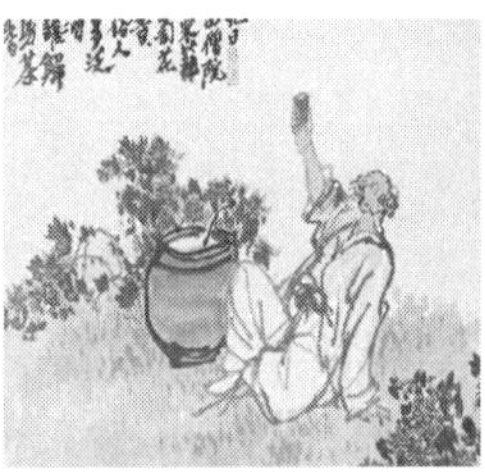

우리나라 사람들은 술을 마실 때 크게 격식을 차리지 않는다. 오히려 격식을 깨는 주법(酒法)을 더 멋스러워 한다. 밤거리에는 취객의 노래와 갈짓자(之) 걸음이 드물지 않고, 대체로 그러한 행동을 너그럽게 보아 넘긴다. 이러한 행동이 지나쳐서 사람들은 우리에게는 주도(酒道)와 음주문화가 없어졌다고 말하기도 한다.

우리의 본래 음주문화에는 격식을 차리지는 않지만 유일한 원칙은 사람을 생각하는 것이다. 사람이 술의 주인인 동안 술은 좋은 것이다. 잔을 돌리되 3번 이상 돌리는 것은 술을 못 마시는 사람을 괴롭히는 일이므로 천박하다고 보았다. 사람을 아끼는 문화가 우리 문화의 특성이듯 우리 음주문화의 특성도 사람과 사람 사이, 사람과 신 사이를 가깝게 해주는 화합과 화해의 음주문화이었다. 그리고 예의와 절제 속에서도 딱딱해지지 않고 마치 '흥에 겨워 부르는 춤'처럼 자연스러운 파격이 있어야 멋있다고 하였다.

우리의 술은 외국의 술과 어떤 차이가 있었을까. 한국의 민속주는 과실주가 아닌데도 느껴지는 은은한 향기, 자연스런 빛깔, 같은 주정도수라도 유난히 부드러운 느낌, 큰 차이는 아니지만 자꾸 마시다 보면 알게 되는 미세한 맛의 차이, 통음(痛飮) 후에도 두통이 없는 잔잔하고도 아름다운 우리의 민속주는 다른 어떤 술과도 다르다.

민속주를 알려면 느긋해야 한다. 고향집의 저녁노을에서도 아름다움을 느낄 줄 아는 사람이라면 한국의 민속주는 당신에게 어울리는 술이다. 도시의 화려함과 편리함 속에서 살더라도 가끔 자연으로 나아가 신선한 공기와 물을 마시기를 즐겨한다면 우리의 민속주는 당신에게 진정으로 알맞은 술이다. 사회변화와 더불어 바쁜 생활 속에서 소주・맥주・양주에 길들여져 조금씩 잊혀져가는 우리의 민속주의 진미를 느끼는 일은 매우 소중하다.

2. 술을 마시는 법

1) 주 도

술을 마실 때의 예의를 가르쳐 '주도(酒道)' 혹은 '주례(酒禮)'라고 한다. 어른을 모시고 술을 마시는 예법에 대하여 『소학(小學)』에는 다음과 같은 설명이 있다.

「술이 들어오면 자리에서 일어나 술그릇(酒器)이 놓인 곳으로 가서 절하고 술을 받아야 한다. 감히 제자리에 앉은 채로 어른에게서 술을 받을 수 없기 때문이다. 그러나 어른이 이를 만류하면 비로소 제자리에 돌아와서 받고 마신다.」

우리나라의 사람들은 어른을 모시고 술을 마실 때는 특히 행동을 삼가는데, 먼저 어른에게 술잔을 올리고 어른이 술잔을 주시면 반드시 두 손으로 받는다. 또한 어른이 마신 뒤에야 비로소 잔을 비우며, 어른 앞에서 술을 바로 마시지 못하기에 돌아앉거나 상체를 뒤로 돌려 마시기도 한다.

술잔을 어른께 드리고 술을 따를 때 도포의 도련이 음식물에 닿을까 보아 왼손으로 옷을 쥐고 오른손으로 따르는 풍속이 생겼다. 이런 예법은 현재 소매가 넓지 않은 양복을 입고 살면서도 왼손으로 오른팔 아래에 대고 술을 따르는 풍습으로 남아 있다. 술은 임금에서부터 천민에 이르기까지 남녀노소 할 것 없이 즐겨 마셨기 때문에 술의 예법은 술과 함께 매우 일찍부터 있었다. 『고려도경(高麗圖經)』의 『향음(鄕飮)』에 따르면 고려에서는 이 주례(酒禮)를 매우 중요하게 여겼다고 한다.

잔치 때에 신분이 높은 사람은 식탁에 음식을 차려놓고 의자에 앉아서 술을 마신다. 그러나 신분이 낮으면 좌상에 음식을 놓고 두 사람이 마주 앉아서 마신다. 잔치에 손님이 많으면 좌상을 늘린다. 그릇은 놋쇠로 만든 것을 쓰고 어포(魚脯), 육포(肉脯), 생선, 나물 등을 늘어놓고 있다.

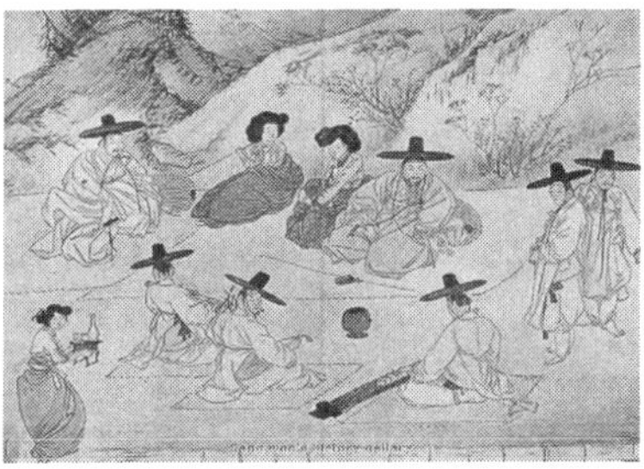

술을 마시는 데에는 절도가 없어서 많이 권하는 것을 예(禮)로 안다. 또한 『사소절』에는 '술이 아무리 독하더라도 눈살을 찌푸리고 못마땅한 기색을 해서는 안 된다'라고 하였다.

또한 술은 '빨리 마셔서도 안 되고, 혀로 입술을 빨라서도 안 된다'고 하였다.

박지원의 『양반전』에는 술 마실 때 수염까지 빨지 말라 하였다. '술을 마셔 얼굴이 붉게 해서도 안 되며, 손으로 찌꺼기를 긁어 먹지 말고 혀로 술 사발을 핥아서도 안 된다. 남에게 술을 굳이 권하지 말며, 어른이 나에게 굳이 권할 때는 아무리 사양해도 안 되거든 입술만 적시는 것이 좋다'고 하였다. 남에게 술을 따를 때는 술잔에 가득 부어야 하며, '술은 술잔에 차야 맛'이라고 하는 말이 지금도 쓰인다.

'술은 차야 맛'이라 할 때는 술을 차게 해서 마시는 것이 좋다는 뜻도 되고, 술은 술잔에 가득 차야 된다는 두 가지의 의미를 가진다. '술은 차야 맛이고, 임은 품안에 들어야 맛'이라는 속담도 이런 데서 생긴 것이다.

2) 술잔을 따를 때와 받을 때

■ 술을 따를 때

예전부터 연장자와 직위가 높은 사람에게 깍듯이 예를 지켜 왔듯이 술자리에서도 예를 지켜 아래 사람은 윗사람에게 두 손으로 권하고, 두 손으로 받아야 한다. 예외적으로 직위는 아래지만 나이가 10살 이상 많을 때는 상급자와 하급자가 서로 두 손으로 주고 받아 존경을 표시한다.

항렬이 복잡한 친척들이 모인 자리에서는 나이가 자신보다 많은 조카가 있듯이 항렬이 높아도 나이가 많은 아래 항렬과의 대작은 서로 존경을 표시하는 것이 예의이다. 부부끼리도 두 손으로 예의를 갖추어 주고받는 것이 원칙이다. 남과 자리를 같이 하였거나, 부부끼리만 있을 때도 서로 존중하여야 한다.

두 손으로 따를 경우에는 그 왼손의 위치가 자세를 좌우하는 것으로 복식에 따라 다르다. 도포와 같이 소매 자락이 긴 한복에서는 왼손으로 겨드랑이를 끌어올리듯 하고, 양복을 입었을 때는 술병을 받쳐 드는 것이 바른 자세이다. 그리고 술을 서로 평교(平交)할 수 있는 5살 안팎의 연령이더라도 경어를 쓸 경우에는 반드시 두 손으로 따르고 받아야 한다.

술을 따르는 법은 왼손으로 따르거나, 오른손을 젖혀서 따르는 것은 정성이 없는 권주(勸酒)로서 삼가야 한다. 실제로 한 손으로 따르면 술이 왈칵 쏟아지거나 술병을 놓칠 우려가 있으므로 예의를 떠나서도 두 손으로 따르는 것이 바람직하다. 한 손으로 던지듯 불쑥 술잔을 내밀고, 역시 한 손으로 술잔을 받은 뒤 콸콸 소리가 나게 따르다 보면 술을 쏟기 쉽기 때문이다. 오른손을 뒤집어 따르는 것도 위태로운 자세이다.

■ 술을 받을 때

술을 받았을 때도 따를 때와 마찬가지로 술을 따르는 이의 연령과 지위 등을 고려하여 공손히 받아야 한다. 술잔을 받쳐 올리는 기준도 서로의 호칭에 맞추는 것이 별다른 실수를 하지 않는 방법이 될 것이다. 상대방의 술을 모두 받고 나서는 반드시 '감사합니다'라는 감사의 표시를 하며, 한 모금 이상을 마신 다음에 탁자에 내려놓는 것이 상대방의 마음을 흐뭇하게 해주는 태도이다. 어른께서 술을 내렸을 경우 고개를 돌려 잔을 비우는 것도 술을 받는 예의 중 하나이다.

3) 술자리 예절

술자리에는 때와 분위기를 가리고, 이에 알맞은 예의를 갖추는 일이 필요하다. 몇 가지 상황에 대한 술자리 예절은 다음과 같다.

- 기뻐서 마실 때는 절제가 있어야 한다.

기쁜 일이 있어서 술자리에 다른 사람들을 초대할 경우를 생각해 보자. 나는 기쁠지 모르지만 참석한 모든 사람이 다 기쁜 게 아니다. 초대한 사람이 혼자서 기쁘다고 우쭐댄다면 모인 사람들의 기분이 어떨까. 괜히 헛돈을 들이지 말고 찾아온 사람의 마음을 배려하여 뜻있는 자리가 되도록 하자.

- 피로해서 마실 때는 조용하여야 한다.

피로할 경우에는 평소의 주량에 비하여 술에 빨리 취할 수 있다. 모처럼 만난 좋은 자리에 술에 취하여 행여 술주정이라도 한다면 좋을 일이 없다.

- 점잖은 자리에서 마실 때에는 품위가 있어야 한다.

우리가 자주 만나는 사람들이라고 하여 일생을 두고 그리 많이 만나는 게 아니다. 늘 모처럼 만났다고 생각하고 상대방을 배려할 수 있는 마음은 술자리에서부터 지켜져야 한다.

- 난잡한 자리에서 마실 때에는 금약(禁約)이 있어야 한다.

술자리에는 유독 목소리를 높이는 사람이 있다. 즐거운 분위기가 되어야 하는데 괜한 시비로 술판이 깨지면 기분이 엉망이 된다. 미리 약속을 정하고 나면 언제든지 일어설 수 있는 명분이 된다.

■ 새로 만난 사람과 마실 때에는 한아(閒雅)해야 한다.

이 경우 한(閒)은 '한가하다'는 뜻이 아니라 정숙함을 뜻한다. 진솔하여야 한다. 새로 만난 사람들에게 나의 좋은 인상을 심어 주는 일이 필요하다.

■ 잡객들과 마실 때에는 재빨리 꽁무니를 빼야 한다.

우연히 술집에서 만나 합석하게 되는 자리가 있을 수 있다. 잘 알지 못하는 사람과 인사를 나누면서 같이 마시는 동안 술에 취한 잡객이 혹 시비라도 붙는다면 진퇴양난이다. 화장실에 가는 척하면서 먼저 집으로 돌아간다고 섭섭해 하겠는가. 술이 깨고 나면 모두 잊혀질 일이다.

이와 같은 6가지의 심득률(心得律)은 바로 술자리의 분위기, 또는 몸의 컨디션을 가리는 중요한 명심사항이다. 시대적인 변화로 과거의 주법을 반드시 따를 수는 없다. 우리 조상들의 주례 전통 중에서 오늘날에 우리가 이을 만한 **음주예절**은 다음과 같다.

① 술과 음식을 너무 질펀하게 하지 말며, 술자리에는 인원과 주량을 참작하여 알맞게 종류와 양을 준비한다. 안주는 접시에 덜어다 먹고, 술잔을 돌릴 경우 반드시 깨끗하게 씻어서 권한다.

② 술은 대개 석 잔이 훈훈하고, 다섯 잔은 기분이 좋으며, 일곱 잔은 흡족하고, 아홉 잔은 지나치므로 일곱 잔 이상은 권하지 않는다. 빈 잔은 상대방의 의사를 물어 가까이 있는 사람이 채워 준다.

③ 술대접을 받았을 때 답례는 반드시 하되 시간적인 여유를 두

고 한다. 바로 그날 2～3차를 하는 것은 경박한 풍조다.

④ 술자리는 반드시 공개하되 아들이나 제자를 동행함으로써 술을 마시는 법도를 익히게 한다.

⑤ 음식은 골고루 나누어 먹고, 음악과 춤으로 흥취를 돋우되 난잡함이 없도록 한다.

⑥ 손님은 즐겁고 흡족하게 마시되 주인이 흥에 겨워 약간의 실수를 해도 너그럽게 거두어 준다.

3. 음주문화의 유형

술은 제천의식에 사용되기도 했었지만 혼례・관례・상례(喪禮)에 쓰이는 중요한 식품이었다. 혼례 때에 신랑이 든 술잔을 받아 신부가 마셨다. 제사 때 올렸던 술은 나누어 마셔야 한다고 하여 참석자들이 돌아가며 마시는 음복(飮福)의 풍습이 생기게 되었다.

술을 마실 때에 술잔을 돌리는 풍습이 우리나라에 정착된 독특한 문화이다. 자기가 받은 잔을 비우면 곧 그 술잔의 임자에게 다시 잔을 돌리는 것이다. 애초에는 좌석에 잔을 하나만 놓고 이것을 순서대로 돌아가며 권하는 풍습도 있었다.

중국인은 잔을 돌리는 일이 없다. 또한 일본사람들은 자작(自酌)하는 것이 보통이고, 권하더라도 상대방의 잔에 술을 따라 준다. 술잔을 돌리면서 술을 권하는 풍습은 우리의 관습으로 오랜 전통을 지녀온 것이다. 점차 서구화되면서 술잔을 돌리는 풍습이 사라지고 있지만, 우리의 정을 나누고 격식을 허물어 인간관계를 돈독히 하는 아름다움도 있다.

우리는 옛날부터 단일민족으로 서로를 신뢰하고 하나가 됨을 강조해 왔다. 마음을 주고받거나 하나로 하여 약속할 때 어떤 형태로든 그 사실을 확인하고 싶어 한다. 그러한 정신적인 표출이 술을 마실 때 술잔을 돌려가며 더불어 마시는 형태로 나타났을 것이다. 제사 때에 올렸던 음식과 술을 나누어 먹는 음복절차가 바로 조상과 후손을 잇는 결속행위이다.

요즈음 술자리에서는 술잔을 돌리거나 술을 다 마신 뒤에 자기의 빈 잔을 건네고 술을 따라 권하는 것을 예의처럼 하고 있으나, 우리 고유의 주도에는 어긋나는 일이다.

1) 자작문화(自酌文化)

자기 술잔에 자기의 술을 따라 마시고 싶은 만큼 따라 마시는 문화이다. 이러한 음주문화는 개인주의와 합리주의가 일찍부터 발달한 서양인들이 즐겨 사용하는 음주문화로서 술집에서는 멋없는 주법이다.

2) 대작문화(對酌文化)

잔을 맞대고 건배를 외치며 마시는 주법이다. 중국이나 러시아, 동구권에서 전통적으로 내려오는 주법이다. 중국인들은 자기 잔을 상대방에게 권하는 일은 없고, 술을 마신 뒤에 '간베이' 하면서 빈 잔을 보여 준다. 상대편이 술잔을 비울 때까지 계속 기다려 주며 극성도 부리지 않는다. 술을 강제로 권하지도 않으며, 취한 사람은 재워 보내는 미풍도 있다.

3) 수작문화(酬酌文化)

서로 술잔을 주고받으며 마시는 한국 특유의 주법이다. 세조는 쿠데타 음모를 진행 중이던 시절부터 회심의 술자리에 바지춤에 숨겨 가지고 다니던 표주박을 꺼내 한잔 술을 나누어 마심으로써 은밀한 뜻을 다져 자기 사람으로 만들었다고 한다.

4. 폭탄주

폭탄주는 1970년대 미국의 항구 노동자들 사이에서 성행한 음주문화로서 돈이 없어 술을 많이 마실 수 없는 노동자들이 빨리 취하기 위해 싸구려 위스키와 맥주를 혼합하여 마신 데에서 유래되었다.

폭탄주는 맥주를 가득 담은 글라스에 위스키 잔을 떨어뜨려 맥주거품이 풀쩍 튀어 오르는 형태가 마치 히로시마에 투하된 원자폭탄의 구름과 같다고 하여 붙여졌다. 우리나라에 폭탄주가 본격적으로 퍼지기 시작한 것은 1980년대 중반이다. 이전에도 맥주와 막걸리, 맥주와 소주 등을 섞어 마시는 혼합주법은 있었다.

이제는 맥주와 양주를 섞는 정통 폭탄주는 기본이고 포도주・리큐르・데킬라・중국의 백주 등 여러 가지 술을 혼합해 마시는 폭탄주가 등장하고 있다. 외국의 칵테일은 거의 대부분 술에 주스나 음료 등을 혼합하는 것이며, 술과 술을 섞는 칵테일은 아주 드물다. 술과 술을 섞는 한국의 폭탄주가 수십 가지에 이르는 것이 외국과 대조적이다.

우리가 집단회식에서 갖는 술자리는 여흥이 아니라 일의 연장선으로 여겨지는 경우가 많다. 이와 같은 술자리는 조직 내의 인간관계에서 융화를 이룰 수 있는 절반의 공식적인 자리인 셈이다. 따라서 업무적인 긴장과 스트레스를 해소하고 인간관계 구축을 통한 정보교환, 비공식적인 의사소통 등 개인의 고립과 단절을 극복하고 조직에 적응하고자 하는 것이다.

음주방법으로 따지면 폭탄주는 가장 질이 떨어지는 셈이다. 그런데도 왜 우리는 폭탄주를 마시는 걸까. 그 이유를 알고 마시면 조금은 위안이 되기도 한다.

1) 폭탄주를 마시는 이유

우선 경제적인 주법이다. 우리나라에서는 단체회식을 할 경우 특정 관리자가 식사비용을 부담하는 것이 관례이다. 이럴 경우에 회식비용을 줄이기 위해 폭탄주를 이용하기도 한다. 폭탄주를 돌릴 경우에는 술자리가 빨리 끝날 수 있고, 비용이 절약되기도 한다.

양주에 맥주를 혼합한 폭탄주로 마실 경우에는 알코올 도수는 10°수준으로 낮아지기 때문에 양주를 스트레이트로 마시는 것보다 건강용이라고 할 수 있다. 또한 똑같이 마시기 때문에 군대나 직장 등에서 상사의 술로부터 자신을 보호하고, 술을 덜 마시고자 할 때 폭탄주는 아주 '평등하고 유리한 주법'이 된다.

우리 사회의 집단 회식자리는 흔히 산만해지고, 개별적 대화로 소란스럽다. 이 경우에 폭탄주는 개별적인 대화를 금지시키고, 모든 참석자들의 시선을 폭탄주 제조에 집중시킨다. 폭탄주를 마시고 잔을 흔들어 딸랑딸랑 소리를 내고, 모두 박수를 치면서 모임 전체의 단합된 분위기를 유도함으로써 '단합용'이 된다. 오랜 갈등관계에 있던 사람들이 폭탄주를 마시고 감정의 앙금을 푸는 것처럼 폭탄주는 대립과 불화를 푸는데 이용된다.

한국인들은 술을 마시고 감정이 이완되어 통합하기를 기원할 때 이왕이면 폭탄주를 마신다. 기업에서 외부 인사를 접대할 경우 상대방보다 훨씬 약한 입장에 있기 때문에 상대적으로 더 많은 술을 마시게 될 수밖에 없다. 이러한 경우 자신을 방어하기 위해 폭탄주는 좋은 방어수단이 된다. 신분에 관계없이 같은 양의, 똑같은 횟수의 술을 마실 수 있기 때문에 폭탄주는 '약자를 위한 술'이 된다.

우리 사회에서는 폭탄주를 마시는 자리에서 살아남고, 상대방보다 세다는 소리를 들으면 비즈니스도 잘 풀리고, 대내외적인 관계도 잘 풀린다. '폭탄주를 몇 잔을 마신다'라는 기(氣) 싸움에서 이기게 되면 강인한 이미지를 줄 수 있어서 '과시용'으로 이용할 수 있다.

폭탄주 술자리는 술만 마시는 자리가 아니다. 폭탄주를 제조하고 마시는 모든 과정을 함께 지켜보며 박수치고 즐기는 자리이다. 폭탄주를 제조하는 방법에는 수십 가지가 있다. 이러한 과정은 함께 즐기는 하나의 놀이이며 오락이다.

모임에서 서로 주고받을 마땅한 이야기가 없지만 그래도 어쩔 수 없이 술자리에 동석해야 할 때, 또는 상사가 사무실에서 부하를 야단치고 술자리에 와서 서먹서먹할 때의 분위기는 아주 불편할 수밖에 없다. 이럴 때에 폭탄주는 아주 유용하다. 술을 마시고 취하면 서로가 멋쩍은 소리를 안 해도 봐주고 용인하게 된다. 폭탄주는 이럴 경우 사교와 친밀감을 높여 주는 '분위기 메이커'가 된다.

폭탄주를 마시면 왜 빨리 취하는 걸까. 우선은 심리적인 요인이 크다. 폭탄주에는 독한 양주가 들어 있다는 사실에 우선은 마음이 위축이 된다. 옆에서 지켜보는 시선에 단숨에 모두 마셔야 한다고 생각하면 술에 약한 사람들이야 주눅이 들 수밖에 없다.

전통 폭탄주의 알코올 함량은 청주보다는 약간 낮은 수준이다. 그러나 맥주에는 탄산가스가 들어있어 소주나 위스키와 같이 도수가 높은 술과 섞어 함께 마시게 되면 탄산가스의 작용으로 위 벽을 자극하여 알코올이 빨리 흡수된다. 결국은 과음의 위험성이 있을 수 있다. 그 대신에 폭탄주를 마실 경우에는 누구든 많은 양을 계속하여 마시지 않기 때문에 다음 날은 오히려 술이 빨리 깬다.

2) 폭탄주의 종류

폭탄주를 마실 때 피해야 할 점이 있다. 우선 프리미엄급 고급 위스키는 사용하지 않는다. 오랜 기간 동안 오크(oak) 통 속에서 숙성시킨 고급 위스키를 맥주와 혼합하여 마신다는 것은 일종의 모독이다. 위스키가 맥주에 섞이면서 본래의 맛을 잃기 때문에 술값이 아깝다. 그리고 술자리에서 폭탄주를 마시기 원하지 않는 사람에게 강권해서는 안 된다. 폭탄주의 종류에는 그 재료의 혼합방법에 따라 3가지 종류가 기본이다.

① **원자탄주 :** 병권을 잡고 맥주잔에 맥주를 거의 가득 채운 다음에 양주잔을 뇌관으로 떨어뜨려 차례대로 잔을 돌리는 주법으로 전통 폭탄주이다.

② **수소탄주 :** 원자탄주의 돌림으로 알딸딸해지면 이번에는 반대로 양주를 담은 맥주잔에 맥주가 담긴 양주잔을 넣은 주법으로 웬만한 주당들도 기피한다.

③ **중성자탄주 :** 술자리의 끝내기 주법으로 이용된다. 이미 인사불성이 된 상태에서 끝장을 볼 셈으로 맥주잔에 양주만을 가득 채워 단숨에 들이키는 주법으로, '주선(酒仙)'급이라야 마실 수 있는 폭탄주이다.

이 외로 변형된 폭탄주의 종류가 다양하게 개발되었다.

① **태권도주** : 맥주잔에 맥주를 거의 가득 따르고 젓가락 2개를

벌려 놓은 후, 그 위에 양주를 채운 양주잔 뇌관을 얹는다. 테이블을 따라 주먹을 뻗어 젓가락을 날려 양주잔을 맥주잔 안으로 퐁당 떨어뜨려 만든다. 태권도주와 같은 방법이나 손바닥으로 쳐서 양주잔을 떨어뜨리면 '가라데(空手)주' 라고 한다.

② **가랑이주** : 맥주잔 위에 젓가락 2개를 놓고 그 위에 양주 뇌관을 얹는다. 젓가락 두 개 사이에 손가락이나 얼음 집게를 넣어 쫙 벌려서 양주잔을 퐁당 빠뜨리면 '가랑이주'가 된다.

③ **회오리주** : 정통 폭탄주 중에서 상당히 많이 보급된 폭탄주이다. 양주잔에 양주를 따라 맥주를 채운 잔에 부어 섞는다. 그 다음 냅킨을 잔 위에 씌워 손바닥으로 막고 잔을 빙빙 돌리다가 손목에 스냅을 주어 확 뺀는다. 그러면 술잔 안에서 회오리 폭풍이 일어난다. 맥주와 양주가 잘 섞여 맛이 부드럽다는 게 주당들의 평가이다.

④ **골프주** : 일반적인 폭탄주를 만든 후 마신다. 목젖이 움직이는 회수를 골프의 타수로 한다. 일반적으로 3번 이내로 꿀꺽거리면 홀인원, 그 다음부터는 한 타씩 올라간다. 또는 맥주잔 위에 젓가락 2개를 걸쳐 놓고 빈 양주잔을 놓는다. 양주잔에 술을 부은 다음 또 다른 젓가락이나 숟가락으로 스윙해 양주 뇌관을 떨어뜨린다. 골프에서 이름을 따서 일명 '스윙주' 라고도 한다.

⑤ **다이아몬드주** : 회오리주에 얼음 한 조각을 띄우면 조명을 받아 보석처럼 빛난다. 얼음을 띄우는 것은 술을 적게 부으면서 모양을 보기 좋게 한 것이다. 주로 여성용이다.

⑥ **슬라이딩주** : 맥주잔 위에 신용카드나 명함을 얹어 놓고 여기에 양주뇌관을 얹는다. 그런 다음에 카드나 명함을 순간적으로 살짝 빼버리면 양주잔이 맥주잔 위에 떨어진다.

⑦ **금테주** : 맥주를 80% 정도 채운 다음 잔 위에 냅킨 한 장을 놓고 양주잔의 양주를 따른다. 냅킨에 여과되어 잔에 떨어진 양주가 비중의 차이 때문에 맥주와 섞이지 않아 금테를 두른 것처럼 보인다.

⑧ **비아그라주(변강쇠주)** : 맥주잔에 넣을 양주잔에는 양주를 채운다. 양주와 섞이지 않게 맥주잔의 1/3 정도 맥주를 따른다. 양주 위로 맥주를 부어도 된다. 그러면 맥주 위에 양주잔이 볼록 튀어나온 형태로 폭탄주가 만들어진다. 마치 맥주 위에 양주잔이 서있는 모습이 남자의 성기 모양을 닮았다고 하여 이름이 붙었다.

⑨ **쌍끌이주** : 1999년에 한일 어업협상에 쌍끌이 어로법이 문제가 되자 선보인 변종 폭탄주이다. 두 잔의 폭탄주를 연달아 마시는 폭탄주로서 한 번에 두 잔을 마시는 셈이다.

⑩ **폭포주** : 맥주잔 위에 젓가락을 놓고 그 위에 위스키가 가득 찬 양주 뇌관을 얹는다. 양주잔에 맥주를 부어 철철 넘치게 한다. 그러면 맥주가 양주잔을 넘쳐 밑의 맥주잔으로 떨어진다. 마치 폭포의 모습을 닮았다고 하여 '폭포주'라고 부른다. 먼저 위스키 잔을 마시고, 젓가락을 치운 다음 맥주잔을 비운다. 폭탄주 제조과정에서 미리 양주와 맥주가 충분히 섞이게 되므로 마시는 것이 부드럽다. 비슷한 형태로 '청산리 벽계수주(3단주)'가 만들어진다.

⑪ **타이타닉주** : 영화 ‘타이타닉’의 이름에서 유래되었다. 맥주잔에 맥주를 60% 정도 넣고 빈 소주잔을 띄운다. 소주잔에 양주를 조금씩 넣으면 잔이 무거워지면서 천천히 맥주잔 밑으로 가라앉는 것이 마치 거대한 타이타닉호가 바다 속으로 침몰하는 모습과 비슷하다고 하여 ‘함몰주’라고도 한다. 양주잔 대신에 소주잔을 쓰는 이유는 소주잔은 바닥 면적이 넓어 빈 잔을 넣으면 맥주 위에 뜨게 되며, 2/3 정도 양주가 차면 맥주 속으로 가라앉기 때문이다.

⑫ **충성주(박치기주)** : 맥주잔에 젓가락 두 개를 걸치고 그 위에 양주잔을 놓는다. 테이블에다 머리를 박으며 ‘충성’을 외친다. 그때 맥주잔에 양주잔이 떨어져 들어간다.

⑬ **흡혈귀주(드라큘라주)** : 포도주에 양주를 넣어 만든 폭탄주로 마신 후 포도주가 자기도 모르게 양쪽 입가로 흐르는 모습이 드라큐라를 닮았다고 해서 붙어졌다. 포도주에 양주를 넣는 것보다 코냑을 넣는 것이 마시기에도 좋다.

이 외에도 황제주, 사정주, 소방주, 수류탄주, 껄떡주, 물레방아주, 무지개주, T자주, 삼색주, 정충하초주, 티코주, 샤워주, 도미노주 등 매우 다양하다. 최근에는 서로가 상대방이 술을 마실 수 있도록 술잔을 천천히 기울여 주는 주법으로 상생주까지 선을 보였다.

3) 술을 섞어 마시면

머리는 지끈지끈, 뱃속은 메슥메슥, 목은 깔깔, 술을 마시는 사람이면 누구나 한두 번은 경험해 보았을 숙취의 증상이다. 여러 종류의 술을 섞어 마시면 더 빨리 취하고, 숙취의 증상도 심해진다고 믿는 사람들이 있다. 과연 그럴까.

술의 주성분은 에탄올이며, 에탄올은 위와 장에서 흡수된다. 에탄올이 흡수되는 속도가 곧 술에 취하는 속도로서, 이는 몇 가지 요인에 의하여 결정된다. 대부분의 음식은 에탄올의 흡수속도를 늦추기 때문에 안주를 먹으면서 술을 마시면 취하는 속도를 늦출 수 있다. 이에 비하여 위장 운동의 속도가 빠르면 빠를수록 알코올의 흡수속도는 빨라진다. 결국 술에 취하는 정도는 알코올의 혈중 농도에 의하여 결정되므로 독한 술을 빨리 마실수록 그리고 흡수가 빠를수록 더 많이 취하게 된다.

술을 섞어 마시는 경우는 일반적으로 음주량이 늘어나기 때문에 에탄올의 섭취량이 많아질 가능성이 크다. 특히 독한 술을 먼저 마신 후에 약한 술을 마실 경우, 독한 술에 의한 취기 때문에 나중에 마시는 술이 부드럽게 느껴져 평소보다 더 많은 양을 마시게 된다.

결국 술을 섞어 마시면 더 취한다는 말은 취한 상태에서 약한 술이 쉽게 더 많이 마시기 때문에 빨리 취하는 데에서 생긴 말이다. 따라서 같은 정도의 알코올이 같은 정도의 속도로 흡수되는 경우라면 섞어 마시는 경우라도 취하는 정도에는 별 차이가 없다고 해야 할 것이다.

5. 술자리의 요령

1) 상사와 함께 마시는 경우

① 회사에 대한 비판을 절대로 하지 않는다.

② 남을 중상모략 하지 않는다. 자신을 돋보이려는 말은 결국

자기 자신의 신용을 떨어뜨린다.

③ 회사 내의 애정문제나 인사문제 등은 절대로 언급하지 않는다. 술자리에서 재미로 한 얘기가 나중에 소문의 장본인이 되어 곤경에 빠지기 쉽다.

④ 술을 마시는 속도를 상사에게 맞춘다. 상사보다 먼저 쓰러지지 않도록 속도조절에 신경을 쓴다.

⑤ 자세를 단정히 한다. 상사가 먼저 넥타이를 늦춘 다음에 비로소 넥타이를 늦추도록 한다.

⑥ 받은 잔은 마시는 척이라도 하는 것이 예의이다. 잔을 사양할 때는 일어나 건강 등의 구실을 댄다.

2) 부하직원과 함께 마시는 경우

'간섭하는 사람도 없고 내가 최고인데 뭐 어떠랴' 하는 안이한 태도로 부하들 앞에서 마음을 놓고 마시다가는 자칫 부하들의 신망도 잃을 뿐더러 구설수에 휘말리기 쉽다. 결과적으로 부하직원들에게 얕잡히게 되기 때문에 나중에는 시키는 일이 제대로 이루어질 리가 없다. 또한 자신의 이미지 관리에도 치명적인 결과를 가져오기도 한다.

부하직원들과의 술자리이니 '나 혼자만 스트레스를 해소하면 된다'는 사고방식은 절대로 위험하다. 상대방을 생각해 주지 않고 제멋대로 마음껏 하는 행동은 부정적인 효과를 낳는다.

3) 술을 마시는 상대가 취했을 때

함께 술을 마시던 친구가 잔뜩 취한 나머지 몸을 가누지 못할 정도가 되었을 때 어떻게 해야 하는가. 입장을 바꿔놓고 생각하면 된다. 술에는 장사가 없듯이 당신이라고 인사불성에 이르는 지경이 오지 않으리란 보장은 없다. 만약의 경우에 당신이 동료 혹은 거리의 낯모르는 사람으로부터 도움을 받고자 한다면 당신도 이런 사람에게 세심한 배려를 해야 할 것이다.

알코올의 섭취과다로 갑자기 사망하는 일은 대부분 길거리에서 일어난다. 술집에서 혹은 귀가한 다음 쓰러지는 경우는 매우 드물다. 따라서 상대가 지나치게 취했다 싶으면 집까지 바래다주는 애정을 발휘해야 한다. 만취한 사람은 반사신경이 둔해져 계단에서 굴러 떨어지기도 하고, 차도인지 인도인지 구분하지 않고 제 맘대로 걸어가게 마련이다. 또한 어느 정도 다치더라도 당장 아픈 것을 느끼지 못하여 응급처치가 늦어져 큰 화를 당하는 수도 있다.

토하는 것도 위험한 일이다. 토사물이 목에 걸려서 질식하여 죽는 경우가 많기 때문이다. 토할 것 같은 조짐이 나오기 시작하면 등을 두드려 주는 것이 상식이다. 완전히 의식불명인 상태가 되었을 때는 특히 주의해야 한다. 급성알코올 중독으로 의식을 잃고 3~4시간 만에 숨지는 경우도 많다. 특히 술에 약한 사람이나 여성에 대해서는 더욱 주의가 필요하다. 간에서 알코올을 분해해 본 경험이 적기 때문에 혈중 알코올 농도가 갑자기 올라가 급성알코올 중독증에 빠지기 쉽다.

홧김에 마시는 술은 절대적으로 말려야 한다. 홧술은 대부분 만취로 이어진다. 기분이 좋을 때는 술을 혼자 마시는 법이 없지만 홧김에 혼자서 술을 마시는 사람들이 많다. 홧술이란 무엇인가. 술에 의존하여 문제를 잊어버리자는 동기에서 마시는 것 아닌가. 따라서 자연히 마시는 양이 늘고 그 속도도 빨라지게 된다. 취하려고 마음먹고 마시는 술이다. 즐거운 기분을 마시는 게 아니라 독을 들이키는 셈이 된다. 당신이 할 수 있는 방법 가운데에 가장 현명한 것은 역시 과음 또는 폭음하지 않도록 분위기를 잡는 일임을 명심하라.

6. 대학의 음주문화

주위의 눈치도 안 보고 마음껏 술을 마실 수 있는 기회를 처음으로 가지게 되는 대학생활, 처음으로 시작하는 술자리의 습관이 일생을 좌우하기도 한다. 제대로 술을 배우면 복이 되지만 그렇지 않을 경우는 '왕따'가 되거나 한순간의 잘못으로 인생의 어려움을 짊어지고 살게 된다. 대학에서의 건전한 음주문화가 정착되도록 대학의 음주문화를 생각해 보자.

1) 음주문화의 문제점

우리나라 사람들은 '취하여 싸우고, 다음 날 다시 웃으며 같이 일한다'고 한다. 이는 폭음문화, 폭행의 80%가 알코올에서 오는 문제라는 조사결과에서 보듯이 술로 인한 문제에 관대한 문화를 그대로 반영한 말이다. 대학의 음주문화에서의 문제점은 다음과 같은 점들이 지적되고 있다.

① 자주 술을 마시고(음주빈도)

② 폭음하는 경향이 있고(음주량)

③ 1회 음주에 소요되는 시간이 길며(음주시간)

④ 강제성・놀이성・목적성이라는 잘못된 음주 유형이 나타나며(음주의 일탈적 형태)

⑤ 음주 후 벗어난 행동(일탈)의 면책(관대성)된다.

지금은 많이 달라지고 있지만 술을 마시는 것이 멋이라고 생각하는 일도 예전부터 내려오는 관습 때문이다. 경제적으로 빨리 취하게 만들어야 한다고, 그보다는 누군가 먼저 술에 취해 나가 떨어져야 하는 짓궂은 시합인 맥주잔에 위스키나 소주 한 잔을 안에 넣고 한꺼번에 마셔야(one shot) 하는 '폭탄주'를 고안해 낸 것이 아닐까. 이에 따라 지하경제의 규모는 여느 나라보다도 커질 수밖에 없고, 술에 의해서만 정치가 이루어지고, 사업이 잘 되고, 인간관계가 돈독해진다고 생각하고 있다.

2) 건전한 음주문화

(1) 술의 의미

대학생들이 술에 대하여 일가견이 있는 것 같지만, 실제로 술이 우리에게 주는 신체적·정서적·정신적 영향에 대한 과학적인 지식이 매우 부족하다. 따라서 여성과 남성이 술에 대한 반응성의 차이, 술이 신체와 정신에 미치는 영향, 술과 같이 복용하면 안 되는 약물, 몸을 보호하면서 술을 즐길 수 있는 여러 가지 방법들을 이해하도록 하는 일이 중요하다.

술을 마실 때에 서로의 주량이나 음주에 대한 생각이 다를 수 있는 점을 인정하고 강요하지 않아야 한다. 술이 있어야만 서로 친해지고 일이 진행될 수 있다는 의식도 변화가 필요하다. 즉, 술을 마시지 않고도 서로 친밀해질 수 있는 다양한 놀이문화와 회의문화가 개발되어야 하며, 서로를 보호하고 발전해 나갈 수 있는 의식변화가 필요하다.

술이 우리에게 경제적인 낭비와 더불어 간 질환 등 건강을 해치고, 정신을 흐리게 하여 범죄를 유발하고, 음주운전으로 인한 교통사고를 유발하는 등 나쁜 일만 있다면 오래 전에 없어졌을 것이다. 그러나 술이 있음으로 하여 인간관계를 맺어 주고, 마음을 전달해주는 매체가 되기도 하고, 기쁨을 더욱 크게 하거나, 슬픔을 잠시 잊게도 해주고, 무료함을 달래 주기도 하고, 때로는 사랑을 심기도 한다. 마치 선과 악이 공존하는 물질로서 술을 다루는 사람에 의해 약이 되기도 하고 병이 되기도 한다.

'술에 먹히지 말고, 술을 마실 수 있는 사람'이 되도록 하자. 술을 마실 수 있다는 일은 스스로 마음을 가눌 수 있는 한계로 정할 수 있을 것이다. 술에 한을 품지 말고, 술을 즐길 수 있는 풍류는 대학생활에서 우선 터득해야 하는 첫 관문이다. 술을 두려워하지 말고, 술을 어렵게 생각해 보자. 술 속에 많은 진리가 있으나, 그 진리를 아는 데도 많은 수업료가 필요하다.

술은 시대를 반영하는 것처럼 호주머니 사정과 비례하게 마련이다. 예전에 막걸리에서 시작되었던 대학문화가 이제는 맥주시대로 접어든 느낌이다. 막걸리 맛처럼 텁텁한 인심과 정이 사라져 가고, 그 대신에 깨끗하고 일시적인 감각으로 바뀌었다. 사람의 정은 서로가 못살 때, 고생할 때 더 생긴다. 자동차의 대중화와 더불어 모든 생활은 편의성 위주로 바뀌고 있고, 이에 따라 음주문화도 사람들 사이의 정(情)도 편의적인 경향으로 돌아가는 게 아쉬워진다.

술을 배우고, 술을 마시는 것도 어른을 통하여 익혀야 하는데, 점차 '어른'이 없어지고 있다. 나이만 많다고 어른이 될 수 없듯이, 어른 노릇을 하는 분들의 상실은 더욱 우리를 슬프게 하는지 모른다. 또한 어른을 어른으로 모시는 것을 외면하고, 시대가 변하였으니 마치 '우리 세상'인 것처럼 여기는 젊은 세대도 얼마 없으면 금방 외면당한다는 사실을 잠시 잊고 있을 뿐이다.

경제적으로 삶이 윤택해지는데 비례하여 정신적인 삶은 상대적으로 점차 빈약해지고 있다. 일부 비뚤어지게 변모하는 새로운 젊은 세대를 늘 바라보며 살아가야 하는 대학교수는 그 비애를 어느 누구보다도 가장 먼저 느껴야 하는 직업을 갖는 사람들인지도 모른다.

(2) 술을 마시면서 지켜야 할 원칙

일본 알코올 건강의학협회에서 제시하는 알맞은 음주 10개조는 우리에게 좋은 참고가 될 것이다.

① 술을 마실 때는 즐거운 분위기에서 동료와 함께 웃고 이야기하며 마신다. 스트레스를 풀려고 마시면 안 된다.

② 술을 억지로 마시지 않으며, 동료에게 억지로 권하지 않는다.

③ 급히 마시지 않고 시간을 가지고 천천히 마신다.

④ 1차에서 끝낸다. 2차를 갈 수밖에 없는 상황이 된다고 하더라도 중간에 1시간 이상 비알코올 음료를 마시며 쉬는 시간을 가져라.

⑤ 안주가 없는 음주는 삼가 해야 한다. 술을 마시기 전에 영양가 있는 음식을 먹거나, 먹으면서 마셔야 한다.

⑥ 음주량은 가능한 술의 종류별로 표준 잔으로 1~2잔을 넘지 않도록 하는 것이 좋다. 소주·맥주·와인·양주의 경우 모두 마찬가지이다. 자신의 주량만큼 마신다.

⑦ 늦어도 마지막 대중 교통수단을 이용하여 집으로 갈 수 있는 시간에 술자리를 끝내도록 한다. 늦어도 12시에 끝낸다.

⑧ 매일 계속해서 술을 마시지 않는다. 최소한 1주일에 2일은 술이 없는 날로 정한다.

⑨ 다른 약물(진통제, 수면제, 안정제, 당뇨병 약 등)과 함께 마시지 않는다.

⑩ 독한 술은 희석시켜 마신다.

(3) 술은 이렇게

과음은 인체에 여러 면에서 나쁜 영향을 미치고 있지만, 항알코올 기능성 음료에 의하여 이런 유해성을 다소 감소시킬 수는 있다. 그러나 알코올의 부작용을 완전히 차단한다고 할 수 없으며, 또한 알맞은 양의 알코올이 동맥경화를 감소시키고 수명을 늘린다고 하는 일은 누구에게나 해당되지 않는다.

알코올은 체내 세포의 입장에서 보면 유해한 물질임에 틀림없다. 술에 들어있는 다양한 첨가 성분이나 항알코올 기능성 음료를 믿고 과음을 한다면 알코올에 의하여 체내 세포가 손상을 입는 것을 완전히 피할 수는 없다.

사람마다 알코올 대사능력의 차이, 체내 방어능력의 차이가 심하여 어떤 한 사람에게 적용되었다고 하여 자신에게까지 적용되리라는 확실성은 없다. 즉, 자신이 견딜 수 있는 범위 내에서 과음을 피하고 몸의 영양상태를 균형 있게 잘 유지하는 일이 좋은 음주 습관이다. 이런 상태에서 음주한다면 항알코올 기능성 음료나 포도주들이 인체에 좋은 보조효과를 발휘할 수 있다.

아직까지 알코올의 유해성과 그 억제방법의 탐색에 있어서 어려운 점은 개인의 알코올 대사기능의 차이, 정확한 동물 모델의 부재, 알코올 투여시기 및 방법 등이 규정되지 않아 정확한 결과를 얻기 힘들다. 그리고 기존의 알코올 연구의 대부분이 알코올 대사에 있어서 유전적인 차이가 있는 외국인을 대상으로 한 조사에 바탕을 두고 있어서 한국인을 상대로 한 연구가 필요하다.

우리나라 사람들의 독특한 음주문화로 우리에게 맞는 프로그램 개발이 요구된다. 누구나 다 아는 '잔 안 돌리기', '안 섞어 마시기', '2차 안 가기', '강요하지 않기'가 하루아침에 이루어지지 않을 것이다. 교육과 규제, 그리고 홍보활동이 계속하여 이루어질 때 음주문화는 건전하게 이루어질 것이다.

대학의 음주문화를 정립하는 일이 중요한 것은 술이 우리 생활에 밀착되어 있고, 술의 양면성을 가지고 있어서 술버릇을 잘 길들이는 일이 앞으로 전개될 삶에 중요한 의미를 갖기 때문이다.

제16장

세계의 음주문화

1. 일본의 음주문화

일본의 직장인들이 찾는 대표적인 선술집은 '술이 있는 곳'이라는 뜻의 이자카야(居酒屋)이다. 이런 대중적인 술집은 문 앞에 빨간 종이 등을 내걸어서 눈에 잘 띈다. 큰길가에 있는 이자카야 '무사시보'는 직장인들이 즐겨 찾는 흔한 선술집으로 안주가 절대로 남길 정도는 나오지 않는다. 양이 적지만 대신 싸고 깔끔하다.

직장 동료끼리 모여 술을 마실 때면 술잔을 돌리거나, 못한다는 술을 강요하는 모습은 거의 찾아볼 수 없다. 각자 자기가 즐기고, 알맞게 술을 시켜 주량만큼만 마신다. 같이 온 일행끼리 각각 다른 종류의 술을 놓고 마시는 모습은 쉽게 눈에 띈다. 그러면서 상대방이 조금 마시고 아직 바닥이 드러나지 않은 술잔에 상대방이 시킨 술을 따라서 늘 가득 차도록 한다. 이른바 첨잔 방식이 일본식 주법이다.

술자리는 보통 1~2시간 정도로, 다음 날의 업무에 지장을 주지 않을 정도만 마시는 경우가 보통이다. 집들이 멀어서 '마지막 전차를 놓치면 큰일이 난다'는 현실적인 인식들도 작용한다. 각자 주머니 사정을 생각하여 많이 시키지도 않는다. 따라서 일본의 선술집에서 큰소리를 내거나, 취하여 주정하는 사람을 찾기는 쉽지 않다. 남에게 피해를 주는 일을 무엇보다 꺼려하는 문화 속에서 형성된 술집 풍속도이다.

이런 모습은 술값을 치를 때도 그대로 나타난다. '와리깡'이라고 하여, 일행이 똑같이 나눠 내거나 자기가 시켜서 먹고 마신 것에 대한 값만 내는 것이 보통이다. 언뜻 야박하게도 보이지만, 역시 남에게 신세지기를 싫어하고 분수를 지키려는 일본인들의 합리성이 엿보인다. 주머니 사정이나 건강에도 큰 부담을 주지 않는 것이 일본의 음주문화이다.

2. 중국의 음주문화

중국에는 4,500여 종의 술이 생산되고 있고, 이 가운데 명주(銘酒)라는 술로는 우리나라에도 널리 알려진 마오타이·죽엽청주 등 8가지가 있다. 이들 명주의 공통된 특징은 모두 45° 이상의 독한 술로서 좋은 물과 품질이 좋은 수수를 원료로 하는 순곡주가 대부분이다.

그러나 이와 같은 명주는 대부분 가짜가 많고 비싸기 때문에 일반인들은 우리나라의 고량주와 비슷한 바이지우(白酒)를 즐긴다. 바이지우는 중국인들에게 일상적인 술일 뿐 아니라 주요한 교제수단으로 취급되고 있다. 또한, 중국 역사에서 영웅호걸들은 대부분 술을 엄청나게 즐기는 호주가(好酒家)로 묘사되어 있으며, 이에 따라 지금의 젊은이들에게도 술을 마시는 것이 큰 자랑거리로 여겨지는 경향이 남아 있다.

중국인들에게는 공적이건 사적인 일이건 대부분 술자리에서 결정된다. 특히 사업관계로 상담책임자가 술이 약할 경우, 우리의 '술상무'라고 할 만한 배주원(陪酒員)을 동반하는 경우도 많다. 이러한 음주관습 때문에 중국의 주류산업은 매년 크게 성장하고 있으며, 전국에 4만여 곳의 술 공장이 있다.

바이지우는 대부분 쌀이나 보리·옥수수 등 곡식을 주원료로 제조되고, 바이지우를 만드는 곡식은 연간 1,400만 톤이 넘는다. 이는 북경시민 전체가 3년 동안 먹을 수 있는 엄청난 분량이다. 이에 따라 식량절약과 국민건강 보호 차원에서 '바이지우 덜 마시기 운동'을 전개하고 있다. 이와 함께 건강보호 차원에서 바이지우보다는 알코올 함량이 훨씬 낮은 과실주나 맥주를 마실 것을 권장하고 있다. 이에 따라 포도주의 소비가 점차 늘어나고, 젊은이들은 맥주를 선호하는 쪽으로 변하고 있다.

3. 미국의 음주문화

1) 술 판매를 제한하는 미국

미국에서는 기본적으로 집 밖에서는 술을 마실 수 없다. 미국에 사는 교민들이 가끔 야유회를 하면서 술을 마시다 경찰에 단속을 당하는 경우가 종종 벌어진다. 운동경기장에 술을 가지고 들어갈 수 없는 것은 물론이다. 집 밖에서 술 마시는데 대한 규제가 엄격하다 보니 알코올 중독자들도 거리에서 술을 마실 때는 술병을 종이봉투에 감춘 채 몰래 마실 정도다.

술의 판매제도는 매우 엄격하여 지정된 업소 외에서는 술의 판매가 금지되어 있다. 미국의 대표적인 구멍가게 체인인 '세븐 일레

븐'에서도 빵과 음료수 등의 생필품 외에 술은 팔지 않는다. 술을 판매하려면 우선 주 정부나 시 당국으로부터 허가를 받아야 한다. 미국에서는 허가가 없으면 술을 팔 수 없기 때문에 단골식당이라 해도 술을 마시고 싶을 때는 손님이 직접 가지고 가서 마셔야 한다. 술을 판매할 수 있는 허가가 있다고 하여도 언제나 파는 것이 아니다. 특히 일요일에는 술을 팔지 않는 것이 일반적인 관례이다. 일요일에 집에 손님을 초대하여 파티를 열 경우라면 토요일에 미리 술을 사두어야 한다.

미국인들의 음주행태는 우리와 다른 면이 많다. 우선 주량에서도 한국인들보다 훨씬 적게 마신다. 물론 양주가 우리나라 소주에 비하면 독하기는 하지만, 한국인들끼리는 양주 한 병을 놓고 주거니 받거니 하면서 다 마시는 것을 보면 미국인들은 혀를 내두른다. 아무 곳에서나 술을 살 수가 있고, 아무 때나 그리고 아무 데서나 술을 마실 수 있으며, 맘껏 취할 수 있고, 술 때문에 벌인 실수도 대충 양해가 되는 한국의 음주문화, 술에 대해서만은 한국은 지상천국이다.

2) 미국의 술집

미국의 술집에는 건장한 사나이가 문 앞에 서 있다. 이 사나이는 출입하는 사람들의 신분증을 일일이 검사하는데, 미성년자의 출입을 허용하지 않는 규칙 때문이다. 들어가 술을 마시려면 바텐더 앞에 한 잔씩 현금을 주고 술을 사서 각자 마시고 싶은 술을 받아 빈자리로 찾아간다. 빈자리가 없으면 서서 마셔야 하므로 빈 공간을 찾아야 한다.

취한 손님이 술을 추가로 주문하면 주인은 일반 음료수와 커피를 제공한다. 그리고 귀가를 종용하는 것이 관례다. 만약 업주의 말을 듣지 않고 계속하여 술을 요구하여 'You are eight-six[5]'라는 말을 듣게 되면 그 술집의 출입이 일정한 기간 동안 제한을 받게 된다. 이른바 '술집 정학'을 당하는 것이다. 그런 권리가 술집주인에게 있는 곳이 미국이다.

미국인이 술을 마시는 곳은 상당히 제한적이다. 정해진 곳에서 마셔야 하고, 대부분 야외에서는 못 마신다. 야외에서 마시면 벌금을 내야 한다. 그러니 집에서 마시는 경우가 가장 많다. 자신의 집에서 마시더라도 미성년자는 경찰의 검문에 걸릴 경우 처벌대상이 되기도 한다. 미국에서 한국인도 한국에서의 음주습관을 버리지 못하여 2차・3차 가기, 폭탄주 마시기, 술을 강요하기 등이 있다. 특히 야외에서 술을 마시다 벌금을 내는 경우도 많다고 한다.

4. 독일의 음주문화

맥주의 나라인 독일은 음주가 생활의 일부이다. 맥주가 이들의 기록에 등장하는 것은 10세기쯤이다. 1,000년 정도의 역사를 가지고 있다. 맥주를 마신 역사가 오래된 만큼 독일인의 음주문화는 매우 성숙되었다고 볼 수 있다. 성숙된 독일의 음주문화는 크게 3가지로 요약할 수 있다.

① 음주는 대화를 즐기기 위한 하나의 수단이다. 라인강변에 자리잡고 있는 쾰른과 뒤셀도르프의 술집 거리는 주말이면 새벽 2시까지 흥청거린다. 그러나 시간이 흘러 취한 기분이 넘

---

5) 개척시대에 86° 술은 술이 약한 사람이나 취하여 쫓겨나기 직전의 사람에게 제공되는 술이었다. 요즘은 '너하고는 끝이야'라는 의미로 쓰이는 은어다.

치더라도 결코 고함소리가 들리지 않는다. 맥주는 대화를 윤기 있게 하는 촉매제의 역할만을 하는 것이다.

② 음주는 법의 테두리를 지킨다. 독일에는 곳곳에 비어 가르텐(Bier Garten)으로 불리는 맥주집이 곳곳에 있고, 주택가에도 술집이 자리를 잡고 있다. 이 맥주집들이 아무런 문제없이 영업을 하는 데는 사생활을 보호하기 위하여 밤 10시 반 이후에는 옥외에서는 술을 팔지 못하도록 하는 엄격한 법이 있고, 이를 업주들이 철저히 지킨다.

※ 주택가의 비어 가르텐이 인기를 끄는 데는 음주운전을 피하려는 독일인들의 지혜도 배어있다. 독일인들은 술자리가 있는 날이면 으레 순번을 정하여 그날의 운전자 1명을 정하고, 이 운전자는 술자리에서 대화만 즐기되 음주는 거의 하지 않는다. 엄격한 독일경찰의 법 집행과 이에 알맞은 독일인의 합리적인 음주문화가 형성된 것이다.

③ 더치페이(Dutch pay)로 음주량을 조절한다. 독일의 맥주는 유난히 구수하고 맛이 좋다. 16세기에 제정된 독일 특유의 맥주 순수령에 따라 맥주보리에다 호프와 효모, 물만으로 맥주를 숙성시키기 때문이다. 따라서 한번 마시게 되면 구수한 맛에 빠져 폭음하게 될 것 같지만 현실은 다르다.

※ 독일의 술집에서는 술값을 계산할 때는 각자가 해야 한다. 따라서 남에게 술을 강요하고 싶으면 자기가 술을 사야만 한다. 그러나 술값을 대신 낸다는 것은 쉬운 일이 아니다. 자연히 강제로 권하거나 폭음하는 술자리는 거의 없고, 주량은 스스로의 주머니 사정에 따라 절제될 수밖에 없다.

뮌헨의 10월 축제에는 보름 동안 7백만 명이라는 대규모 인파가 전 세계에서 몰려와 독일의 맥주만을 위하여 축제를 벌인다. 마시고 싶은 만큼 마시고 얘기하고 싶은 만큼 얘기한다. 그러나 불상사는 전혀 보이지 않는다.

5. 프랑스의 음주문화

관광도시 파리에서는 마음만 먹으면 지구촌의 모든 음식과 술을 맛볼 수 있다고 해도 지나친 말은 아니다. 세계 각국의 전통음식을 파는 레스토랑들이 간판을 내걸고 있고, 웬만한 골목 어귀에는 카페나 비스트로라는 이름의 간이술집들이 오가는 손님들의 호기심을 끈다. 파리에서도 젊은이들과 관광객들이 밤에 즐겨 찾는 명소로 카르티에 라탱에 있는 '먹자골목'을 꼽을 수 있다.

무엇보다도 한 사람이 1~2만 원 정도이면 웬만큼 저녁 한 끼를 즐길 수 있는 부담이 없는 가격에 프랑스 음식은 물론이고 일식 꼬치에서부터 베트남 음식, 북아프리카의 쿠스쿠스를 망라하는 다양한 메뉴에다 그 나라 술까지 곁들일 수 있다는 게 이 골목식당의 장점이다.

특히 집집마다 문 앞에 서있는 호객꾼들은 다른 데에서 찾아보기 힘든 이 골목의 명물이다. 이들은 보통 4~5개국의 간단한 인사말 정도는 유창하게 구사하는데 '안녕하세요'라는 소리도 심심찮게 들린다. 이들이 근무수칙 3가지는 이렇다.

① 자기 집에 들어오라고 2번 이상 권하지 않는다.
② 절대로 손님을 따라가면서 붙잡지 않는다.
③ 다른 사람들의 통행에 방해가 되지 말아야 한다.

카메라에 잡힌 한 호객꾼의 행동에서 이들의 근무수칙이 결코 빈말이 아니었음을 확인할 수 있다. 어떤 호객꾼은 즉석에서 행인들과 어울려 박수를 치며 노래판을 벌이기도 하고, 어떤 이는 자기의 장사 밑천을 늘리려는지 외국인 관광객에게 그 나라말을 물어 메모지에 적기도 한다. 이들은 월급제의 정식 종업원이다. 직업의식과 자기 업소에 대한 자부심 또한 대단하다.

6. 영국의 음주문화

영국은 미국과 다른 술의 역사를 가지고 있다. 술의 이용을 규제하는 법의 제정, 영업시간의 제한, 미성년자의 음주 금지 등 일반적인 통제는 있었지만 금주법과 같은 지나친 통제는 시도되지 않았다. 다만 1차 대전이 일어나자 전쟁을 수행하기 위하여 술집의 영업시간을 줄이고 알코올의 농도를 낮추는 조치를 취한 경험이 있었을 뿐이었다.

영국에서의 음주문화는 지역마다 그 격차가 아주 뚜렷하다. 1982년 웨일즈에서는 일요일에 술을 팔지 못하도록 하였다. 1976년까지 스코틀랜드의 술집들은 잉글랜드나 웨일즈보다 문을 일찍 닫게 하였다. 제도·산업·종교 등의 차이가 음주 스타일에 차이를 가져온 것이다. 따라서 각 지역별로 음주운전의 통제, 영업시간, 판매 요일, 음주량, 좋아하는 술 등에 상당한 차이가 있다.

영국의 음주량은 다른 나라의 추세와는 달리 1970년대 이후로도 꾸준한 증가세를 보였다. 그러나 영국인의 절대 음주량은 프랑스·이탈리아·덴마크·독일 등 인근 국가에 비하여 오히려 적다. 간경화로 발생하는 사망률이 지난 20년 동안 큰 증가를 보이고, 음주운전이나 미성년자 음주 등 음주문제로 골치를 앓고 있다. 이는 마시는 양보다 취하도록 마시는 습관이 가장 큰 문제이기 때문이다.

이에 대한 영국정부의 대책 중에 하나는 알맞은 음주량의 제시와 권유이다. 의학계에서도 음주에 대한 가이드라인을 제시하고, 알맞은 음주가 건강에 주는 좋은 점을 알리고 있다. 이 가이드라인에 따르면 남자는 21잔, 여자는 14잔이고, 위험한 음주량은 남자 50잔, 여자 35잔이다. 이 양은 미국과 캐나다 등이 권유하는 알맞은 양의 두 배에 해당하는 수준이다. 영국인이 체질적으로 술에 강하기보다는 현실적인 음주수준을 제시하고 있다.

또 하나의 해결방법은 술에 대한 피해를 축소하는 전략이다. 이는 술을 마신 후에 발생이 가능한 사고를 미연에 방지하자는 데 초점을 둔 것이다. 예를 들어 스코틀랜드에서는 깨질 때 완전히 바스러지는 잔을 사용한다고 한다. 음주 후 폭행으로 인한 사고를 막자는 의도이다. 영국인은 음주에 대하여 한쪽에서는 관대하고, 또 다른 쪽에서는 애매모호한 태도를 보이고 있다. 절주(節酒)를 벌인 적도 있지만, 오히려 음주량은 증가하여 실패한 영국에서 이러한 태도는 당연한 것인지도 모른다.

7. 러시아의 음주문화

1) 러시아의 음주문화

러시아사회를 잘 안다고 하는 사람이면 러시아의 3대 명품은 보드카·빵·여자이고, 3대 졸작은 날씨·돈(루블)·남자라고 하는 데에 별 이의를 제기하지 않을 것이다. 또한 보드카가 남자를 졸작으로 만들고 여자를 명품답게 하는데 기여하였으며, 가치하락으로 졸작이 된 루블을 대신하고 있다는 데에도 동의할 것이다.

러시아 여성들은 남자들이 보드카만 마시다 보니 정치가 엉망이 되고, 집안일은 물론 부부생활에도 시원찮은 쓸모없는 졸작이 되었다고 여긴다. 이에 비하여 자신들은 주부이면서 동시에 직장인으로 가정경제를 떠맡는 실질적인 가장이라는 자부심을 가지고 있다. 사실 러시아 남성들의 많은 문제들은 아내보다 더 소중한 보드카 때문에 생기고 있다. 러시아에는 매년 50만 명이 술 때문에 목숨을 잃는다고 한다. 특히 겨울철에 동사자의 대부분이 술에 취한 상태에서 변을 당하고 있는 실정이다. 또한 전체 이혼의 절반, 각종 범죄의 2/3 이상, 주요 사고의 60%가 술 때문이라는 연구결과도 있다.

따라서 보드카는 러시아를 가장 잘 상징할 수 있는 '국민주'임과 동시에 '망국주(亡國酒)'라 하여도 지나친 말이 아닐 것이다. 보드카는 러시아인에게 단순한 술이 아니라 삶의 일부라고 할 수 있다. 러시아인들은 샴페인이나 중앙아시아에서 생산된 코냑·포도주·맥주 등을 가리지 않고 마시지만, 술의 소비량에 큰 비중을 차지하는 것은 값이 싸고 서민적인 보드카라고 할 수 있다.

2) 러시아의 술 보드카

러시아인들이 현재까지 가장 좋아하는 술은 보드카이다. 밀이나 감자로 만드는 이 술은 증류주인데, 각 지방과 민족에 따라 만드는 방법과 알코올 함량 등 약간의 차이가 있지만 보통 45~50° 사이이다. '스타로바야', '스타리치니야' 등이라고 불리기도 하는 보드카는 우리의 소주와 흡사한 면이 있지만, 보드카는 냄새가 없고 물과 같이 투명한 게 가장 큰 특징이다.

보통 독한 술은 물에 희석하여 마시거나 홀짝홀짝 즐기지만, 보드카는 얼큰하게 취하는 것을 즐기기 위한 술이다 따라서 마시는 법에 있어서도 혀를 사용하지 않고 목으로 단숨에 넘긴다. 그러면 목, 가슴, 배가 금방 타는 듯 뜨거워지며 취기가 오른다. 이것이 바로 러시아의 전통주인 보드카의 특징이다.

독주인 만큼 러시아 사람들은 보드카를 마실 때만큼은 꼭 안주를 챙겨 먹는다. '사라'라고 불리는 돼지비계는 러시아에서 손쉽게 구할 수 있는 안주이며 값도 아주 싸다. 이것은 '바자르'라는 국영 식품점에서 팔기도 하지만, 시골농가에서는 돼지를 잡으면 제일 먼저 신선한 비계를 다듬는다. 그리고 비계 곳곳에 마늘을 갈아서 얹은 후 그 위에 소금을 뿌린다.

추운 러시아의 기후는 안주를 오랜 기간 동안을 저장하는데 아주 알맞다. 러시아의 술꾼들은 대개 보드카를 즐기면서 사라를 함께 먹는다. 그리고 복잡한 조리법으로 만든 안주보다는 귀리로 만든 흑빵이나 버터를 먹기도 한다. 보통 흑빵에 익숙하지 않은 사람들은 독특한 향기에 거부감을 느끼기도 하지만, 비타민의 덩어리라고 불리는 흑빵과 버터를 전통적인 안주인 비계 대신에 안주로 먹는 셈이다.

러시아에서도 국내산 보드카보다는 유럽에서 수입해온 보드카가 더 많은 인기를 얻고 있다. 특히 스웨덴산 '압솔루트'는 이곳에서

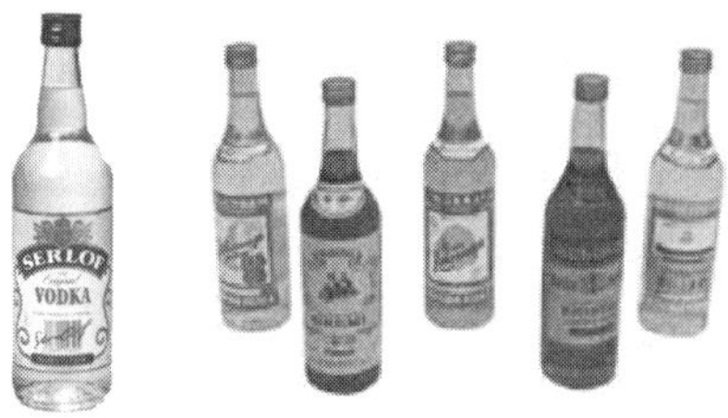

가장 비싼 술이다. 40~50대 연령층은 아직도 보드카를 선호하고 있지만, 젊은 층에서는 독한 술 대신에 와인이나 맥주를 즐겨 찾는다.

러시아가 자본주의의 시장체제를 도입한 후 사람들의 입맛도 유럽스타일로 변하고 있다. 그러나 역시 러시아인들에게 있어 보드카만한 역사가 없다. 그들은 보드카를 단숨에 마시고 가슴깊이 그 향기를 맡고 꿈꾸는 듯한 표정을 짓는다. 그 맛의 깊이를 정확히는 알 수 없지만 아마 러시아 대지의 냄새가 나는 것인지도 모른다.

제 17 장

음주의 동기와 형태

사람들은 건강이나 기쁨을 얻기 위하여 또는 분노나 좌절을 극복하기 위하여 술을 마신다. 따라서 음주문화는 각 국가의 사회・경제・역사를 반영하는 총체적인 형태로 나타난다. 잘못된 음주습관은 알코올 중독으로 발전되어 삶에 치명적인 부작용을 낳기 때문에 술에 대한 정확한 지식의 습득을 통하여 올바른 음주문화가 정착될 수 있어야 한다.

1. 음주 동기

성인이 되면서 자연스럽게 마주치게 되는 술은 어렸을 때 술 마시는 어른들의 모습을 곁눈질하며 느꼈던 호기심에 대한 첫 단계의 시험일 수도 있다. 성인이 되고 나서 성인이라는 것을 확인하고 싶은 충동에서 시작될 수도 있다. 처음에는 호기심에서 시작한 것이 어느 정도 익숙해지고 나면 좋은 일이 있을 때, 슬픈 일이 있을 때, 기분이 울적하거나 심심할 때, 그리고는 나중에는 술을 마실 핑계가 생기면 으레 마다하지 않는 단계에 들어서게 된다.

인간은 왜 술을 마실까. 인간의 행위는 특정한 이유가 없을 경우 이루어지지 않는다. 인간은 기쁠 때, 화가 날 때, 우울할 때, 죄의식을 느끼고 이 죄의식을 잊기 위하여, 외로움을 느낄 때, 어려운 일에 부딪쳐 이를 극복하고자 할 때 등 여러 가지 상황이 닥치면 대체로 술을 마신다. 특히 급속한 산업화의 과정에서 업적 위주에 따른 강요로 심한 스트레스를 받게 되었고, 이 스트레스를 해결하기 위하여 한국인들은 술 속에 자신을 묻어 왔다.

음주 동기를 종합하면 표 17-1에서 보는 바와 같다. 이와 같은 계기에서 술을 마시기 시작하지만, 또한 지속적이고 지나친 음주는 신체적인 장애뿐만 아니라 심리적·사회적인 여러 가지 문제를 일으킨다.

표 17-1. 음주 동기와 알코올 문제

음주하는 동기	기 쁨	건강, 맛, 파티, 휴식, 반주, 일의 순조로운 진행
	극 복	화, 우울, 좌절, 지루함, 외로움, 슬픔, 죄의식, 교제, 애정표현, 잠 안 올 때, 육체적 고통, 해장술, 어려운 일 등
	기 회	사람을 사귈 때, 누군가 마시자고 할 때, TV를 볼 때 등
음주로 인한 사회문제	사 회	가정문제, 이혼, 실업, 부랑자, 근무 장애, 사기, 채무, 재정곤란, 범죄 등
	심 리	불면, 우울, 근심, 자살, 기억상실, 환각, 신체적 불균형, 치매, 광란, 도박, 약물남용 등
	신 체	지방간, 간염, 간경변, 간암, 위염, 췌장염, 식도암, 비만, 당뇨, 고혈압, 심장마비, 성기능 장애, 뇌손상, 불임, 태아손상, 유방암 등

2. 음주 형태

한국인의 음주형태는 공동체적인 전통적인 정서, 즉 온정주의(溫情主義)와 관련을 가지고 있다. 혼자 마시는 경우는 흔하지 않으며, 축하주 또는 위로주라는 명목으로 다른 사람과 어울려 술을 마신다. 자연히 음주의 횟수와 오가는 뿌듯한 정 속에서 술잔을 돌리게 되고, 마시는 술의 양도 많아진다.

조성기(주류공업, 1997)는 18세 이상 남녀 1,685명(남자 1,089명, 여자 596명)을 지역별 배분과 무작위 표본추출에 의해 조사한 결과는 다음과 같다.

① 1주일에 3~4회 이상을 마시는 것을 '자주 음주하는 음주빈도', 1주일에 1~2회에서 월 2~3회를 '알맞은 음주빈도'라고 하였을 때 과음자는 27.9%, 알맞은 음주자는 49.5%이었다.

② 음주 동기는 교제나 친목을 위한 모임에서 술이 중요한 매개체로 활용하고 있다.

③ 음주 차수는 45%가 1차에서 술자리를 끝내고, 3차 이상을 가는 경우도 13%가 되었다. 2차 이상의 음주는 42%가 헤어지기 아쉬워서 간다고 하여 우리나라 고유의 정(情)의 문화를 나타내고 있는 것 같다.

④ 10회 중에 1~2회 정도 취하는 응답자가 33%이었으며, 5회 이상 취하는 응답자가 13%에 이르고 있어서 이는 사회적 문제가 될 수 있는 그룹으로 볼 수 있다.

⑤ 술을 마시는 상대는 39%가 직장 동료이며, 학교 동창이 25%이었다.

⑥ 술을 마시는 장소는 대중음식점과 호프집이 각각 21%이었으며, 가정에서도 20%로 점차 가족 중심적 사고와 생활패턴의 변화를 가져오는 것 같다.

친구 또는 사업관계의 일 등으로 다른 사람과 술을 마셨을 경우 반 이상이 단 한 번으로 끝나지 않고 또 다른 곳으로 장소를 옮겨 술을 마신다고 볼 수 있다. 여가 선용을 위한 공간들과 장치들이 제대로 갖추어지지 않은 상황에서 술로 시작하여 술로 끝나는 현상이 나타난다고 할 수 있다.

우리의 음주문화는 '우리'라는 교감 형성하기 위하여 잔을 주고받는 일도 독특한 우리의 음주형태라고 할 수 있다. 잔을 주고 받다보니 흥에 겨워 '폭탄주'라는 형태의 음주로 과음을 하게 된다. 우리나라의 경우 음주자의 연령층이 낮아지고 있고, 여성의 음주가 급속히 증가하고 있어서 술에 의한 위험에 쉽게 노출되는 집단에 대한 우려가 높아지고 있다. 접대나 모임 등 술자리가 많으며, 스트레스 해소에 대한 대응책이 부족하여 음주는 증가하고 있다.

음주로 인한 문제 중에서 가장 심각한 것은 의도하지 않은 음주경험(82%), 과음 경험(74.5%), 음주할수록 오래 마시게 되는 경험(41.6%) 등이 순이었으며, 음주운전 경험(25%), 지각과 결근 경험(36%), 직장생활에 지장을 준 경험(10%) 등도 높은 수준으로 나타났다. 음주실태는 사회변화에 따라 가변적으로 바뀌기 때문에 시대적인 상황과 의식구조에서 설명될 수 있다.

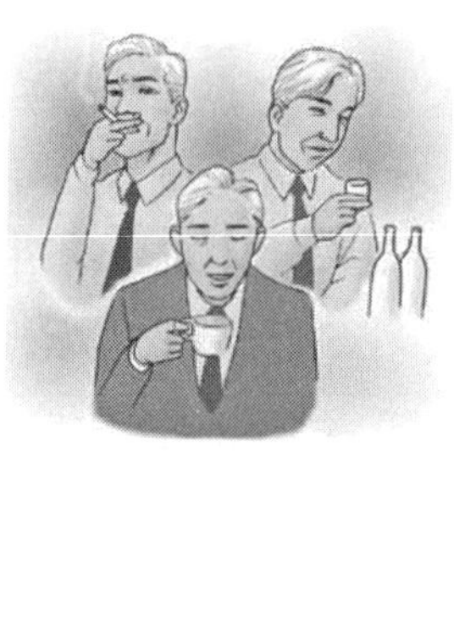

3. 음주 양태

1) 혈중 알코올 농도의 영향

급성 알코올 중독증은 과음으로 '필요한 시간 내에 해야 할 일을 못할 정도로 중추신경계에 급성이며, 일시적인 기능 이상이 생긴 상태'라고 말할 수 있다. 술을 마셨을 경우 중독증상은 개인에 따라 조금 차이가 있으나 혈액 속의 알코올 농도별로 구분하면 표 17-2에서 보는 바와 같다. 표에 나타낸 술의 양은 3시간 이내에 마셨을 경우를 기준으로 하였다.

'장사꾼이 밑지고 판다', '노처녀가 시집가기 싫다', 그리고 '취한 사람이 취하지 않았다'고 하는 말은 대표적인 3가지 거짓말이다. 술꾼이 스스로 취했다고 말하는 사람은 찾아보기 어렵다. 몸을 가누지 못하고 혀가 꼬부라진 취객도 '정신은 말짱하다'면서 한사코 취했다는 말을 듣지 않으려 한다.

술에 취했다는 말은 곧 '제 정신이 아니다'는 비난과 일맥상통한다고 생각하기 때문이거나, 술을 못이기는 나약한 사람이라는 말을 듣고 싶지 않기 때문일 것이다. 어느 정도 술을 마셔야 취했다고 판정할 수 있는 것일까. 사람마다 주량에 차이가 있고 술을 마시는 분위기나 그날의 컨디션에 따라서 주량이 다르기 때문에 '이 만큼 마시면 취한 것이다'라고 말할 수 있는 잣대는 없다. 아담스는 취한 증상을 4단계로 나누어 제시하였다.

① 마음이 평화로워지고 행복한 느낌을 갖게 되는 시기

② 필요 이상으로 말이 많아지며, 보통 때와는 다른 행동이 나타나기 시작하는 시기

표 17-2. 혈중 알코올 농도와 중독증상

혈중 알코올 농도(%)	평균적인 사람(60 kg)의 심리변화 형태와 객관적인 증상
0.02~0.04	머릿속의 복잡한 생각이 잊게 된다. 겉으로는 아무렇지 않으나 기분이 좋다. 청주로는 반홉~1홉, 맥주는 반병~1병, 위스키 한 잔 정도의 양이다. 특이체질이 아니면 사고는 없다.
0.05~0.07 얼근해지기 조금 전	몸의 건강감과 열기가 오르며, 약간 말이 많고 떠들썩하게 된다. 청주로는 1홉~1홉 반, 맥주는 1병~1.5병, 위스키 2~4잔 정도의 양이다. 이 정도에서부터 사고가 생길 염려가 있다.
0.08~0.10 얼근해진 후기	고민 등은 느끼지 않고, 겉으로는 잘난 체하는 것처럼 보이며 정력이 넘치는 것 같다. 손이 떨리는 듯하다. 청주로는 2홉~2.5홉, 맥주는 2병, 위스키 5잔 정도의 양이다.
0.11~0.15 꽤 취하기 전	세상에서 자기가 제일이라고 느끼며, 충동적이고 허풍을 떤다. 손발의 움직임은 정상인듯 하나 조금 벗어난다. 청주로는 2홉~3홉, 맥주는 2~3병, 위스키 6~8잔 정도의 양이다.
0.16~0.30 꽤 취한 후	어쩐지 서러워지고 잔소리나 불평을 한다. 손발을 썩썩 비빈다. 손이 떨려 술잔을 엎지른다. 일어서면 비틀거리고 제대로 걷지 못한다. 청주로는 4홉~5홉, 맥주는 4~5병 정도의 양이다.
0.4 전후 곤드레 된 때	걷거나 옷을 벗으려면 남의 도움이 필요하다. 화내고 소리를 지르며 광태를 부린다. 청주로는 7홉~8홉, 맥주는 7~8병, 위스키 1병 정도의 양이다.
0.5 전후 혼수기	의식을 잃고 쓰러진다. 호흡이 거칠고 깊으며 다른 동작은 정지한다. 호흡이 끊어지면 죽는다. 청주 1되 이상, 맥주 10병 이상, 위스키 1병 이상의 양이다.

③ 옷을 벗고 분수대에서 목욕을 할 정도로 흥분한 상태

④ 완전히 정신을 잃어버린 시기

알코올 건강의학협회라는 곳에서는 음주량과 혈중 알코올 농도를 기준으로 술에 취한 증상을 6단계로 분류하기도 하였다. '취하였다'는 말은 중추신경이 마취되었다는 말로 이해할 수 있다. 그러나 중추신경이 마비된 정도를 측정하는 것은 사실상 불가능하기 때문에 사용되는 방법이 바로 혈중 알코올 농도 측정이다. 음주운전을 단속하는 경관들이 취했는지 여부를 가리는 데 사용되기도 하는 이 방법이 객관적으로 취하였는지 여부를 가리는 가장 객관적인 잣대로 평가받고 있다.

혈중 알코올 농도를 기준으로 취한 사람과 취하지 않은 사람을 구분하는 것은 우리 몸속의 알코올 농도는 모두 같다는 사실에 바탕을 두고 있다. 알코올은 순식간에 몸 구석구석으로 흩어지기 때문에 알코올이 중추신경에 미치는 정도는 근육이나 장기를 비롯한 몸 곳곳에 미치는 것과 같게 마련이다. 따라서 혈중 알코올 농도를 측정하면 알코올이 중추신경에 미치는 영향을 간접적으로 확인할 수 있게 된다.

2) 감성을 자극하는 술

술을 마시면 평소와 다른 행동을 하는 것이 일반적이다. 점잖기로 소문난 사람이 수다쟁이로 돌변하는가 하면, 갑자기 울음을 터뜨리는 사람도 있다. 술에 취한 사람들의 돌발적인 행동 유형은 각양각색이다. 술이 대뇌를 마취시키기 때문에 이런 현상이 일어진다.

140억 개 정도의 신경세포가 복잡하게 뒤얽혀 있는 우리의 뇌는 본능을 관장하는 구피질과 이성과 의식을 책임지는 신피질로 나뉘어져 있다. 보통 때는 신피질이 구피질을 압도한다. 스스로의 가치관에 알맞은 행동을 하도록 철저하게 구피질의 활동을 통제하고 관리한다. 그러나 술이 대뇌에 영향을 미치기 시작하면 팽팽하던 긴장이 한순간에 허물어진다.

신피질과 구피질의 관계를 형성하고 있던 끈이 마취상태에 빠지기 때문이다. 신피질의 통제에 메어있던 구피질이 스스로 명령을 내리기 시작한다. '취중에 진담을 한다'는 말도 이런 맥락에서 이해할 수 있다. 이성의 통제가 없어지고 고삐 풀린 망아지처럼 기분이 내키는 대로 행동하게 된다. 사고력과 기억력도 큰 상처를 입는다.

우리는 흔히 이런 현상이 술에 취했을 경우에만 나타나는 것으로 알고 있다. 그러나 평소에 많은 술을 마신 사람들 가운데는 대뇌에 이상이 생겨서 보통 때에도 기억력이나 판단력이 떨어지는 경우가 있다. 자기가 방금 한 말도 기억하지 못하는 치매현상이 나타나는 것이다. 이러한 현상은 나이가 많은 노인층에서 주로 발생하는데, 알코올 의존이 심한 젊은이들 가운데도 가끔씩 치매환자가 발견되어 충격을 주고 있다.

이러한 현상은 나이를 먹을수록 정도가 심해진다. 60세 이상의 노인들을 상대로 실시한 임상실험 결과, 보통 노인층의 4% 정도가 치매환자인데 비하여, 상습적으로 음주를 하는 사람들의 경우에는 무려 23%가 치매환자로 밝혀졌다. 지나치게 술을 많이 마셨을 때 나타나는 또 한 가지 현상은 시간개념이 없어진다는 것이다. 술을 마시다 보면 자기도 모르는 사이에 시간이 쏜살같이 지나가 버린다고 느낄 때가 있다.

술꾼들이라면 누구나 한번쯤은 아직 초저녁이려니 하고 술을 마시다가 시계를 보면 어느새 막차 시간이 가까워져서 허둥댄 경험이 있을 것이다. 알코올이 뇌에 영향을 미쳐 시간 감각을 잃게 되기 때문이다. 술만 마셨다 하면 자기가 내려야 할 정거장을 놓치고 몇 정거장씩 지나서 내리게 되는 것도 이런 까닭이다.

우리나라 사람들은 유독 술에 대해서만은 관대하고 자비스러운 민족이다. 그렇게 아끼는 돈도 술에 취하면 아까운 줄 모른다. 이처럼 특별한 경우를 제외하고는 인간의 본심은 원래 욕심이 많지 않고 착한 것이다. 때로는 술이 술을 마시게 한다고 2차, 3차 술집을 전전하면서 온 세상에 술을 다 마셔 없애야 하는 듯 기고만장하기도 한다. 늘 눌려 살아왔던 탓일까. 같이 마시던 일행 중에 한 사람쯤은 고주망태가 되어 나가 떨어져야 헤어질 때가 된 것이라 생각하기도 한다.

제 18 장

술꾼의 유형

끼리끼리 어울린다고 했는가. 술을 마시는 사람은 마시는 사람끼리 모이게 된다. 술을 잘 마실 수 있어야 사내대장부라는 인식이 사라지지 않는 한 우리의 독특한 음주문화는 워낙 뿌리가 깊어 쉽게 사라지지 않을 것이다. 처음에는 '술을 권하는 사회'라고 하기보다는 주위에 있는 분들에 끌려 다니다 나중에는 스스로 남에게 술을 권하는 단계가 되는 것을 보면 술이란 참으로 묘한 것이다.

술자리에 가면 처음에는 자제하다가도 어느 정도 취기가 오르면 그 다음부터는 본심이 드러난다. 마치 나사가 조금 풀린 듯 말이 많아지고, 평소의 행동과 다른 모습이 나타난다. 바둑을 한번 두어 보거나, 고스톱 화투를 같이 쳐보면 상대방의 성격을 어느 정도 파악할 수 있다고 하지 않는가. 술을 마시는 경우에는 더욱 상대방의 성격이 쉽게 드러난다. 사람마다 조금씩 다르지만, 술을 마시는 양이 많아질수록 절제된 마음의 문이 열리고 본심이 드러나기 시작한다.

여러 차례 술을 같이 마시다 보면 술에 취하면서부터 절제되었던 마음이 풀어지기 시작하여 여러 가지 유형 중의 하나로 그 사람의 특징이 나타난다. 그러나 술을 마시는 습관은 사람마다 모두 조금씩 다른 것 같다. 술버릇에 기인하는 경우도 있지만 대부분은 내부 감정이 표출되면서 나타나는 형태가 많다. 그렇다고 술이 깨고 나면 다시 원래의 모습으로 돌아가게 되고, 또 자그만 실수는 술에 의한 것으로 덮여진다.

1. 술꾼의 등급

1) 술꾼의 품격

술꾼에게는 낭만이 있다. 술을 좋아했던 시인 조지훈은 술꾼의 품격을 18단계로 나누었다. 주도(酒道)의 단수는 술을 마신 연륜, 함께 마시는 상대, 마시는 기회, 마시는 동기, 그리고 술버릇을 종합하여 구분하였다. 나는 어느 수준인가를 생각해 보자. 술꾼의 품격을 알고 술을 마신다면 스스로 품위를 찾을 수 있을 것이다.

9급 : 부주(不酒) - 술을 아주 못 마시지는 않으나 마시지는 않는 사람

8급 : 외주(畏酒) - 술을 마시기는 마시나 술을 겁내는 사람

7급 : 민주(憫酒) - 마실 줄도 알고 겁내지도 않으나 취하는 것을 민망하게 여기는 사람

6급 : 은주(隱酒) - 마실 줄도 알고 겁내지도 않고 취할 줄 알지만 돈이 아쉬워 혼자 숨어 마시는 사람

5급 : 상주(商酒) - 마실 줄 알고 좋아도 하면서 무슨 잇속이 있을 때만 술을 내는 사람

4급 : 색주(色酒) - 성생활을 위하여 술을 마시는 사람

3급 : 수주(睡酒) – 잠이 안 와서 술을 마시는 사람

2급 : 반주(飯酒) – 밥맛을 돕기 위해 마시는 사람

1급 : 학주(學酒) – 술의 참뜻을 배우는 사람(酒卒)

초단 : 애주(愛酒) – 술의 취미를 맛보는 사람(酒徒)

2단 : 기주(嗜酒) – 술의 참 맛에 반한 사람(酒客)

3단 : 탐주(耽酒) – 술의 참뜻을 터득한 사람(酒豪)

4단 : 폭주(暴酒) – 주도(酒道)를 수련하는 사람(酒狂)

5단 : 장주(長酒) – 주도삼매(酒道三昧)에 든 사람(酒仙)

6단 : 석주(惜酒) – 술을 아끼고 인정을 아끼는 사람(酒賢)

7단 : 약주(藥酒) – 마셔도 그만, 안 마셔도 그만 술과 더불어 유유자적하는 사람(酒聖)

8단 : 관주(觀酒) – 술을 보고 즐거워하지만 이미 마실 수 없는 사람(酒宗)

9단 : 폐주(廢酒 : 涅槃酒) – 술로 말미암아 다른 술 세상으로 떠나게 된 사람

술을 마시면 누구나 다 기고만장하여 영웅호걸이 되고, 위인이나 현명한 사람도 눈에 없는 법이다. 그래서 주정만 하면 다 주정이 되는 줄 안다. 그러나 그 사람의 주정을 보고 그 사람의 인품과 직업은 물론 그 사람의 술을 마신 내력(酒曆)과 술을 마시는 실력(酒力)을 알아낼 수 있다. 주정도 교양이다. 많이 안다고 해서 다 교양이 높은 것이 아니듯이 많이 마시고 많이 떠드는

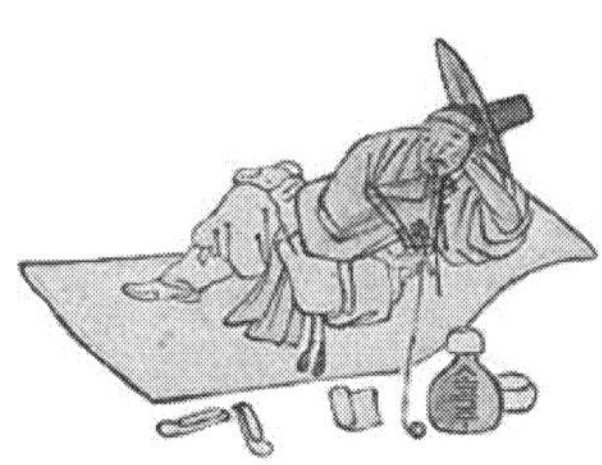

것만으로 술꾼의 품격(酒格)은 높아지지 않는다. 주도에도 엄연히 단(段)이 있다.

부주・외주・민주・은주는 술의 참된 경지(眞境)와 참된 맛(眞味)을 모르는 사람들이요, 상주・색주・수주・반주는 목적을 위하여 마시는 술이니 술의 참된 뜻(眞諦)을 모르는 사람들이다. 학주의 자리에 이르러 비로소 주도 초급을 주고, 주졸(酒卒)이란 칭호를 줄 수 있다. 반주는 2급이요, 차례로 내려가서 부주가 9급이니, 그 이하는 술을 배척하므로(斥酒) 술꾼이 아니다.

애주・기주・탐주・폭주는 술의 참된 맛과 참된 경지를 느낀 사람이다. 장주・석주・낙주・관주는 술의 참된 맛을 체득하고 다시 한 단계를 넘어서 뜻한 바를 이루는(任運目的) 사람들이다. 애주의 자리에 이르러 비로소 주도의 초단인 애주(愛酒)라는 칭호를 줄 수 있다.

기주가 2단이요, 차례로 올라가서 열반주가 9단으로 명인급이다. 그 이상은 이미 이 세상 사람이 아니니 단을 매길 수 없다. 그러나 주도의 단은 때와 장소에 따라, 그 질과 양의 조건에 따라 비약이 심하다. 다만 이와 같은 큰 원칙(大綱領)만은 확고한 것이니 유단의 실력을 얻자면 수업료가 수천 만원이 들 것이요, 수행연한이 또한 수십 년이 필요한 것이다.

술버릇은 한번 잘못 들면 고치기가 여간 어렵다. 그래서 우리 선조들은 성인이 되는 자식에게 술을 마시는 법을 가르쳤으며, 여기에서부터 절제된 음주문화가 생겨났다. 산업화사회로 전환되는 과정에서 소득이 증가하였고, 굶주렸던 과거를 뒤로하여 물질만능의 생각들이 자리매김을 하면서부터 전통적인 의식구조의 변화를 초래하였다. 모두가 바쁘고 주위를 둘러 볼 여유가 줄어들기 시작하면서 음주문화도 변화하였다. 인간의 다양성을 인정하면서도 스스로 절제하지 못하고 비뚤어져 가는 술버릇이 그 사람의 숨겨진 성격을 규정짓는 데까지 이르렀다.

2) 술을 마시는 양에 따른 호칭

대표적으로 술꾼의 품격을 구분한 조지훈 시인 외에도 많은 사람들에 의해 술꾼의 호칭을 지어내기도 하였다. 모두가 맞는 말은 아니라고 하더라도 그 나름대로 일리가 있어 이를 소개한다.

① 주동(酒童) : 술맛을 모르면서 마시는 사람

② 주졸(酒卒) : 신병훈련소에서 갓 나온 이등병처럼 한두 잔 정도는 마시는 사람

③ 주군(酒君) : 술꾼이라고 부를 정도로 술을 제법 마시고 술을 좋아하는 사람

④ 주호(酒豪) : 공짜 술을 잘 마시고, 몸을 아끼는 사람

⑤ 주감(酒監) : 친구나 직장 동료에게 술을 자주 사주면서 즐기는 사람으로서 단연 술자리의 주인공이다.

⑥ 주장(酒將) : 누구나 알아주는 술꾼으로서 회사의 '술 상무' 정도라 할까.

⑦ 주호(酒好) : 20～30년 동안 술과 함께 살아온 술고래로 술 없이는 세상이 재미없는 사람

⑧ 주선(酒仙) : 죽고 난 다음에 비로소 평가받는 사람

이와 같은 술에 관련된 호칭은 영국 귀족들의 작위에 따라 붙여지기도 하였다. 술을 마시는 주량에 따라 작위를 수여한다.

술을 가리지 않고 마시는 사람은 남작(濫酌 = 男爵), 자기 스스로 부어 마시는 사람은 자작(自酌 = 子爵), 술을 백잔 이상은 거뜬히 마시는 사람은 백작(百酌 = 伯爵), 잔이 철철 넘치도록 마시고도 넘쳐흐르는 술마저 입으로 대어 마시는 사람은 후작(厚酌 = 侯爵), 그리고 잔이 비도록 알뜰히 마시는 사람은 공작(空酌 = 公爵)이라 칭호를 붙였다.

2. 한국 술꾼의 유형

술에 취하고 나면 술버릇도 사람마다 다양하다. 술꾼을 분류하는 방식에 따라 여러 가지로 나눌 수 있으며, 그 내용이 항상 맞는 것은 아니다. 술자리를 같이 하여 잔뜩 취하고 난 다음에 나타나는 술버릇으로 본 남자, 당신과 마주한 남자가 어떤 술버릇을 가지고 있는가. 자신은 술을 마시면 어떤 형에 속하는지 한번쯤 생각해 보면 어떨까.

1) 술꾼의 유형 I

■ 술을 마시며 우는 남자

자신을 위장하기 위한 연기이거나, 아니면 가슴에 한이 맺혀 있는 스타일이다. 당당한 남자와는 거리가 먼 남자이다.

■ 취하면 잘 웃는 남자

술에 취해 웃는 것은 자연현상이다. 서로 똑같은 조건에서 마셨다면 웃음은 울음보다 한 단계 앞서 나온 현상이다. 혈중 알코올 농도가 0.1%이면 약간 기분이 좋게 취한 상태가 되며, 이때에 더

없이 유쾌하다고 느끼게 되어 평소보다 더 크게 웃고 웅변적이 된다. 경우에 따라서는 잘 웃는 사람이 헤픈 것 같아 단정하지 못한 인상을 주지만, 그래도 우는 것보다 낫다.

■ 이것저것 트집을 잡는 남자

의처증에 걸릴 소지가 많은 남자 스타일이다. 트집을 잘 잡는 놀부형은 부정적인 사람으로 행복을 파괴하는 데 큰 역할을 한다. 이런 사람은 대개 술이 깨면 정중하게 사과하거나, '제 버릇 개 못 준다'는 속담처럼 구제 불능형이니 요주의 인물이다.

■ 직장 상사를 안주거리로 만드는 남자

대부분의 사람들은 술자리에서 상사에 대한 욕을 하는데, 이는 스트레스를 푸는 데 도움을 준다. 그런데 어떤 사람은 술을 마시기 시작하면 끝날 때까지 상사에 대한 욕으로 일관한다. 이런 형태를 보이는 사람은 협력과 희생을 혼동하는 불쌍한 사람이다. 현재 윗사람으로부터 인정받지 못하고 있는 사람으로 봐도 좋다.

■ 허세를 부리며 큰 소리 치는 남자

기가 죽어 있는 사람은 일상에서 자신 있게 말을 못하다가 술만 들어가면 자기에게 불리한 이야기도 슬슬 나온다. 그러나 술이 깨면 오리발을 내밀어 전혀 기억이 없다거나 그럴 리가 있나, 아니라고 일관한다. 간단히 말해 술을 마시고 큰소리를 치는 사람은 소심한 사람이다.

■ 2차, 3차를 고집하는 남자

술꾼들에게는 1차로 끝나는 것은 허전한 일이다. 그러나 술은 분위기로 마시는 것이 좋다. 2차, 3차 돌면서 술을 마시는 사람들은 대부분 무절제한 사람이다. 그러나 처음 술을 배울 때부터 길들여진 습관이라 어쩔 수 없는 일이지만, 술꾼에게는 1차로 끝내려는 사람에게 정감이 없고 야박하게 느낀다. 3차부터는 사람이 술을 마시는 것이 아니라 술에 사람이 끌려가는 꼴이다.

■ 싫다는데도 계속 권하는 남자

상대가 술을 마시지 못하는 여자인줄 알면서도 자꾸 권하는 남자는 여자가 정신없이 마신 다음에 취하여 횡설수설하는 모습을 즐기는 스타일이다. 그런가 하면 자기 혼자서 마시고, 상대에게 전혀 권하지 않는 남자는 이기적이며 독선적인 사람으로 남의 사정을 '나 몰라라'하는 스타일이다. 주량이라도 자랑하듯 단숨에 마시는 사람은 자기제어가 서투른 남자이며 과시욕이 있다. 자기가 정한 분량 이상은 절대로 마시지 않는 사람은 약속을 끝까지 지킨다.

■ 카페형 남자와 주물럭집형 남자

술을 '어떤 장소에서 마시느냐'를 보면 그 사람의 성격이나 행동을 미루어 알 수 있다. 카페를 찾는 사람들은 기분파에 속하는 사람이 많고, 주물럭집을 찾는 사람은 실속파에 해당한다.

2) 술꾼의 유형 II

■ 심봉사 눈뜨는 유형

이 유형의 주정꾼들은 술에 취하면 숨겨져 있던 끼가 발산하는 형이다. 갑자기 탁자 위에 올라가서 춤을 춘다든가, 상상도 못한 람바다풍과 같은 노래를 부르면서 흐느적거리기도 한다.

일부는 마이크를 지팡이로 착각하고 놓지 않기도 한다. 기성세대들은 넥타이를 이마에 묶거나, 넥타이로 노를 젓기도 한다. 보조를 맞추다가는 혼삿길이 막힐 수도 있는 무서운 유형의 술주정꾼이다. 곤드레만드레 형이다.

■ 초상집 아르바이트형

술만 마시면 우는 타입이다. 우는 이유는 아무도 모른다. 이유가 있어서 운다기보다는 이유를 만들어 가면서 우는 유형이다. 주변 사람을 피곤하게 만드는 회피하여야 할 주정꾼이다.

■ 숙취성 혼절형

술만 마시면 졸거나 자는 주정꾼이다. 주로 술자리에서 자는 형과 술집 주변에서 자는 유형으로 대별된다. 이 유형은 집에 가야 잠에서 깨기 때문에 실수로 뒤처리를 맡았다가는 땀을 바가지로 흘려야 한다.

■ 방랑시인 김삿갓형

술자리에서 잘 헤어졌다가도 다음 날 만나면 밖에서 잤다고 고백하는 유형이다. 택시를 태워 보내도 중간에서 내리기 때문에 안심할 수 없다. 주로 지하철 계단, 화장실, 공원 주차장, 또는 집 주변의 쓰레기 처리장 같은 곳에서 발견되는 경우가 흔하다. 이런 유형의 술꾼의 특징은 아무 데서나 잘지언정 언제나 웃옷과 신발은 반드시 머리맡에 잘 정돈해 놓고 자는 경우가 많다.

■ 분노의 질주형

대책이 없는 막무가내 형이다. 술에 만취되면 이유 없이 뛰기도 하고 경우에 따라서는 차도, 중앙선, 방파제, 철길 등에서 스릴을 즐기기도 한다. 이럴 경우 그 사람의 안전을 위해 동료들도 같이 뛰어야 하는 경우가 발생하며, 대형 사고를 유발하는 경우가 많다.

■ 정의 용사형

술만 취하면 싸우는 유형이다. 주로 주변 사람과 많이 싸우며, 정의의 피가 끓어 분노가 북받치는 형태로 싸우는 이유는 안주발을 세우는 사람에 대한 분노, 세상에 대한 불만이 폭발해서 옆 사람을 치는 경우 등이 많다. 주변에 사람이 없으면 전봇대나 아스팔트, 가게 간판을 그 대상으로 삼는다. 이 유형은 특이하게도 아침에 통증을 호소하는 경우가 많다.

■ 동시 상영형

'필름이 끊겼다'는 말로 설명되기도 하는데, 골치 아픈 점은 지난 밤 일이 생각나지 않거나 꿈과 혼동되어 기억을 재편집해야 하는 경우가 많다. 주로 주위 사람의 기억에 의존하는 경우가 많아 평생 쓸데없는 죄책감에 시달리는 유형이다.

■ 미소 속에 비친 그대형

특별한 이유도 없이 실실 웃는 유형이다. 큰소리로 웃는 경우는 드물고, 주로 입 꼬리가 살짝 올라가는 형태로 미소를 짓는다. 남에게 큰 불편을 주지는 않으나 그로부터 불안감을 느끼는 사람도 있다.

■ 람보 또는 코만도형

가장 위험한 유형 중의 하나이다. 주로 쓰레기통이나 자동차 사이드 미러, 동네 간판 등을 닥치는 대로 파손한다. 도망치는 수준은 거의 홍길동에 근접한 유형으로 주로 완전범죄가 된다. 그러나 완벽이란 없는 법이다. 콘크리트로 만든 쓰레기통이나 사람이 타고 있는 자동차, 파출소 간판 등을 공격 목표로 삼아 경을 치는 경우도 종종 있다.

■ 대중가수 지망형

술만 취하면 길거리에서 고래고래 소리를 지르면서 노래를 열창하는 유형이다. 주로 부르는 곡명은 자기 세대가 부르는 노래보다 한 세대 이전의 노래를 좋아한다. '황성옛터', '신라의 달밤', '고래사냥', '소양강 처녀' 등이 대표적인 곡이며, 때로는 신곡을 발표하기도 한다.

■ 정의의 사자형

앞·뒤, 위·아래를 뒤집는 형이다. 남들은 이해 못하는 시빗거리를 가지고 주로 그 자리의 장 격인 사람에게 시비를 건다. 평소 아주 순하다는 평을 듣는 사람에게서 잘 일어난다.

3) 술꾼의 유형 III

■ 색즉시색(色卽是色), 공즉시색(空卽是色)형

처음부터 끝까지 자신의 왕성한 정력을 자랑하며 색만 밝히는 꾼들이다. 주색잡기의 전형이다.

■ 안하무인형

술만 마시면 누구 할 것 없이 시비를 걸어 본다.

■ 무단 발포형

장소가 어디든 간에 무조건 생리현상을 해결하고 본다.

■ 술 고문형

자신은 이리저리 빼면서 남에게는 빈 독에 물 붓듯이 술을 먹이는 타입이다.

■ 앵무새형

술만 마시면 그렇게 얌전했던 사람이 재잘재잘, 수런수런하는 술꾼으로 취중에 자아 도취되어 말이 많다.

■ 청문회형

도무지 무슨 말인지 요점이 없이 횡설수설하며, 나중에 기억이 나느냐고 물으면 '전혀 기억에 없다'고 오리발 내민다.

■ 타타타형

술만 마시면 웃어대는 형인데, 주위 사람들도 의식하지 않고 파안대소한다. 한 잔 술의 취중에 시원하게 웃어대는 타타타형은 나름대로의 멋과 운치가 있다.

■ 매미형

술만 마시면 노래를 부르는 사람이다. 이상할 정도로 술을 마시는 자리에서나 집에 가서까지 뽕짝에서 가곡, 팝송에 이르기까지 음치인 가창력을 십분 발휘하여 메들리로 불러댄다.

■ 스프린터형

술만 마시면 그저 달리거나 걷는 형이다. 술을 마시고 나면 집에까지 달리거나 집에 도착해서도 밤새 집 주위를 뛰어다니며 술을 깨는 형이다.

■ 빙글빙글형

술만 마시면 꼭 카바레나 나이트클럽 등에 가서 춤을 추려는 사람인데, 상대가 남자든 여자이든 누구든 껴안고서 플로(floor)를 빙글빙글 돌아야만 직성이 풀리는 술꾼이다. 이런 형은 술을 매일 마실 경우 자칫 플레이보이나 제비족으로 변신할 우려도 있다.

■ 으악새형

술만 마시면 얼굴을 탁자에 묻거나 뒤로 젖히고 마냥 울어대는 형이다. 세상살이에 정과 한이 맺힌 삶이다. 현실과 이상의 괴리감에서 오는 현상을 감당 못하여 우는 지식인도 있지만, 어떤 이는 술버릇의 일종이다.

■ 뺑소니형

술만 마셨다 하면 도중에 아무도 모르게 살짝 빠져나가 버리는 형이다. 이때에 술값이 없어서 빠져나갈 경우에는 얌체 형에 속하고, 더 이상 술을 마시지 않기 위해서 화장실 간다는 핑계로 가버리지만, 이는 그래도 예의를 아는 실속파이다.

■ 주물럭형

술만 먹었다 하면 옆에 앉은 파트너를 주물러대는 형이다. 파트너를 못살게 굴기도 한다.

■ 애교파형

술만 마시면 괜히 옆 사람의 허벅지를 꼬집거나 애정적이고 애교적인 말로 퍽 호감을 갖게 하는 형이다. 남성으로서는 다소 경박하게 보일 수도 있다. 이 형은 주물럭 형과는 비슷한 형이다.

4) 술꾼의 유형 IV

■ 천하무적형(시비형)

왜소한 체격의 소유자가 음주 후에 자기 신체의 열등감인지는 모르겠지만, 자기보다 체력이 강한 사람들에게 이유도 없이 시비를 걸어 얻어맞는 유형이다. 그리고 다음 날 깨어나서는 온몸이 만신창이가 되어 어디서 어떻게 맞았는지 도통 기억에 없는 자들이다.

■ 아부형

음주 후에 습관적으로 실수가 잦은 사람이다. 술을 마시고 귀가하면 자신이 실수했는지 안했는지 조차 모르면서 부인께 '잘못했다. 용서해 달라'고 비는 바람에 아내에게 공연히 오해를 불러일으키는 유형이다.

■ 36계 줄행랑형

친구, 애인을 막론하고 술좌석에서 같이 기분이 좋게 술을 마시다가 술이 취하면 상대방을 골탕 먹일 생각으로 수단방법을 가리지 않고 혼자 빠져 나옴으로써 희열을 느끼는 것을 취미로 삼는 유형이다.

■ 스트립형

음주 후에 시장이나 사람이 모이는 장소 등에서 자신의 신체를 노출시킴으로써 시선을 모으는 것을 쾌감으로 느끼는 자기신체 과시형이다. 이들은 대부분 우람한 체격이거나 자랑할 만한 체격도 아니다.

■ 오리발형

열 병을 마시건 스무 병을 마시건, 취하건 덜 취하건 불문하고 딱 한 잔 마셨다고 잡아뗌으로써 자신의 불리한 상황을 변명하는 유형이다.

■ 고스톱형

다른 술좌석에서는 점잖은 사람이 화투만 치면 피박에 한 잔, 쓰리고에 석 잔, 오광에 다섯 잔, 따따블에 열 잔 등 화투판이 채 끝나기도 전에 돈을 다 잃고 옆에서 쓰러져 자는 참으로 한심한 유형이다. 에이고 통제라.

■ 허풍형

술만 마셨다 하면 자신의 과거나 현재의 위치, 능력 등 자기 자랑을 하면서 허풍을 안주 삼아 마시며 동료들의 눈총을 받는 유형이다.

■ 홀짝형

항상 자기 신체의 알코올 농도를 한강의 수심을 조절하듯 부족한 듯싶으면 한 잔하고, 술기운이 떨어질 만하면 반 병, 몇 시간 후 또 반 병, 이런 식으로 하루 온종일 술에 젖어 있는 술에 중독된 환자 유형이다.

■ 오줌싸개형

만취할 때에는 주로 소변을 가리지 못한 경우이다. 이런 사람은 주로 아이들의 가방, 신발주머니, 부인의 얼굴 등을 소변기로 착각하고 실례하는 유형이다.

■ 홀수형

술집에서 술을 마시면서 처음에는 한 병을 시켜 마시고, 그 다음에는 세 병, 그 다음에는 다섯 병 등 홀수로 숫자를 더해가며 주문해서 마심으로써 자기 음주를 과시하는 유형이다. 그리고는 마지막엔 "이 집에 있는 술 다 가지고 와" 한다.

■ 전당포형

말쑥하게 차려 입고 출근했다가 퇴근 후 동료들과 어울려서 마신 후 그 다음에는 자기 몸에 걸친 것을 술집에 몇 차례 순례하여 거치는 동안 차례로 맡김으로써 마침내 맨발에 속옷 바람으로 귀가해 아내를 놀라게 하는 유형이다.

■ 망우리 단독주택형(공동묘지형)

여관이나 호텔에 가명으로 투숙한 후 체력의 한계에 다다를 때까지 계속 음주하는 형태이다.

■ 벽제 사우나(화장터형)

술만 마셨다 하면 대로변이나 아스팔트 위에 드러누워 더위를 식히는 술꾼이다.

■ 안기부형

음주 후 특수임무를 띤 직원을 사칭하며 마치 신분증을 보이는 듯 주민등록증을 꺼내 보이거나, 정치 사건들의 원인과 결과를 아는 것처럼 떠들면서 말하여 주위사람들에게 은근히 겁을 주는 유형이다.

■ 영안 살롱형

돈도 없는 상태에서 술 생각을 참지 못하고 끝내 찾는 곳이 대학병원의 영안실이며, 몇 번 절을 하고 상을 당한 사람들을 위로하고 부담 없이 맛있게 마시는 유형이다.

■ 일단 정지형

술만 마시면 큰 소리로 택시를 세우고 지금 몇 시나 되었냐고 물어보는 등 주로 지나가는 택시를 세워 말도 안 되는 헛소리로 스트레스를 푸는 유형이다.

■ 재발급형

돈이 없어도 주민등록증만 있으면 술을 마시고, 주민등록증을 신용카드 대용으로 사용하고 나서 어디에 맡긴지 몰라 재발급 받기 위해 동사무소에 가지만, 주민등록카드에 사진을 붙일 곳이 없는 형태이다.

■ 유격조교형

음주 후 새벽 한두 시경에 귀가하여 군대생활의 추억을 되살리며 잠자는 아이들을 깨워 차렷, 열중쉬어 등 갖은 재식훈련을 시키며 술을 깨는 유형이다.

■ ×꽁무니형

남의 이목 때문에 정상적인 좌석에서는 근엄하고 신사인척 마시지만, 끝내는 이를 참지 못하고 허름하고 값싼 술집으로 달려가 참았던 술을 단숨에 마시는 유형이다.

5) 술꾼의 유형 V

■ 스피커형

취하면 말이 많아지고 목소리가 커지는 사람들이다. 강한 카리스마를 갖추었거나, 술을 마시면 기분이 쉽게 고조되는 사람들 중에 많이 발견된다. 노래를 잘 하는 사람들은 마이크를 손에서 놓으려 하지 않는다. 이러한 부류가 많이 모인 회식자리에 가면 귀가 멍멍할 정도로 왁자지껄하다.

■ 야쿠자형

술을 마시면 거침없이 욕설이 나오고 눈을 흘기거나 옆 사람에게 시비를 건다. 알코올로 인해 습관적으로 파괴 본능이 분출하는 사람들도 있는데, 술집 패싸움의 원인이 되기도 한다.

■ 재탕형

술자리의 대화 도중에 조금 아까 했던 말을 반복적으로 되풀이한다. 방송에서도 재방송은 시청률이 떨어지는 것처럼 같은 말을 되풀이할 때 주위의 집중력은 떨어질 수밖에 없다.

■ 스트리퍼형

취하면 취할수록 옷을 하나 둘씩 벗어 던지는 유형이다. 술 때문에 몸에 열이 올라서 벗는다고 하지만, 나중에는 러닝셔츠 바람이나 아예 상반신 누드로 술을 마신다.

■ 발러형

술자리에서 슬그머니 꽁무니를 빼 어디론가 감쪽같이 사라지는 형이다. 발러형의 특기는 술자리에 모인 사람들이 미처 깨닫지 못하게 기술적으로 도망치는 재주가 있다.

■ 복서형

술을 마시면 옆 사람이나 동료를 손으로 가볍게 툭툭 친다. 때로는 우월감의 표시이기도 하며 친근감을 나타내는 방법이 되기도 하지만, 비록 가볍게나마 얻어맞는 쪽에서는 오해를 살 위험이 있다.

■ 숙박계형

조금만 술이 들어가도 하품을 하다가 못내 옆 사람의 어깨를 베고 잠이 든다. 숙박계 형은 술자리를 절대로 마다하지 않는다. 대부분 술자리가 끝나기 전에 다시 잠에서 깨는 경우가 많지만, 길가에 누우려고 다리를 뻗는 경우도 있다.

■ 가을동화형

술만 마시면 슬픈 생각을 떠올리거나 심지어 눈물을 펑펑 쏟는 순정파이다. 같은 가을동화 형끼리 함께 술을 마신다면 한쪽이 울음을 터뜨리면 다른 사람도 연쇄적으로 따라서 울 때가 많다.

■ SS형

술자리에서 노골적인 성적 농담이나 진한 얘기를 즐기는 사람들이다. 때로는 평소에 입에 담기 힘든 저속한 성적 욕설이나 음탕한 단어를 반복적으로 내뱉기도 한다.

6) 술꾼의 유형 VI

■ 고성방가형

평소에는 목소리도 조용하고 차분한 사람이 일단 술이 들어가면 목소리가 높아진다. 취기가 일정한 수준에 이르면 급기야는 술집이나 동네가 떠나갈 정도로 고래고래 소리를 지르거나 노래를 부른다.

■ 허풍형

'나도 옛날에는 말이야' 술만 마셨다 하면 자신의 지난날이나 현재의 일들을 풍선처럼 부풀려 자기 자랑을 늘어놓는 형이다. 술에 취해 있는 한 그는 세상에서 가장 능력이 있고 통이 큰 사람이다.

■ 스트립형

술만 마시면 시장이나 사람이 많은 곳에서 윗옷을 벗는다든지 하면서 신체를 노출시키려 한다. 벗는 것으로 일종의 쾌감을 느끼는 형이다. 남 앞에서 몸매 자랑할 정도면 따로 헬스클럽이라도 다녀야 할 판이다.

■ 조폭형

"뭘 봐, 한판 붙을래" 아무리 왜소한 체격의 소유자로도 거나하게 한잔 걸치면 옆 사람과 시비를 건다. 눈이라도 마주치면 금방 주먹다짐이라도 할 태세다. 하지만 다음 날 깨어나서 온몸이 만신창이가 되어 있어도 어디서 맞았는지조차 모르는 경우가 많다.

■ 구두끈형

술좌석에서는 같이 신나게 마시다가 계산할 때가 되면 엉거주춤 뒤에 남아서 구두끈을 다시 고쳐 매는 형이다. IMF 이후 이런 유형이 많이 생겼다고 하니, 이것도 모두 시대의 슬픈 단면인 듯싶다.

3. 외국 술꾼의 유형

1) 술꾼의 유형 I

다양화되는 사회활동 속에서 술이 필수불가결한 것은 다 아는 사실이지만, 스트레스를 풀기 위한 음주가 이성을 마비시켜 사람에 따라 여러 가지 주정을 하게 만든다. 술은 마시고 취하는 양태는 여러 가지가 있다. 이것은 처음 술을 마실 때의 습관이 몸에 밴 경우가 꽤 많다고 한다.

① 다변형(多辯型) : 속에 있는 말을 가리지 않고 다 한다.

② 숙면형(熟眠型) : 술만 몇 잔 들어가면 고개를 숙이고 잔다.

③ 울보형 : 술만 마시면 세상의 슬픔을 다 끌어안은 사람처럼 대성통곡을 한다.

④ 만용형(蠻勇型) : 같이 술자리를 하고 싶지 않은 최악의 주정뱅이로, 술만 들어가면 폭언과 폭력을 휘두른다.

⑤ 쾌활형 : 보통 때는 평범한 사람이 술을 마시면 아주 쾌활해진다.

⑥ 분위기 조성형 : 좌중의 분위기를 재치 있게 이끌어가며, 다른 사람들의 기분도 좋게 만든다.

2) 술꾼의 유형 II

영국의 극작가 토머스 머틴은 「술 취하는 방법의 8가지 패턴」을 제시하였는데 다음과 같다.

① 원숭이형 : 유쾌하게 노래를 부르거나 춤추면서 마시는 타입

② 사자형 : 술잔을 던지기도 하고, 싸움을 잘 걸고 난폭한 행동을 하는 타입

③ 돼지형 : 몸놀림이 둔하고, 또 한 잔이라고 소리치며 곧 잠들어 버리는 타입

④ 양형 : 이치를 따지려 드는 타입

⑤ 기숙사형 : 사소한 일에도 감동하여 우는 타입

⑥ 성 마틴형 : 술에 취하고서도 제정신이 있다고 가장하는 타입

⑦ 산양형 : 여자에게 장난을 치는 등 호색적으로 되는 타입

⑧ 여우형 : 자꾸 남에게 술을 권하는 타입

바커스가 그리스를 여행할 때 피로에 지쳐 돌에 걸터앉아서 발밑을 보니 예쁜 풀이 자라고 있었다고 한다. 풀을 캐어 가지고 걸어가다 보니 햇빛을 받아 말라 버리게 생겼으므로 새의 뼈를 주워서 그 안에 넣고 갔다. 그 동안에 풀이 자라서 밖으로 나오자 이번에는 사자의 뼈를 주워서 그 안에 넣었다고 한다. 풀이 계속 자라

므로 이번에는 당나귀의 큰 뼈 안에 풀을 넣었다.

목적지에 도착하여 이것을 흙에 심으려고 하니 넝쿨져 있었다. 새 뼈, 사자 뼈, 당나귀뼈를 모두 함께 흙에 묻었는데 이것이 자란 것이 포도나무라고 한다. 포도열매로 만든 포도주를 마시면 처음에는 새처럼 노래하는데, 그 다음으로는 사자처럼 격렬해지고, 마지막엔 당나귀처럼 멍청해진다는 것이다. 동화 같은 이야기지만 술꾼의 타입을 재미있게 표현하고 있는 이야기다.

3) 미국 술꾼의 표현

미국 번화가의 '바'같은 곳에서 술꾼들이 주고받는 대화 중 술주정에 대한 술꾼들의 속어에 재미있는 표현들이 많다.

■ 엘리베이티드(Elevated)

술기운이 오른다는 말이다. 기분이 좋을 정도로 취한 상태이다.

■ 티피(Tippy)

술잔을 기울인다는 것을 'tip'이라고 한다. 위스키 등 독한 술을 마신다는 것을 'tipple'이라고 한다. 우리말로는 안주 없이 위스키나 소주 등 깡술만 마시고 돌았다는 표현이다.

■ 슬루드 앤 슬루드(Slued and slewed)

돛단배가 진로를 바꿀 때 항해를 멈춘다는 항해 용어로, 술이 취한 돛단배처럼 방향을 잘 잡지 못하고 우왕좌왕한다는 뜻이다.

■ 씨 더블(See double)

두 개로 보인다는 뜻이다. 중심이 잡히지 않아 한 개의 전등이 두 개로 보인다는 것은 천지가 빙빙 돈다는 의미이다.

■ 파들드(Paddled)

술의 종류와 기분에 따라 취하는 형태가 달라진다는 뜻이다. 술을 마시면 조용해지는 사람이 갑자기 떠드는 경우를 말한다.

■ 톱 해비(Top heavy)

완전히 취한 상태를 말한다. 술집이 자기 집인 줄 착각하고 큰소리치는 주정꾼의 대명사로 쓰이는 말이다.

■ 모들린(maudlin)

취했다 하면 우는 사람을 지칭한다.

제 19 장

술의 상식

우리의 일상생활에서의 술은 많은 의미를 가지고 있다. 과학적인 사실을 근거로 설명하고 있지만, 경우에 따라서 그럴듯하게 지어낸 이야기들도 있다. 술에 관련된 여러 가지 궁금한 일들, 알아두면 좋은 상식들을 정리하였다.

1. '건배'의 세계용어

술을 마실 경우에 첫잔을 들면서 무슨 말을 할까 망설일 때가 많다. 각 국가에 따라 일반적으로 '건배'의 의미로 사용되는 용어는 다음과 같다. 알아두면 도움이 된다.

- 그리스: 스테인 이기사 싸스
- 네덜란드, 오스트리아, 독일, 스위스: 프로스트(prost)
- 덴마크, 노르웨이: 스콜
- 멕시코, 도미니카, 파나마, 베네주엘라, 칠레, 스페인, 에콰도르, 아르헨티나, 콜롬비아, 쿠바: 살루(salud)

- 미 국: 굳 헬스(good health), 'Here's to you', 'Bottom up', 'Cheers'
- 불가리아: 라베
- 브라질: 사우데(saude)
- 싱가포르: 야므셴
- 아일랜드: 스론챠
- 이탈리아: 살루떼(alla salute), Chinchin
- 인 도: Muharak
- 일 본: 간빠이(乾杯)
- 중 국: 간베이(乾杯, kanpei)
- 캐나다: 토스트(toast)
- 피 지: 브라
- 프랑스: 아보트르(A votre sante)
- 한 국: 브라보, 지화자-좋구나, 건배, 얼씨구, 위하여…
- 호주, 뉴질랜드, 필리핀, 영국 : 치어스(cheers)

2. 요일별로 마시는 술

술꾼들은 어지간히 술을 마실 핑계를 만든다. 술을 마시는 이유가 너무 다양하다. 누군가는 요일에 따라 말도 안 되는 어쩌면 그럴듯한 술을 마시는 이유를 늘어놓았다.

1) 요일별로 술을 마시는 날

- 월요일은 원(월)래가 마시는 날
- 화요일은 화끈하게 마시는 날
- 수요일은 수시로 마시는 날
- 목요일은 목로에서 마시는 날
- 금요일은 금방 마시고 또 마시는 날
- 토요일은 토하도록 마시는 날
- 일요일은 일어나지 못하도록 마시는 날

2) 요일별로 마시는 술

- 월요일 월급타서 한 잔
- 화요일 화가 나서 한 잔
- 수요일 수금하는 뜻에서 한 잔
- 목요일 목이 컬컬해서 한 잔
- 금요일 금주하는 뜻에서 한 잔
- 토요일 토라진 애인 때문에 한 잔
- 일요일 일거리가 없어서 한 잔

3. 술집에서의 인기

1) 술집에서 인기가 없는 남자

- 장사 속 칭찬에 언제나 속는 남자
- 항상 현찰로 계산하는 남자(신용카드도 없을 만큼 고정수입 출처가 없는 사람이 아닌지?)

- 언제나 외상거래만 하려는 남자
- 술자리에서 골치가 아픈 업무 이야기나 상사에 대한 욕을 하는 남자
- 자기 명함을 함부로 돌리는 남자
- 쓸데없이 전화를 여기저기 거는 남자
- 옷차림이 언제 보아도 불안하거나 추해 보이는 남자
- 싫다는데 추근추근 더듬는 남자
- 몸, 머리, 발에서 냄새가 나는 남자
- 먼저 취해서 횡설수설 거리는 남자
- 유행을 너무 밝히는 남자
- 비관주의자(세상이 원수로 보이는 것처럼 떠드는 남자)

2) 여자들에게 인기가 있는 술꾼

직장 여성을 상대로 한 여론조사에서 여성들이 술 마시는 상대로 좋아하는 남자의 이미지를 순서대로 적어 보면,

- 기분 좋게 술을 마시는 남자가 82.2%
- 화제가 풍부하고 지루한 느낌을 주지 않는 남자가 81.1%
- 알맞게 마시고 뒤끝이 좋은 남자 48.4%
- 여성이 먹는 안주나 여성이 마시는 술에 자상하게 신경을 써주는 남자가 35.6%
- 마지막까지 책임지고 집에 데려다 주는 남자가 35.6%
- 마시는 일 자체를 즐기는 남자가 30.2%

- 술에 강한 남자가 25.4%
- 돈에 인색하게 굴지 않는 남자가 25.2%
- 상대편의 말을 잘 들어 주는 남자가 19.2%

이밖에도 유명한 술집을 알고 있는 남자, 자신을 억제하고 점잖게 마시는 남자, 알맞게 아첨도 할 줄 아는 남자, 술과 안주에 상당한 지식이 있는 남자를 좋아하는 것으로 나타났다.

3) 술자리에서 매력이 있는 여자

- 남자들은 때로 술의 힘을 빌어서 사랑을 고백하기도 하고, 맨 정신으로 하기 힘든 이야기도 한다. 무슨 이야기이든 털어놓을 수 있을 정도로 술자리를 편안하게 만들어 주는 여자를 남자들은 좋아한다.
- 남자들은 술을 권하더라도 딱 잘라 거절하며 내숭을 떠는 여자보다 주량대로 받아 마시며, 절대로 몸가짐이 흐트러지지 않는 매너가 있는 여성에게 강한 매력을 느낀다.
- 남자들은 술을 따를 때나 받을 때 헤프게 행동하지 않고 짓궂은 농담도 받아 넘기며, 끼어야 할 때와 빠져야 할 때를 아는 센스가 있는 여자와 함께 하는 술자리를 즐거워한다.
- 남자들은 어떤 자리에서나 적당히 일어설 시간을 알고, 자신도 많이 취했지만 남을 챙겨줄 줄 아는 품위가 있는 여자와 함께 하는 술자리를 사양하지 않는다.

4. 약 주

우리나라에서 '약주 한 잔을 대접 한다'는 말은 술상을 차려 내온다는 뜻이다. 그러나 이것이 술 주전자에 담겨 나오는 술의 종류를 의미하는 말은 아니다.

가뭄이 들어 임금 스스로가 비가 내릴 때까지는 술을 끊기로 하고 전국에 금주령을 내렸지만, 이를 예사로 여기던 조선시대의 특권층이 '이건 술이 아니라 약이다.' 라고 주장한 데에서 비롯된 것이 '약주'라고 한다. 그로부터 서민들이 마시는 술에도 약주라는 이름이 붙게 되었다. 술에 취한 사람을 보고 "약주가 지나치셨군요." 하고 점잖게 핀잔을 주는 광경도 흔히 볼 수 있게 되었다.

한 때는 '궁정동 약주'라는 말이 유행하였다. 이 말은 박정희 대통령의 최후의 주연상에 오른 술을 가리키는 말로서, '그때 그 사람'을 들으며 마지막으로 마시던 술은 다름 아닌 고급양수 '시바스리갈'이었다.

5. 주 막

그 옛날에는 장터를 비롯하여 큰 고개가 있는 길목, 나루터 등지에서 나그네를 상대로 술과 밥을 팔고 잠자리를 제공하던 집으로 주막이 있었다. 주사(酒肆), 주가(酒家), 주포(酒鋪), 탄막(炭幕)이라고도 불리었던 주막의 시초는 신라시대 경주의 천관(天官)의 술집이었다. 김

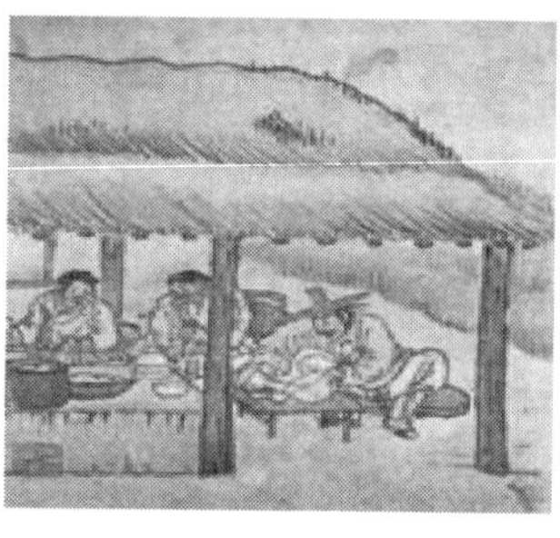

유신이 '천관이 파는 술집에 다녔다'는 기록으로 미루어 천관은 술집의 효시라고 할 수 있다.

1097년 고려 숙종 2년에 주막이 등장하였다는 설도 있다. 이후에 임진왜란이 끝나고 관에서 설치한 원(院)의 기능이 쇠퇴하면서 참(站)마다 참점(站店)이 설치되어 나그네에게 숙식을 제공하였다. 개인 상인들의 활동이 활발해지면서 점차 이들을 위한 주점·주막으로 발전하기 시작하였다.

조선시대 주막이 많기로 유명한 곳은 서울을 비롯하여 인천으로 가는 중간 지점인 소사·오류동이다. 아침에 서울을 출발하면 점심때쯤 도착하기 때문이다. 영남에서는 서울로 가는 길목인 문경새재가 주막촌을 이루었으며, 나라에서 운영했던 조령원(鳥嶺院)·동화원(桐華院)의 터가 남아 있다. 능수버들에 대한 전설과 함께 주막이 번성하였던 천안 삼거리, 전라도와 경상도의 길목인 섬진강 나루터의 화개장터, 한지(韓紙)와 죽산물(竹產物)의 집산지인 전주 등이 주막거리로 꼽힌다.

주막의 기능은 우선 손님에게 술을 파는 것이다. 술로는 약주와 탁주가 있지만 탁주가 대부분이었다. 주막에서는 술을 1~2잔씩 마시는 경우가 많았으며, 이때에 안주는 공짜이었다. 주막집 목판에 마련된 안주로는 어포, 육포 등의 마른안주와 쇠고기, 돼지고기, 삶은 수육, 너비아니 구이, 빈대떡, 술국 등의 안주이었다.

6. 해장국과 해장술

1) 해장국

우리의 음주문화와 함께 빼어 놓을 수 없는 것이 해장국과 해장

술의 풍속이다. 예전 주막에서는 첫 새벽에 오는 손님을 위하여 해장국을 끓여 준비한다. 해장국은 '해정(解酊)국'이라 하여 숙취를 푸는 국의 뜻이다.

해장국은 소의 뼈를 푹 고아 끓인 토장국의 하나이다. 첫 새벽장터 가까이에서 밤을 지새우며 찾아 들어온 장사꾼이 있고, 지난밤에 술들을 마시며 지새운 술손님들이 많았다. 주막집 부뚜막에 걸린 큼직한 쇠솥에는 선지덩이가 푸짐하게 섞인 해장국이 펄펄 끓고, 땅에 묻은 술독에는 해장술이 가득하다.

손님을 마치 가까운 친지를 대하듯이 반기면서 손님이 원하는 대로 큼직하고 두둑한 뚝배기에 해장국을 듬뿍 떠서 대접한다. 여기에 밥과 장아찌, 깍두기가 함께 차려지기도 한다. 해장술은 이 해장국을 안주로 하여 마시는 것으로, 술을 마신 후 해장을 위해 마시는 술이다. 술은 술로서 다스리는 점이 특이하다.

2) 해장술

술을 좋아하는 한국인들은 술을 많이 마셔 정신이 혼미해지고 생사를 헤맸음에도 불구하고 다음날 일어나면 '해장국에 해장술을 마셔야 제 정신이 난다'며 또 술을 마신다. 그러나 이는 어이없는 일이다. 전날의 과음과 폭음으로 간과 뇌가 제 기능을 회복하지도 못한 상태에서 알코올을 마셔 제 정신을 차린다는 게 말이 되는가. 단지 알코올의 과잉 섭취 후 급작스런 금단현상을 막아 주는 일시적인 방편으로 그렇게 느낄 뿐이지 의학적으로는 오히려 나쁜 처방이다. 많은 양의 알코올 대사로 이미 지쳐있는 간이나 뇌에 또 부담을 주기 때문이다.

오히려 따뜻한 음식물과 함께 커피나 과일류, 꿀물 등을 먹는 것이 좋다. 과음으로 간과 위장이 지쳐있는 상태에 또 술을 마시면 그 피해는 매우 크다. 해장술은 뇌의 중추신경을 마비시켜 숙취의 고통조차 느낄 수 없게 하고, 철저히 간과 위를 파괴한다. 일시적으로 두통과 속쓰림이 가시는 듯한 것은 마약과 다름없다. 다친 곳을 또 때리는 것과 똑같은 해장술, 마시지도 권하지도 말아야 한다.

7. 독한 술과 비싼 술

1) 가장 독한 술

술마다 알코올 함량이 각각 다르다. 맥주가 4% 정도로 가장 낮은 편이며, 와인과 청주 등은 12%, 희석식 소주는 21% 전후로 예전의 25%에 비하여 점차 낮아지는 추세이다. 위스키, 브랜디, 증류식 소주 등은 40% 정도이다. 그러면 세계에서 가장 독한 술은 어떤 술일까.

국내에 수입되는 가장 독한 술은 사탕수수로 빚어 증류한 Bacardi 151이라는 럼으로 알코올 농도가 75.5%이다. 보드카도 95.5%가 있으나 거의 순수한 주정이기 때문에 일반적으로 잘 유통되지 않는다. 알코올에 의한 살균력이 가장 강한 농도가 70%라는 점을 감안하면 우리가 소주를 마시듯 스트레이트로 마시는 것은 무리이다. 주로 칵테일용으로 이용한다.

2) 가장 비싼 술

세계적으로 술의 종류도 많을 뿐만 아니라 그 가격도 다양하다. 한국을 대표하는 희석식 소주는 값이 싸고 마시기 좋아 경제적인 술이라고 할 수 있다. 그러면 비싼 술은 아마도 참나무통에서 숙성연도가 오랜 브랜디나 위스키가 될 것이다. 숙성연도가 오랠수록 희귀성이 높아 가격을 얼마라고 정할 수는 없다.

국내에 수입하여 시판하였던 술에서 비싼 술은 '후라팡 라벨레 500주년'이라는 브랜디로 700 mL에 1,200만원이다. 양주잔으로 한 잔을 마시면서 50만원이 넘는 돈을 삼킨다고 생각하면 술맛이 어떤지 상상해 볼 만하다. 그렇다고 병에 넣어 일단 출고가 되었다면 문제는 다르다. 아무리 오랫동안 집에 간직하고 있다고 하더라도 숙성연도에는 포함이 되지 않기 때문에 애써 아껴둘 필요는 없다. 술은 마시라고 만든 것이다.

오래 전에는 위스키 중에서는 '맥캔란 1946'으로 52년 동안 숙성한 750 mL 용량에 5,000,000원이다. 그러나 2003년에는 한정판매로 한국에 수입된 '로얄 살루트' 20병이 한 병에 12,000,000원씩에 팔렸다. 기록은 항상 깨지게 마련이니 앞으로 얼마짜리 술이 선을 보일지 모른다. 누가 샀는지는 정확히 알려지지 않았으나 대부분 현금으로 판매되었다고 한다.

수집용으로 구입하기도 하지만 아마도 직접 마시기 위하여 구매하였다고 보기는 어렵다. 이쯤 되면 술 한 병이 선물이라고 생각하기는 어렵다. 2004년 5월 21일 롯데호텔에서는 세계적으로 희귀한 와인인 '에르미타쥬 라 샤펠르 1961'가 10,000,000원에 경매에 붙여졌으나 팔리지는 않았다. 와인 한 잔에 200만원이 넘는다니 돈이 가치가 많이 떨어졌는지 아니면 정말로 술 한 병 값이 그만한 가치가 있어서인지는 알 수 없다.

비싼 술은 보통 품질보다는 그의 희소성 때문에 가격이 결정된다. 오래된 와인도 한 병에 천만 원이 넘는 경우가 많다고 한다.

프랑스에서는 지하창고에서 오랜 세월동안 숙성 중인 와인을 비롯하여 브랜디가 얼마나 있는지 알 수 없을 정도이니, 이를 금액으로 환산한다면 천문학적인 숫자가 될 것이다. 양조산업에 대한 관심은 이러한 연유에서 찾는지 모른다. 특히 한국에서는 희귀한 명품과는 달리 비싼 술이란 사는 사람이 마시는 게 아니니 팔리는 모양이다.

8. 술에 관련된 궁금증

술에 관련하여 여러 가지 궁금한 내용이 많다. 대부분은 앞에서 설명하였으나, 몇 가지 내용을 요약하여 정리하였다.

1) 알코올 농도가 높은 술은 뒤끝이 깨끗하다

간에 들어온 알코올은 먼저 알코올 분해효소에 의해 아세트알데히드로 분해된다. 아세트알데히드는 알코올보다 훨씬 강한 독성을 지닌 물질로 술을 마신 뒤 두통, 메스꺼움, 구토를 유발하는 원인이 된다. 술을 마신 뒤에 숙취현상은 술의 농도보다 알코올 흡수량과 관련이 깊다.

일반적으로 독한 술은 약한 술에 비하여 많이 마시지 않기 때문에 뒤끝이 깨끗하다고 생각할 뿐이다. 위스키나 브랜디처럼 알코올 외의 성분이 많이 섞여 있는 고급 증류주보다는 주정에 물을 타서 만드는 희석식 소주가 뒤끝을 편하게 해준다는 주장도 있다. 일부 발효주나 증류주에 들어있는 부산물은 중추신경을 자극하거나 혈압을 높이는 등 몸에 나쁜 영향을 미치기도 하지만 소주는 그렇지 않다.

2) 술을 마시고 얼굴이 붉어지는 사람은 간이 튼튼하다

알코올을 분해하는 아세트알데히드 탈수소효소가 선천적으로 결핍되어 있거나 부족한 사람으로 안면홍조 현상이 더 심하게 나타난다. 따라서 술을 몇 잔만 마셔도 곧바로 얼굴이 붉어지는 사람은 상대적으로 간에 부담을 많이 주기 때문에 과음을 피하는 것이 좋다.

3) 폭탄주가 빨리 취하고 몸에 해롭다

술을 섞어 마시는 경우 몸에 해롭다고 알고 있다. 그러나 섞어 마신다는 자체보다 대부분 자신의 주량을 초과하여 많이 마시기 때문에 훨씬 빨리 취하고 숙취현상이 심하게 일어날 수 있다.

폭탄주의 경우 양주를 그대로 마시는 것보다 오히려 알코올 농도가 낮아져 술이 부드러워진다. 그러나 마시기 전부터 심리적으로 잔뜩 위축되어 있고, 맥주에 들어 있는 탄산가스가 위벽을 자극하여 흡수 속도를 빠르게 함으로써 취기를 빨리 느끼게 한다. 그러나 지나치게 술자리에 연연하지 않는다면 실제로 폭탄주는 술자리가 빨리 끝나기 때문에 마시는 양이 적어 다음날 숙취를 덜 느끼게 한다.

4) 입가심에는 맥주가 좋다

소주 한 병을 마시고 완전히 깨기까지는 보통 6시간 이상 걸린다. 저녁과 더불어 소주를 마신 뒤에 '입가심'이란 명목으로 맥주를 마시는 일은 몸에 해롭다. 술기운이 오른 상태에서 마시기가 부드러워 과음하기 쉽다. 간의 해독능력이 크게 떨어져 있는 상태에서 마시는 술은 아무리 약하더라도 해로울 수밖에 없다. 알코올이 분해되지 않은 채 쌓이기 때문이다. 소주를 마시고 맥주를 마실 바에는 차라리 맥주를 마시고 소주로 입가심을 하는 편이 낫다.

5) 맥주를 마시면 살이 찐다

맥주를 마신다고 살이 찌는 것은 아니다. 다른 술에 비하여 당분을 비롯하여 유기물이 많이 들어 있으나, 이는 살이 찔 만큼 영양적으로 문제가 되지 않는다. 맥주가 살찌는 데 영향을 주었다면 술 자체의 문제가 아니라 안주의 특성 때문이다.

맥주에 흔히 곁들여지는 안주는 통닭・땅콩과 같은 칼로리가 많은 식품이다. 툭 튀어나온 배를 가리켜 '맥주 배'라고 하지만 '안주 배' 정도가 맞을 것 같다. 여성들이 다이어트를 한다고 굳이 맥주를 기피할 필요는 없으며, 그 대신에 가벼운 안주로 바꿔야 할 것이다.

6) 맥주가 갈증을 풀어준다

맥주는 차게 마시기 때문에 일시적으로 갈증 해소에 도움을 주지만 많이 마시면 오히려 알코올의 탈수현상으로 갈증을 심하게 한다. 맥주에 들어 있는 탄산가스가 위벽을 자극하기 때문에 청량음료를 마시는 것과 같은 효과를 나타낸다. 맥주에 사이다를 섞어 마시면 갈증을 해소한다는 이야기는 그만큼 흡수되는 알코올 양을 줄이기 때문이다. 그러나 운동을 하면서 흘린 땀으로 목이 잔뜩 말라 있는 상태에서 시원한 맥주 한 잔의 맛은 무엇에 비길 수 있겠는가.

7) 숙취 해소제를 미리 먹으면 좋다

술은 마시면 취하게 되고, 때로는 기분이 좋게 취하기 위하여 마신다. 그러나 술을 마시고 나면 빨리 깨는데 혈안이다. 이러한 요구에 맞추어 개발한 숙취해소용 음료가 인기다. 재료나 성분도 여러 가지이다. 이 중에서 과학적으로 검증된 대표적인 물질은 아스파라긴산이다. 아스파라긴산은 알코올 분해를 촉진시키고, 숙취를 조장하는 독성물질의 농도를 낮춰 주는 효과가 있다. 그러나 인체실험에서 실제 숙취 정도에는 별다른 차이가 없었다는 연구결과도 있다.

숙취의 원인은 저혈당·탈수현상 등 다양하기 때문에 어느 한 가지 원인을 줄인다고 해결되지는 않는다. 간장약도 마찬가지다. 간장약은 간 기능을 도와주는 효과가 있지만 술의 영향을 줄여 주는 것은 아니다.

8) 술은 어떤 것이 좋을까

알코올의 흡수속도는 술의 종류에 따라 다르다. 위스키 등 증류주가 맥주와 같은 양조주에 비해 흡수속도가 빠르다. 그리고 똑같은 농도를 마시더라도 주정도수가 약한 술이 독한 술보다 덜 해롭다. 탄산음료나 이온음료와 섞어 마시거나, 여러 가지 술을 섞어 마셔도 흡수속도가 증가한다. 특히 폭탄주는 금방 취하고 숙취도 오래 간다. 위스키·적포도주 등 빛깔이 진하고 첨가물이 있는 술도 마신 뒤에 숙취가 심하다. 술은 약한 술부터 독한 술의 순서로 마시는 것이 낫다. 독한 술을 먼저 마시고 약한 술로 바꾸면 아무래도 술을 더 마시게 되기 때문이다.

9) 선조들의 주도

선조들은 술에 취하는 단계를 입이 풀리는 해구(解口), 미운 것도 예뻐 보이는 해색(解色), 억눌려 있던 분통이나 원한이 풀리는 해원(解怨), 인사불성이 되는 해망(解妄)으로 나누었다. 해구나 해색 정도에서 넘어서지 않는 것이 주도라고 하였다.

술을 알맞게 마시는 전략, 어떻게 하면 술을 곱게 마실 수 있을까. 전통적인 주도(酒道)에서는 유시계(酉時誡, 밤낮 없이 마시지 말고 6시와 8시 사이인 유시에만 마시라), 현주계(玄酒誡, 술을 마신 후 물을 마셔 입 안과 식도를 씻으라), 삼배계(三杯誡, 석 잔 이상 마시지 말라) 등을 주도의 3계명이라고 하였다. 즉, 순한 술을 조금씩, 그리고 천천히 마시며, 기분 좋게 안주와 더불어 마셔야 할 것이다.

10) 금가루를 넣은 술

금은 공기나 물 등에 의해 변하지 않는 금속이다. 금은 아주 잘 늘어나는 성질이 있어서 소량의 금으로도 금가루를 비교적 많이 만들 수 있다. 금가루를 김밥이나 술에 넣는 것은 의학적으로 도움이 안 되며, 단지 착색제에 불과하다. 해를 끼치지 않으면 그나마 다행이다. 숙취해소에도 도움이 안 된다. 금이 체질을 개선해 준다거나 관절염 치료에도 효과가 있다는 말도 근거가 없다.

금은 이온화되거나 착화합물로 생체에 흡수되는 경우도 없다. 극단적인 화학변화를 거치지 않으면 금은 변화하지 않는다. 흔히 백금 착화합물이 항암제로 쓰이지만, 금은 착화합물을 만들지 않으며, 금과 백금은 물성이 전혀 다르다.

11) 술잔을 홀수로 하여 마시는 까닭

기뻐서 한잔, 외로워서 한잔, 슬퍼서도 한잔, 오랜만에 만난 벗과는 술 한 잔이 없을 수 없다. 술을 마시면서 술병도 홀수로, 그리고 술잔도 홀수로 마실까. 지어낸 말이기는 하지만 일리가 있어 보인다.

주불쌍배(酒不雙杯)라고 하여 마시는 잔의 수가 짝 맞음을 더하여 석 잔, 석 잔은 삼소(三小)라고 또 한 잔, 술은 다섯 잔이 적당하다고 하여 오선(五宣)을 찾고, 칠가(七可)라고 일곱 잔을 채운 뒤 두 잔을 채우고, 구월불가(九越不可)로 아홉 잔을 마시면 과음의 기준을 넘어 술맛을 모르게 된다.

한 잔은 고배(呱杯)라 하여 안 되고, 두 잔은 단배(單杯)라 하여 단순히 술꾼의 술이어서 안 되고, 석 잔은 품배(品杯)이니 역시 군자는 품위가 있는 술이 격에 맞으나 삼소(三小)이어서 아쉽고, 넉 잔은 효배(囂杯)이어서 요란하고 시끄러운 술이니 안 되고, 일곱 번째 술은 행운의 술잔이니 좋다. 입 구(口)자의 수로 풀이를 한 내용이 재미가 있다.

참고문헌

1. 고정삼, 2003, 제주의 술, 제주문화.
2. 고정삼, 2000, 술의 세계, 광일문화사.
3. 고정삼, 2004, 식품생물산업, 유한문화사.
4. 고정삼, 2002, 농산식품가공학, 광일문화사.
5. 고정삼, 고영환, 오남순, 김진현, 인만진, 채희정, 2003, 생물공학, 유한문화사.
6. 주류산업, 각년도, 대한주정공업협회.
7. 생물산업, 각년도, 한국산업미생물학회.
8. 식품과학과 산업, 각년도, 한국식품과학회지.
9. 식품산업과 영양, 각년도, 한국식품영양과학회.
10. 堀内久彌, 高野克己, 1997, 食品工業技術概說, 恒星社厚生閣.
11. 국순당, OB, HITE, CASS, 보해 등 각 주류회사의 internet sites와 home pages.

저자 약력

- 제주대학교 식품가공학과(공학사)
- 서울대학교 대학원 식품공학 전공(농학석사)
- 일본 동경대학 대학원 농예화학과(농학박사)
- 미국 Texas A&M University 객원연구원
- 제주도농업기술원 겸임지도관, 겸임연구관
- 전 제주대학교 생명자원과학대학 교수
- 저 서: 농산식품가공학, 생물공학, 식품생물산업, 감귤산업,
  식품공학, 제주의 술 외 다수, 학술논문 110여 편

술, 알고 마시면 건강이 보인다

2021년 12월 10일 재판 인쇄
2021년 12월 15일 재판 발행

저 자 : 고정삼
펴낸이 : 천승배
펴낸곳 : 도서출판 유한문화사

주소 : 경기도 고양시 덕양구 지도로124번길 8-35
전화 : 2668-2055
팩스 : 2668-2565
http://www.yuhansa.com
E-mail : yuhansa@hanmail.net
등록 : 제 5-31호. 1979. 3. 6.

값 15,000 원

ISBN : 978-89-7722-543-5 03590